U0248255

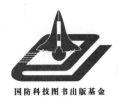
国防科技图书出版基金

骨骼肌力产生机理、仿生及应用

Force Generation Mechanism, Bionics and Applications of Skeletal Muscle

殷跃红　著

国防工业出版社
·北京·

图书在版编目(CIP)数据

骨骼肌力产生机理、仿生及应用/殷跃红著.—北京：
国防工业出版社,2017.8
ISBN 978-7-118-11399-0

Ⅰ.①骨… Ⅱ.①殷… Ⅲ.①肌肉骨骼系统-肌力-
研究 Ⅳ.①R322.7

中国版本图书馆 CIP 数据核字(2017)第 198982 号

※

国防工业出版社出版发行
(北京市海淀区紫竹院南路 23 号 邮政编码 100048)
腾飞印务有限公司印刷
新华书店经售
*
开本 710×1000 1/16 印张 21¾ 字数 430 千字
2017 年 8 月第 1 版第 1 次印刷 印数 1—2000 册 定价 108.00 元

(本书如有印装错误,我社负责调换)

国防书店：(010)88540777 发行邮购：(010)88540776
发行传真：(010)88540755 发行业务：(010)88540717

致 读 者

本书由中央军委装备发展部**国防科技图书出版基金**资助出版。

为了促进国防科技和武器装备发展,加强社会主义物质文明和精神文明建设,培养优秀科技人才,确保国防科技优秀图书的出版,原国防科工委于1988年初决定每年拨出专款,设立国防科技图书出版基金,成立评审委员会,扶持、审定出版国防科技优秀图书。这是一项具有深远意义的创举。

国防科技图书出版基金资助的对象是:

1. 在国防科学技术领域中,学术水平高,内容有创见,在学科上居领先地位的基础科学理论图书;在工程技术理论方面有突破的应用科学专著。

2. 学术思想新颖,内容具体、实用,对国防科技和武器装备发展具有较大推动作用的专著;密切结合国防现代化和武器装备现代化需要的高新技术内容的专著。

3. 有重要发展前景和有重大开拓使用价值,密切结合国防现代化和武器装备现代化需要的新工艺、新材料内容的专著。

4. 填补目前我国科技领域空白并具有军事应用前景的薄弱学科和边缘学科的科技图书。

国防科技图书出版基金评审委员会在中央军委装备发展部的领导下开展工作,负责掌握出版基金的使用方向,评审受理的图书选题,决定资助的图书选题和资助金额,以及决定中断或取消资助等。经评审给予资助的图书,由中央军委装备发展部国防工业出版社出版发行。

国防科技和武器装备发展已经取得了举世瞩目的成就。国防科技图书承担着记载和弘扬这些成就,积累和传播科技知识的使命。开展好评审工作,使有限的基金发挥出巨大的效能,需要不断地摸索、认真地总结和及时地改进,更需要国防科技和武器装备建设战线广大科技工作者、专家、教授、以及社会各界朋友的热情支持。

让我们携起手来,为祖国昌盛、科技腾飞、出版繁荣而共同奋斗!

国防科技图书出版基金
评审委员会

v

前　言

力觉力控制技术一直是科学界与工程界竞相研究的热点,并且在机器人学、超精密制造等领域应用十分广泛。然而,自诞生以来,力觉力控制技术就在力感知、力产生与力控制等方面面临着诸多挑战与难题。从本质上看,力觉力控制技术是一种仿生行为,力触觉是人体的重要感觉之一,涉及力信号的感知、处理与响应,而力信号往往具有全局性、统计性与模糊性。可见,成熟的力觉力控制技术应当具备充分的智能性与自适应能力,这需要深入研究其生物近似——人体肢体的力产生的机理、感知与控制原理。对人体的运动来说,力觉力控制主要由运动神经元、骨骼肌以及运动感受器来实现,其中骨骼肌是人体动力之源,人体运动是由骨骼肌协调收缩而产生的综合结果。

在生物力学领域,骨骼肌收缩力的产生机理是最具吸引力和挑战性的研究课题之一。通过分析骨骼肌收缩力学原理,建立合理的骨骼肌力学模型,在肢体运动康复医学和人工肌肉等仿生领域中具有重要应用价值。从本质上来讲,骨骼肌的收缩行为源于肌球蛋白分子马达,它是一种纳米尺度的分子机器,分子马达通过水解三磷酸腺苷(ATP)产生作用力推动细肌丝与粗肌丝相对运动,大量的分子马达集体做功使肌肉产生收缩。目前肌肉收缩的微观机理研究主要集中在分子马达循环过程的定性描述上,很难对分子马达微观动态力学行为进行精确解析。另外,现有骨骼肌生物力学模型主要由 Hill 的宏观能量模型与 Huxley 的微观横桥模型发展而来。Hill 模型描述简单,并已广泛应用于生物医学工程领域,但属于准静态范畴,不够精确;Huxley 模型基于分子马达能态跃迁,能够给出肌小节的动态收缩力。然而,实际上肌肉是由大量肌小节串并联构成,其动力学特性与单个肌小节存在显著差别。可见,现有生物力学模型在微观描述与宏观描述之间尚存在一个断层;更重要的是,这些模型大多集中于解释性功能,由于其高度的复杂性与大量非线性参数,难以用于人体运动过程的在线精确预测,造成虽然各类模型一直经历着补充与修正,其理论完善性与应用价值至今未出现本质上的突破。另一方面,骨骼肌收缩的调控机制与募集策略尚未揭示清楚。单根肌纤维的收缩是典型的非线性闭环变频调控过程,影响因素包括频率实时变化的动作电位,以及肌梭与高尔夫腱器官等感受器的反馈电位。当前,学界对于肌肉的兴奋-收缩偶联(Excitation-Eontraction Coupling,ECC)已有了大量研究,骨骼肌生物力学模型亦是针对前向的 ECC 过程,但大多未考虑动态变化的激活量,也并未给出感受器的反馈对运动神经元放电行为的影响规律,即反馈环节的模型尚未建立。以往的研究大多集中于开环定性描述,缺少有效的定量模型,相关研究一直进展缓慢,远未达成共识。

在骨骼肌生物力学理论的工程应用中,肢体运动康复医学与人工肌肉仿生设计这两大领域亦取得了长足进步,并且拥有广阔的应用前景。熊林平教授在《老龄化趋势下中国城镇老年医疗保障的模式》中指出,我国自 1999 年便开始逐步迈入老龄化阶段,而且老龄化的速度已经高居全球首位。随着老龄人口的不断增加,慢性疾病患者的数量也急剧增加。而与之相对的是,随着社会的不断进步和发展,人们对自身健康水平和生活质量的要求越来越高。但是,医疗资源的增加远远无法跟上对其需求的快速增长,因此很多患者无法及时得到有效治疗,往往造成身体永久性损伤等惨剧。熊教授在文中还指出,我国 65 岁及以上人群的慢性病患病率高达 64.5%,年住院率为 15.3%,而其中应住院却由于资源有限而未住院的比例高达 28%。更为严重的是,对于一些疾病,如果不能得到及时有效的治疗将会导致终身残疾甚至死亡。其中,最为人们所熟知的疾病便是中风。目前对于中风及脊髓损伤患者的治疗,早期仅集中于药物治疗,同时对后期的功能训练也不够重视,从而延误了康复的最佳时机,致使部分患者丧失劳动能力和生活能力。究其原因,临床治疗过程中,以下两个问题尤其突出:①针对患者个体化需求的康复策略还有待完善。目前已有多种针对中风及脊髓损伤患者的运动治疗方法,但是这些方法单独治疗往往侧重于某一方面,效果不佳,需要针对不同患者的病情,制订合理的复合康复策略,提高康复疗效。②多功能康复机器人还有待进一步开发。通过康复机器人技术能够有效节省康复治疗过程中的人力投入,增强康复过程中的安全性。但现有的下肢康复机器人功能单一,患者使用不方便,康复效果不佳,大多医院和康复中心的设备为进口,价格昂贵,难以推广应用。

此外,在仿生学领域,骨骼肌被称为自然界最完美高效的生物驱动器。骨骼肌作为动物运动系统(以人类为例)的重要组成部分,占人体近 40% 的体重。多年来,骨骼肌仿生设计一直是国内外学者竞相研究的热点,因为它可以极大地推进仿人机器人的研究,实现对人类复杂肢体动作的模拟,比如复杂环境下的人类行走,复杂而精密的手术操作等,而这些都是常规驱动(电机、液压等)形式不能或者很难做到的。与普通人工驱动器相比,骨骼肌具有其无法比拟的独特特性。比如,骨骨骼肌不仅具有驱动功能,还兼具传感、储能以及缓冲功能。此外,骨骼肌还集成了柔性、大功率密度、变弹性系数等特点。多年来,从传统的电机、液压驱动,到气动人工肌肉驱动,再到时下的压电陶瓷、电聚合物、碳纳米管以及形状记忆合金等智能驱动材料,都被用来进行仿生肌肉研究。然而,微纳尺度下的骨骼肌结构仿生受到微纳技术以及仿生材料的限制而很难实现。对于宏观尺度下的骨骼肌仿生,由于传统驱动装置(电机、液压、气动)的大体积、力-重量比较低等缺点,人工骨骼肌普遍存在控制不精确、与生物骨骼肌动力学不匹配及结构笨重等问题。此外,单一的智能驱动材料,比如压电陶瓷、电聚合物等,由于受各自缺陷制约也无法实现骨骼肌仿生。因此,大多数仿生设计仅停留在初步的驱动层面或者构想层面。骨骼肌仿生研究不仅需要对骨骼肌的生物力学特性进行全面而详细的研究、辨识,而且需要抽取和建立合适的仿生模型。在选择合适的仿生材料进行人工骨骼肌设计的同时,还必须克服仿生材料的不足,这进一步需要对仿生材料的驱动特性进行深入的研究。

针对上述问题,本书主要围绕三个方面展开论述:骨骼肌的力产生机理与生物力学模型、基于骨骼肌生物力学模型的人机交互接口与外骨骼机器人技术,以及基于骨骼肌生物力学模型的仿生骨骼肌设计。本书的章节安排如下:第1章综述了骨骼肌收缩的力产生机理,包括骨骼肌的解剖学形态以及兴奋-收缩偶联流程,旨在由浅入深地引导读者了解骨骼肌收缩的生物学原理。第2章是第1章内容的深入延续,介绍了骨骼肌收缩的生物力学建模研究。主要包括肌肉收缩的控制与驱动机理以及力产生机理研究,并对本领域已有的重要研究与进展进行了重点讨论;在此基础上,系统介绍了作者近几年来所总结的从微观到宏观进行生物力学建模的方法,以供读者参考。第3章讨论了 sEMG 信号在骨骼肌收缩状态预测方面的应用研究,包括 sEMG 信号的产生机理以及各类特征提取方法,对作者所在的研究组提出的微分式提取方法以及原创的能量核提取方法亦作了详细介绍。第4章首先综述了下肢外骨骼康复机器人的发展现状,结合作者多年来对康复机器人的深入研究,进而总结了此领域的关键技术,并重点介绍了本研究组开发的基于多源信号的生机电一体化人机交互接口。第5章为基于外骨骼机器人的临床康复应用研究。第6章着眼于仿生骨骼肌技术,首先综述了仿生设计的方法论与人工肌肉的研究现状,而后详细介绍了 SMA 作为仿生肌肉材料的关键技术,以及本研究组设计的驱动-传感-结构一体化的人工骨骼肌,包括 SMA 自传感模型与迟滞模型等。

在本书完成之际,作者衷心感谢各位学术前辈、师长和同事们的支持和帮助,特别是朱剑英教授多年来的关心和指点。本书的文字整理过程中得到曾岩、陈幸、范渊杰、郭朝和张健军的帮助，在此一并表示谢意。

感谢 973 项目（2011CB013203）、国家自然科学基金（61075101、61375098）、国家自然科学基金主任基金（60643002）、863 项目（2006AA04Z240）、科技部中德国际合作重点项目（2003DF000017）、上海交通大学医工交叉研究基金（YG2010ZD101、YG2007MS20）、上海交通大学理工交叉研究基金（LG2011ZD106）、上海市教育委员会"曙光学者"人才计划（07SG14）以及机械系统与振动国家重点实验室（开放课题资助项目 MSV-2010-01）等对相关研究工作的支持。

为使广大读者能从本书中获得启发，在撰写与叙述的过程中，笔者尽量做到通俗易懂。本书为生机电跨学科专著，希望读者具备基本的机电工程、控制学知识，若读者对生理学有所了解则阅读效果更佳。在内容安排上，本书尽量做到全面与深入，并将作者多年的研究心得与成果呈现给读者，以促进本领域的学术交流。由于作者的学识有限，书中的叙述难免有不当之处，若有谬误，衷心欢迎广大读者指正。

殷跃红
2017 年 2 月

目　录

第1章　骨骼肌收缩的力产生机理 ·· 1

1.1　骨骼肌的解剖学形态 ··· 1
  1.1.1　宏观结构 ······························· 1
  1.1.2　介观结构 ······························· 2
  1.1.3　微观结构 ······························· 2
1.2　骨骼肌收缩的力产生机理:兴奋-收缩偶联 ····························· 3
  1.2.1　运动神经元与神经-肌肉接头 ········· 4
  1.2.2　肌梭传入神经突触后的动力系统-Markov 模型 ··········· 14
参考文献 ·· 25

第2章　骨骼肌收缩的生物力学建模 ··· 29

2.1　驱动与控制过程建模 ·· 31
2.2　骨骼肌的力产生建模 ·· 44
  2.2.1　经典模型 ······························· 44
  2.2.2　单分子马达运行的多力场耦合机理 ············· 51
  2.2.3　分子马达的集体运行特性 ················ 60
  2.2.4　骨骼肌收缩的 4M 模型 ················· 69
  2.2.5　肌小节收缩的新型半唯象模型 ············· 80
参考文献 ··· 92

第3章　基于 sEMG 信号的骨骼肌激活状态与收缩力估计 ·············· 96

3.1　sEMG 信号的产生机理 ·· 96
3.2　sEMG 信号实时特征提取与收缩力估计 ································· 97
  3.2.1　传统提取方法 ··························· 97
  3.2.2　微分式提取方法 ························· 98
  3.2.3　信号实时特征提取实验及各方法的效果比较 ········· 99
  3.2.4　基于相图的能量核提取方法与收缩力估计 ········· 105
参考文献 ··· 118

第4章　基于骨骼肌生物力学模型的人机力交互接口及外骨骼机器人
　　　技术 ……………………………………………………………… 121

　4.1　下肢外骨骼康复机器人 ………………………………………… 123
　　　4.1.1　发展现状 ………………………………………………… 124
　　　4.1.2　关键技术 ………………………………………………… 128
　　　4.1.3　人体下肢解剖学结构与步态特征 …………………… 134
　　　4.1.4　下肢外骨骼机器人本体仿生设计 …………………… 139
　　　4.1.5　下肢外骨骼机器人硬件系统 ………………………… 159
　　　4.1.6　下肢外骨骼机器人软件系统 ………………………… 166
　4.2　基于多源信号的生机电一体化人机交互接口与主动柔顺控制 …… 170
　　　4.2.1　研究对象 ………………………………………………… 171
　　　4.2.2　膝关节骨肌系统 ………………………………………… 172
　　　4.2.3　基于力交互的多源信号融合 ………………………… 175
　　　4.2.4　人机协调控制原理 ……………………………………… 186
　　　4.2.5　生机电一体化协调控制策略 ………………………… 189
　　　4.2.6　主动柔顺控制效果 ……………………………………… 192

　　参考文献 ………………………………………………………………… 206

第5章　基于力控制的外骨骼机器人临床康复技术 ………………… 214

　5.1　下肢外骨骼康复机器人系统集成 ……………………………… 214
　　　5.1.1　康复机器人机械本体结构 …………………………… 215
　　　5.1.2　康复机器人控制系统 …………………………………… 216
　　　5.1.3　康复策略的制订 ………………………………………… 218
　　　5.1.4　康复机器人系统软件 …………………………………… 219
　5.2　复合康复策略 …………………………………………………… 220
　　　5.2.1　被动康复策略 …………………………………………… 221
　　　5.2.2　主动康复策略 …………………………………………… 222
　　　5.2.3　递进式康复策略 ………………………………………… 223
　　　5.2.4　基于物联网的远程康复策略 ………………………… 225
　5.3　临床康复试验 …………………………………………………… 228
　　　5.3.1　外骨骼机器人空载检测 ………………………………… 228
　　　5.3.2　外骨骼康复机器人应用实验 ………………………… 228
　　　5.3.3　实验装置及病人选取 …………………………………… 235
　　　5.3.4　临床实验目的、过程及方法 ………………………… 236
　　　5.3.5　实验评价指标及统计方法 …………………………… 236
　5.4　对照实验结果与分析 …………………………………………… 237

     5.4.1   临床实验结果与案例 ……………………………………… 237

     5.4.2   实验结果分析 ……………………………………………… 240

  参考文献 …………………………………………………………… 241

第6章　基于骨骼肌生物力学模型的仿生骨骼肌设计 ……………… 243

  6.1 骨骼肌仿生技术概况 ……………………………………………… 244

  6.2 生物骨骼肌特性辨识及建模 ……………………………………… 255

     6.2.1   骨骼肌生物特性辨识 …………………………………… 255

     6.2.2   骨骼肌收缩特性建模 …………………………………… 259

  6.3 驱动-传感-结构一体化的 SMA 人工骨骼肌 ……………………… 265

     6.3.1   SMA 关键技术 …………………………………………… 265

     6.3.2   基于 SMA 的人工骨骼肌设计实现 …………………… 268

     6.3.3   SMA 自传感特性 ……………………………………… 275

     6.3.4   SMA 自传感模型的应用 ……………………………… 290

  6.4 SMA 人工骨骼肌迟滞模型与补偿控制 ………………………… 292

     6.4.1   迟滞特性描述 …………………………………………… 293

     6.4.2   迟滞模型 ………………………………………………… 298

     6.4.3   SMA 的 SBH 模型 ……………………………………… 302

     6.4.4   逆 SBH 模型及前馈补偿 ……………………………… 307

  6.5 SMA 人工骨骼肌在踝足康复系统中的应用 …………………… 309

     6.5.1   SMA-AM 踝足矫形装置(SMA-AFO) ………………… 310

     6.5.2   SMA-AFO 系统综合动力学建模 …………………… 312

     6.5.3   SMA-AFO 的滑模控制 ………………………………… 314

     6.5.4   实验研究 ………………………………………………… 319

  参考文献 …………………………………………………………… 322

Contents

Chapter 1 Force generation mechanism of skeletal muscle contraction ········ 1

  1. 1   Anatomy of skeletal muscle ···································· 1

      1. 1. 1   Macrostructure ·································· 1

      1. 1. 2   Mesostructure ··································· 2

      1. 1. 3   Microstructure ·································· 2

  1. 2   Force generation mechanism of skeletal muscle contraction: the excitation-contraction coupling ···································· 3

      1. 2. 1   Motoneuron and neuromuscular junction ···················· 4

      1. 2. 2   A dynamical system-Markov model for active postsynaptic responses of muscle spindle afferent nerve ···················· 14

  References ·· 25

Chapter 2 Biomechanical modelling of muscular contraction ··············· 29

  2. 1   Modelling of driving and control processes ····················· 31

  2. 2   Modelling the force producing mechanism of skeletal muscle ············· 44

      2. 2. 1   Classical models ······························· 44

      2. 2. 2   Coupling mechanism of multi-force interactions of a single myosin motor ···································· 51

      2. 2. 3   The collective operation mechanism of molecular motors ········ 60

      2. 2. 4   The 4M model of muscular contraction ···················· 69

      2. 2. 5   The new semiphenomenological model of sarcomere ·············· 80

  References ·· 92

Chapter 3 Estimation of skeletal muscle activation and contraction force based on EMG signals ······································ 96

  3. 1   Generation mechanism of sEMG signals ······················ 96

  3. 2   Real-time feature extraction and contraction force estimation of sEMG signals ·· 97

    3.2.1   Traditional extraction methods ·············· 97

    3.2.2   Differentiated extraction method ·············· 98

    3.2.3   Real-time signal feature extraction experiment and effect
           comparing of the different methods ·············· 99

    3.2.4   Phase portrait based energy kernel method for feature extraction
           and contraction force estimation ·············· 105

  References ·············· 118

Chapter 4   Human-machine force interactive interface and exoskeleton robot techniques based on biomechanical model of skeletal muscle ··· 121

4.1   Lower extremity exoskeleton robot ·············· 123

    4.1.1   State of the art ·············· 124

    4.1.2   Key technologies ·············· 128

    4.1.3   Anatomical structure and gait feature of human lower limbs ··· 134

    4.1.4   Bionic design of the lower extremity exoskeleton robot ·········· 139

    4.1.5   Hardware system for lower extremity exoskeleton robot ·········· 159

    4.1.6   Software system for lower extremity exoskeleton robot ············ 166

4.2   Multi-source signal based bio-electromechanical human-machine interface and active compliance control ·············· 170

    4.2.1   Research object ·············· 171

    4.2.2   Musculoskeletal system of knee joint ·············· 172

    4.2.3   Multi-source information fusion based on force interaction ······ 175

    4.2.4   Human-machine coordinated control mechanism ·············· 186

    4.2.5   Bioelectromechanical integrated coordination control strategy ··· 189

    4.2.6   Experimental results of active compliance control ·············· 192

  References ·············· 206

Chapter 5   Clinical rehabilitation technologies for force control based exoskeleton robot ·············· 214

5.1   System integration for lower extremity exoskeleton rehabilitation robot ··· 214

    5.1.1   Mechanical structure of rehabilitation robot ·············· 215

    5.1.2   Rehabilitation robot control system ·············· 216

    5.1.3   Rehabilitation strategy generation ·············· 218

    5.1.4   Rehabilitation robot system software ·············· 219

5.2   Compound rehabilitation strategy ·············· 220

    5.2.1   Passive rehabilitation strategy ·············· 221

　　　5. 2. 2　Active rehabilitation strategy ·· 222

　　　5. 2. 3　Progressive rehabilitation strategy ······································· 223

　　　5. 2. 4　IoT based remote rehabilitation strategy ······························· 225

　　5. 3　Clinical rehabilitation experiments ··· 228

　　　5. 3. 1　Zero-load check of exoskeleton robot ································· 228

　　　5. 3. 2　Application experiment of exoskeleton rehabilitation robot ······ 228

　　　5. 3. 3　Experiment device and patient selection ····························· 235

　　　5. 3. 4　Aim, process and method of clinical experiment ················· 236

　　　5. 3. 5　Evaluation index and statistical method ····························· 236

　　5. 4　Experimental results and analysis ··· 237

　　　5. 4. 1　Clinical experimental results and cases ····························· 237

　　　5. 4. 2　Results analysis ·· 240

　　References ··· 241

Chapter 6　Bionic design of artificial muscle based on biomechanical models

　　　　　　of skeletal muscle ·· 243

　　6. 1　Brief introduction of skeletal muscle bionics ······························· 244

　　6. 2　Skeletal muscle character identification and modelling ··················· 255

　　　6. 2. 1　Biological character identification of skeletal muscle ············ 255

　　　6. 2. 2　Contraction property modelling of skeletal muscle ·············· 259

　　6. 3　Actuating-sensing-structure integrated SMA artificial skeletal

　　　　　muscle ·· 265

　　　6. 3. 1　Key technologies of SMA ·· 265

　　　6. 3. 2　SMA based AM design realization ····································· 268

　　　6. 3. 3　Self-sensing properties of SMA ·· 275

　　　6. 3. 4　Application of SMA self-sensing model ····························· 290

　　6. 4　Hysteresis properties of SMA-AM ··· 292

　　　6. 4. 1　Hystersis properties ·· 293

　　　6. 4. 2　Hystersis model ··· 298

　　　6. 4. 3　SMA SBH model ·· 302

　　　6. 4. 4　Inverse SBH model and feedforward compensation ·············· 307

　　6. 5　SMA-AM application in ankle-foot rehabilitation system ················ 309

　　　6. 5. 1　SMA-AFO ··· 310

　　　6. 5. 2　Comprehensive dynamic model of SMA-AFO system ············ 312

　　　6. 5. 3　Sliding-mode control of SMA-AFO system ······················· 314

　　　6. 5. 4　Experimental study ·· 319

　　References ··· 322

第1章　骨骼肌收缩的力产生机理

从狭义上讲,骨骼肌力产生机理研究的目的在于对骨骼肌收缩的动力学特性及现象给出准确的理论解释,并与实验研究以验证-修正的循环方式相互促进;而从广义上看,这项研究的意义在于为生物力学与生物医学工程等实际应用提供理论指导,包括肌肉疾病的诊断与评估、外骨骼机器人的人机一体化协调控制、人体运动的动力学建模、人工肌肉与类人机器人的仿生设计等。由此可见,骨骼肌力产生机理的研究兼具重大的理论意义与广阔的应用前景。

在此领域最早取得突破性进展的是诺贝尔奖得主 Hill [1] 和 Huxley [2] 的研究工作,其成果奠定了骨骼肌生物力学原理研究的基础。近年来,随着微纳技术及单分子操作技术的发展,骨骼肌收缩的微观机制得到越来越深入的揭示。到目前为止,骨骼肌力产生机理的研究已涉及生理学、物理化学、分子生物学、分子动力学、统计热力学、控制学、非线性数学等学科,属于典型的跨学科研究,故其复杂度与难度很高,理论与技术挑战并存。本章首先介绍人体骨骼肌在各尺度下的形态结构,在此基础上,系统地阐述了骨骼肌收缩的生物力学原理,即兴奋-收缩偶联(ECC)过程,最后讨论骨骼肌感受器以及人体运动的本体反馈,旨在引导读者由浅入深地理解骨骼肌的收缩原理及过程。

1.1　骨骼肌的解剖学形态

对于生物系统,其形态与所拥有的功能密不可分,即系统结构决定了系统的大部分功能。因此,骨骼肌的收缩行为建立在其特有的形态结构之上。若要深入理解骨骼肌的收缩与力产生机理,首先需要从宏观到微观对其结构进行全面的了解。在本书中,空间尺度的量级划分依次为:宏观尺度($10^2\,\mu m$ 以上),介观尺度($10^{-1} \sim 10^2\,\mu m$)与微观尺度($10^{-1}\,\mu m$ 以下)。

1.1.1　宏观结构

骨骼肌的宏观结构如图 1-1(a)所示,按照上述尺度的划分,其所指范围为肌肉至单根肌束。一块肌肉由含有血管与神经组织的肌外膜包裹,并伸入肌肉内部,将其分隔为肌束组织。每个肌束由肌束膜包裹,包含数十至上百根肌纤维,即肌细胞。因此,肌束的最大直径数百微米。骨骼肌具有不同的形态,根据肌纤维排列方式的不同,可分为平行肌、梭状肌、单羽状和多羽状肌等,骨骼肌的两端一般通过肌

1

腱与骨骼连接。通常用佩恩角和生理横截面面积两个参数描述肌肉的结构特征，佩恩角是肌纤维与肌腱之间的夹角，肌肉的最大横截面积称为生理横截面积，所以生理横截面越大，肌肉包含的肌纤维数量越多。

1.1.2 介观结构

骨骼肌的介观结构如图 1-1(b)所示，所指尺度范围为肌纤维至肌小节。从本质上讲，骨骼肌主要由肌纤维并联而成，肌纤维之间由肌内膜连接，每根直径约 1~2μm，并由肌纤维膜包裹，其内包含数十至上百根肌原纤维。肌纤维膜附着有运动本体感受器与神经-肌肉接头，以及横管(T 管)开口等组织。每根肌原纤维由大量肌小节串联而成，其外部由肌质网(SR)包裹，并且每个肌小节外都环绕着两圈 T 管。

1.1.3 微观结构

骨骼肌的微观结构指的是肌小节的形态，主要包括细肌丝(图 1-1(c))、粗肌丝(图 1-1(d))与肌球蛋白马达(亦称分子马达)(图 1-1(e))，其在肌小节中的纵向与横向空间关系如图 1-2(a)与图 1-2(b)所示。M 线一般被认为是肌小节的中心，粗肌丝由 M 线出发向肌小节两端延伸，细肌丝由肌小节两端的 Z 线出发向 M 线延伸。因此，粗细肌丝具有相互交叠的结构。细肌丝又称为肌动蛋白丝，主体由肌动蛋白单体以 α-双螺旋形式构成。细肌丝上周期性缠绕着原肌球蛋白(Tm)以及肌钙蛋白(Tn)。粗肌丝本质上是由分子马达的尾部缠绕形成，分子马达周期性

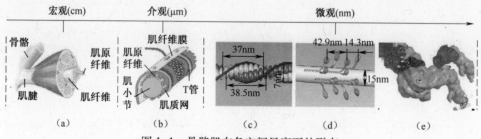

图 1-1 骨骼肌在各空间尺度下的形态

(a)宏观；(b)介观；(c)微观细肌丝；(d)微观粗肌丝；(e)微观分子马达头部基团。

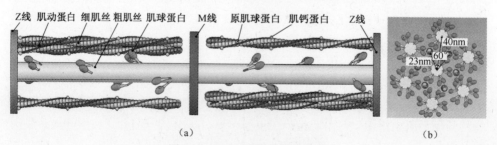

图 1-2 肌小节纵向、横向结构

(a)肌小节纵向结构；(b)肌小节横向结构。

地与细肌丝结合,并消耗胞浆中 ATP(三磷酸腺苷)分子的水解能拉动细肌丝做功,进而使 Z 线向 M 线靠拢,实现肌小节的收缩。从横向上看,实际上 M 线与 Z 线均为三维结构,故而也称作 M 盘与 Z 盘;此外,粗细肌丝的空间排布呈现出六角形结构,即每根粗肌丝上的分子马达可与相邻的 6 根细肌丝结合,而每根细肌丝可供 3 根粗肌丝结合。

1.2　骨骼肌收缩的力产生机理:兴奋-收缩偶联

分子马达是骨骼肌的收缩之源,所以运动神经元所发送的刺激信号必须最终能够驱动分子马达做功,此过程称为兴奋-收缩偶联(ECC)[3],其大致流程(图 1-3):首先,人体的运动意图使得相应的运动神经元被激活,控制信号以动作电位的形式传导至肌纤维膜的神经-肌肉接头上,并在肌纤维膜上产生新的动作电位;紧接着,动作电位传递至 T-管组织,导致 SR 中的高浓度 Ca^{2+} 释放入胞浆,渗入肌小节内部;最终,Ca^{2+} 与细肌丝上的 Tn 相结合,此时允许分子马达的头部结合至细肌丝,令其消耗 ATP 做功,启动肌肉收缩。此外,肌肉收缩的长度、速度与力信息由本体感受器反馈至中枢神经、大脑、甚至运动神经元本身,形成一个本体局部闭环。

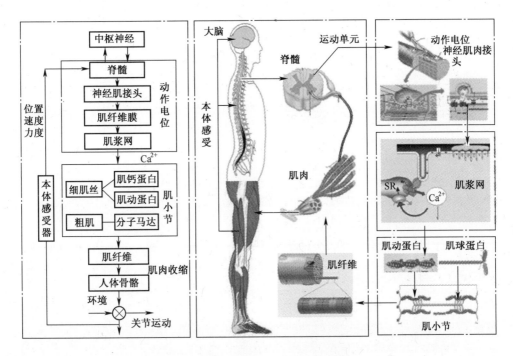

图 1-3　骨骼肌的兴奋-收缩偶联过程[3]

3

1.2.1 运动神经元与神经-肌肉接头

1.2.1.1 动作电位

运动神经元可认为是骨骼肌收缩控制信号的末端,控制信息被动作电位编码,并沿神经元的轴突传递至神经-肌肉接头。动作电位是神经信号发生的最基本单位,Hodgkin 与 Huxley [4]以枪乌贼巨轴突为对象最早针对动作电位的特性作了系统而定量的研究。神经元胞膜上大量分布着多种离子通道,包括 Na^+ 通道、K^+ 通道、Cl^- 通道和 Ca^{2+} 通道。胞膜内外各离子浓度不均,且一般情况下可认为恒定,例如膜内 K^+ 浓度($[K^+]_i$)高于膜外 K^+ 浓度($[K^+]_o$),而 $[Na^+]_o$ 与 $[Ca^{2+}]_o$ 分别高于 $[Na^+]_i$ 和 $[Ca^{2+}]_i$,$[Cl^-]_o$ 与 $[Cl^-]_i$ 则可认为基本相等。胞膜内外的离子浓度(电荷浓度)差所形成了膜电位,实际上动作电位即是一种特殊的膜电位反应。

膜电位的变化由离子通道的开闭主导,当某种通道开放时,膜内(外)的离子可在跨膜电势与化学势的作用下迅速扩散至膜外(内),引起膜内外电荷浓度变化,进而影响了膜电位的值。离子通道大体分为两类:受体型与电压敏感型;前者需结合特定的受体而开放,后者则通过感应膜电位的上升而打开。对动作电位的产生与传递起着关键作用的是电压敏感型 Na^+ 通道与电压敏感型 K^+ 通道,对于神经元胞膜还存在两种标志性电位,即静息电位(约-80 mV)与阈值电位(约-70 mV)。当运动神经元胞体兴奋后使轴突近端的膜电位升高(去极化),而此处致密的电压敏感型 Na^+ 通道将开始开放,Na^+ 的内流使膜电位进一步上升。当超过阈值电位后,大量的 Na^+ 通道开启导致膜电位产生大幅跳跃(可达数十毫伏)。另外,K^+ 通道的开启相对于 Na^+ 通道存在一个延迟,因此在膜电位跃升之后,大量 K^+ 通道开放使 K^+ 外流,此电流被称为延迟整流型 K^+ 电流。K^+ 电流令膜电位再次下降至静息值(复极化),甚至短暂地低于静息值(超极化)。图 1-4 为一个典型的动作电位波形。当一个动作电位爆发后,邻近的 Na^+ 通道与 K^+ 通道将连环开启,使得动作电位向轴突的远端传递。需要注意的是,电压敏感型 Na^+ 通道与 K^+ 通道都存在失活机制,即在胞膜某处产生动作电位后,离子通道会有持续数毫秒的不应期,亦称绝对失活时间;之后,随着时间的延长,令通道再次开放所需的膜电位以指数方式递减。失活机制保证了动作电位在一般情况下的单向传导,然而,若胞膜某处持续高度兴奋(膜电位恒高),则亦会出现动作电位反向传播的情形。胞膜上还存在另一种十分重要的离子通道,即主动型离子通道或离子泵,这类通道消耗 ATP的能量进行逆浓度梯度的跨膜离子转运,维持了静息状态下各离子的跨膜浓度差。

动作电位具有"全或无"(all-or-none)特性,即只存在爆发或不爆发两种状态,不存在中间态。这种性质类似于数字量(1 或 0),并且对某特定的胞膜或轴突来说,短期内其动作电位的幅值基本恒定,意味着控制信息是由其发放频率来表征。在对动作电位特性的探索过程中,有多种描述膜电位的模型被提出,并且大致可分为两类:电学模型与数学模型。

(1) 电学模型:目前,胞膜的电学模型已广泛用于膜电位的数学描述[5],如

图1-5所示。其基本思想是将神经元或其轴突看作电容(C_M),将离子通道当作电阻/电导来处理。图1-5中,E为膜电位,R_{Na}、R_K与R_L分别为Na^+通道电阻、K^+通道电阻与漏电流电阻,前两者由于开放概率随膜电位变化,故可表示为可变电阻,而胞膜的漏电流相对恒定。值得注意的是,此模型中的电阻具有统计意义,而非单通道电阻。E_{Na}、E_K与E_L分别为Na^+平衡电位、K^+平衡电位与漏电流平衡电位。平衡电位是指某种离子在跨膜输运的过程中,跨膜化学势能与电势能动态平衡时的电位。跨膜总电流为

$$I = C_M \frac{dE}{dt} + \frac{E - E_K}{R_K} + \frac{E - E_{Na}}{R_{Na}} + \frac{E - E_L}{R_L} \qquad (1-1)$$

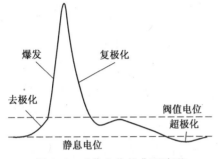

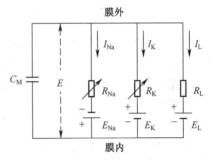

图1-4　动作电位的典型波形　　　　图1-5　胞膜电学模型

由式(1-1)可见,胞膜电学模型实际上将膜电位的变化等价为离子电流对细胞电容的充放电过程,与普通的工程电学模型相比,其复杂性主要来源于离子的扩散过程以及离子通道的复杂门控(电阻)行为,使得模型具有显著的非线性特征。在神经元活动与计算机理研究中,胞膜的电学模型是迄今最广为接受的建模与仿真手段,包括由此衍生出的描述动作电位传递的电缆模型[6]。目前,针对神经元活动的有限元分析[7]甚至大型软件,都是以此模型为基础。

(2) 数学模型:数学模型主要是基于非线性数学理论来描述膜电位的动力学,最常用的是动力系统理论[8]。Fitzhugh[9]首先提出了基于 Van der Pol 方程的形式来描述动作电位的时域发放特性,这类模型称为 BVP 模型,可表达为两个耦合的微分方程:

$$\begin{cases} \dot{x} = c(y + x - x^3/3 + z) \\ \dot{y} = -(x - a + by)/c \end{cases} \qquad (1-2)$$

式中:a、b、c均为常参数;z、x、y分别为激励电流、膜电位与跨膜电流。

在特定参数选择下,式(1-2)所表示的系统在xy平面内的相图将形成闭合的周期轨(极限环),因此x的时域响应能够复现动作电位的周期性波形。因其形式简单,并已将动作电位的非线性特征蕴含于方程本身的数学结构中,这类模型还被推广至大尺度的胞膜有限元建模,例如 Rogers 与 McCulloch[10]基于 Fitzhugh 与 Nagumo 的工作,对心肌动作电位的传播进行了有限元仿真。针对 BVP 模型无法

忠实反映激励电流与动作电位频率之间正比关系的缺陷,Hindmarsh 与 Rose 进一步将式(1-2)的形式修改为

$$\begin{cases} \dot{x} = -a[f(x) - y - z] \\ \dot{y} = b[f(x) - q\exp(rx) + s - y] \end{cases} \tag{1-3}$$

式中:$f(x) = cx^3 + dx^2 + ex + h$,$z$、$x$、$y$ 分别为激励电流、膜电位与跨膜电流;其余参数皆为常量。图 1-6 和图 1-7 分别为 Hindmarsh-Rose 模型的相图与膜电位 x 的时域响应,其中 x 零倾线(x-Nullcline)与 y 零倾线(y-Nullcline)已用虚线标出,需要注意的是相应的幅值与时间均采用无量纲形式。此模型能够很好地复现 z 与 x 震荡频率之间的正比关系,故在此基础上,Hindmarsh 等人进一步用 3 个 1 阶耦合微分方程对神经元的爆发式放电行为进行了建模[11],其结果与实验数据吻合。

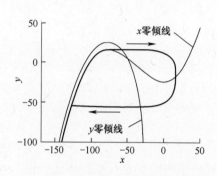

图 1-6　Hindmarsh-Rose 模型的相图　　　　图 1-7　膜电位的时域响应

　　实际上,电学模型与数学模型分别是机理学模型与现象学模型的典型代表。前者是从膜电位变化的根本生物物理学机理出发,后者则专注于膜电位变化的抽象数学形式,而不关心形式背后所蕴含的生物学原理。由于其建模思想的根本差别,两者的优缺点也十分明显:理论上讲,只要参数完备,电学模型能够精准地模拟/预测神经元的放电活动,然而事实上因此进行的有限元计算量极大,使模拟复杂或长期的神经元活动变得不可行;另外,数学模型所包含参数较少,其非线性特征由其数学结构而非参数表征,故计算效率高。然而,因其高度简化,故无法准确描述胞膜的一般行为(低于阈值的膜电位响应),包括动作电位的融合与传递过程。此外,这两类模型的原理存在根本不同,因此很难相互兼容与互补。目前,如何建立高效而精确的膜电位模型仍然是一大挑战,一种可能的解决方案是将动作电位或膜电位的传播当作特殊的非线性波动来处理。

　　综上所述,膜电位变化的影响因素十分复杂,包括各类离子通道的密度分布、神经元各处的几何形态等,因此,不仅在时间上涉及某一位置电位的震荡特性,而且在空间上涉及某一时刻膜电位的分布特征,二者通过膜电位的传递行为紧密联系,反映出典型的波动特性。由于动作电位与下一章即将介绍的 EMG 信号紧密相关,故本节详细讨论了动作电位的产生机理、研究方法与现状,旨在为读者提供全

面的认识,以便于理解后续内容。

1.2.1.2 离子电流的电磁场对胞浆离子扩散的加速效应

离子通道作为纳米通道的一种已被大量研究,并且学界已广泛认可微流体在经过纳米通道时会产生诸多新的效应[12-14]。在纳米尺度,由于通道与流体粒子之间的分子作用力,经典流体力学理论将不再适用[15],故而近年来的研究大多集中于离子反应对于通道流体黏度与速度的影响[16]。在大量试验以及分子动力学模拟研究的推动下[17],学界对于纳米通道的分析已取得了重要进展,然而,仍然有诸多待解的难题。经过长期的进化,离子通道可被认为是最优的纳米通道,因此可作为理解纳米通道性质的极佳资源。另外,除了流体-流体与流体-通道之间作用所涉及的分子键与离子键作用,离子通道中的整体物理场效应并未引起足够的重视。所以,为了进一步理解离子通道中的流体性质,有必要考察经过通道的离子电流所感生的电磁场的性质。

由上文介绍可知,Na^+通道与K^+通道在动作电位的传播中起着关键作用,这些通道的分子构象与组成,包括其开放、失活与关闭的机制已逐渐得到揭示[18]。得益于这些奠基性的研究,离子通道活动对离子电流的影响变得越来越清晰,但是由于现有研究中对电化学分析的不足,学界对离子电流动力学效应的理解仍旧比较局限。因此,分析离子电流的物理性质及其对离子运动的影响就显得尤为关键。众所周知,电流会在周围空间感生电磁场,进而影响带电粒子的运动,由此可推断离子电流必定伴随着相应的电磁效应,而电磁场的性质由离子电流决定。反之,电磁场也会对经过通道及在通道附近的离子施加影响。

1. 离子电流感生的电磁场

为保证可靠性与代表性,对电磁场的建模与计算可基于 Hodgkin 与 Huxley 对枪乌贼轴突研究的膜电流数据与数学分析[4]。在一个动作电位形成过程中的膜电流仿真结果如图 1-8 所示,仿真时间步长为 0.01 ms。在此过程中的膜电位变化(动作电位)如图 1-9 所示。图 1-8 和图 1-9 中的仿真结果均与文献[4]的一致。

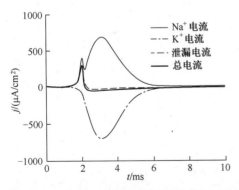

图 1-8　单个动作电位下的膜电流响应

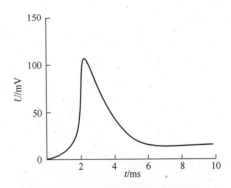

图 1-9　膜电流所引起的膜电位变化

(1)微观电磁场建模:在建立离子通道邻域的电磁场物理模型时,需要谨慎确立相应的物理条件与空间尺度。上述电流数据是由电压钳(Voltage Clamp)获得,因此膜电流经过的截面积应与电压钳头部面积一致。当离子跨膜流动时,其形成电流的路径长度可认为与胞膜厚度等同。电压钳的头部为锥形管,其直径约1~3μm[19]。因此,为不失一般性,将此截面定义为半径1μm的圆,胞膜的厚度约为5~8nm(对枪乌贼巨轴突来说,可选择为8nm)。在此面积内,可能存在数十至数百个通道蛋白,因此电流存在平均效应,应当使用总电流数据来计算电磁效应。单个离子通道的直径约为1.5nm,并且通道在胞膜上呈不均匀分布,在较密集处通道与通道的间距从几纳米到十几纳米不等;可选取以电压钳头部中心为原点,半径为20nm的空间范围进行计算,计算的时间范围即一次动作电位过程的持续时间。

空间的电磁场可由麦克斯韦方程组来描述,由于我们考虑的是单次动作电位的电磁效应,麦克斯韦方程组不会具有波动解,因此不必考虑因细胞液折射率引起的场强衰减;并且在离子通道周围的微观空间中,不存在定向极化的电介质,故求解方程组将给出较为准确的电磁场分布。在微小空间尺度下,场的矢势 A 为

$$A = \frac{2j(t)S}{4\pi\varepsilon c^2} \cdot \ln \frac{d - 2z + \sqrt{d^2 - 4dz + 4R^2}}{-d - 2z + \sqrt{d^2 + 4dz + 4R^2}} \qquad (1\text{-}4)$$

式中: $j(t)$ 为电流密度; S 为电压钳头部截面积; ε 、 c 、和 d 分别为水的介电常数、光速和胞膜厚度。式(1-4)中, $R^2 = x^2 + y^2 + z^2$,而方程前的系数"2"被用于补偿泄漏电流与半径误差。为简化表达,将开方项分别记为

$$\sqrt{d^2 - 4dz + 4R^2} = \sqrt{-}$$

$$\sqrt{d^2 + 4dz + 4R^2} = \sqrt{+}$$

则式(1-4)可表达为

$$A = \frac{2j(t)S}{4\pi\varepsilon c^2} \cdot \ln \frac{d - 2z + \sqrt{-}}{-d - 2z + \sqrt{+}}$$

由此可得到在 x 、 y 、 z 三个方向的磁场为

$$\begin{cases} B_x = \frac{8yj(t)S}{4\pi\varepsilon c^2} \cdot \left[\frac{1}{\sqrt{-}(d - 2z + \sqrt{-})} - \frac{1}{\sqrt{+}(-d - 2z + \sqrt{+})} \right] \\ B_y = -\frac{8xj(t)S}{4\pi\varepsilon c^2} \cdot \left[\frac{1}{\sqrt{-}(d - 2z + \sqrt{-})} - \frac{1}{\sqrt{+}(-d - 2z + \sqrt{+})} \right] \\ B_z = 0 \end{cases} \qquad (1\text{-}5)$$

电场可由标势 φ 与矢势 A 来计算,并且由于通过计算可发现矢势项为无穷小,则电场可表达为

$$E = -\nabla\phi$$

由此可得到 x 、 y 、 z 三个方向的电场为

$$
\begin{cases}
E_x = \dfrac{16xS\int j(t)\,\mathrm{d}t}{4\pi\varepsilon} \cdot \left[\dfrac{-1}{(\sqrt{\ })^2(d-2z+\sqrt{\ })} + \dfrac{d-2z+2\sqrt{\ }}{(\sqrt{\ })^3(d-2z+\sqrt{\ })} + \dfrac{d+2z}{(\sqrt{+})^3} \right] \\[4mm]
E_y = \dfrac{16yS\int j(t)\,\mathrm{d}t}{4\pi\varepsilon} \cdot \left[\dfrac{-1}{(\sqrt{\ })^2(d-2z+\sqrt{\ })} + \dfrac{d-2z+2\sqrt{\ }}{(\sqrt{\ })^3(d-2z+\sqrt{\ })} + \dfrac{d+2z}{(\sqrt{+})^3} \right] \\[4mm]
E_z = \dfrac{8S\int j(t)\,\mathrm{d}t}{4\pi\varepsilon} \cdot \left[-\dfrac{1}{\sqrt{+}} + \dfrac{(d+2z)^2}{(\sqrt{+})^3} - \dfrac{d-2z}{(\sqrt{-})^3} \right]
\end{cases}
\tag{1-6}
$$

至此便得到了离子电流微观磁场与电场的完整表达,为了直观地了解电磁场的形态,需要根据图 1-8 中已有的电流密度数据进行数值仿真。

(2)离子电流微观电磁场的仿真:数值仿真的目的是考查电磁场的总体形态,如前所述,取总电流进行计算(图 1-8 中的黑实线),以反映计算区域离子电流的综合效应。由于已有的电流数据是离散的(时间间隔为 0.01ms),因此在计算电磁场时对数据进行线性插值;另外,为了便于观察到显著的效应,先取 2.2ms 时刻的数据点进行计算,理由是此时的总电流上升速率很快且幅值较大。

磁场的仿真结果如图 1-10(a)所示,由图可见,磁场的大体形状呈球形;图中线段的长度体现了空间某点磁场的大小,而线段的方向即表示此点的磁场方向。可以看到磁场在胞膜平面附近($z=0$)较强,而离开胞膜后,磁场迅速衰减。实际上我们需要进一步定量地考察磁场的强度,由于磁场的中心对称性,可取 x 轴方向并观察其在 x 轴上的强度分布,如图 1-10(b)所示。图 1-10(b)显示,磁场离开电流中心后以幂指数形式衰减,在 10nm 处约为 $1.442\times10^{-22}\mu Wb\cdot nm^{-2}$,到 20nm 处已经下降到 $3.809\times10^{-23}\mu Wb\cdot nm^{-2}$,因此磁场是十分微弱的,很难说它对离子通道及离子的运动有什么影响。但是由电磁场的特性,电场将比磁场强得多。此时电场的情形如图 1-11(a)所示,可见其形态显得非常特别:它由电流中心向外辐射,与磁场类似,电场在胞膜平面附近也有较强的分布,而且在胞膜两侧都有锥形的电场散射出去,形似漏斗;当然,靠近电流中心的位置还有些较弱的电场分布着,但是很明显,电场的强度有很强的方向性。同样的,需要考察电场的强度分布情况。由于电场也是中心对称的,仍旧取 x 轴方向观察,如图 1-11(b)所示;由图可见,电场强度也表现出幂指数衰减特征,只是衰减比磁场来得慢。更重要的是,电场的强度是很大的,靠近电流中心处达到 $3.395\times10^{6}mV\cdot nm^{-1}$,在离开中心 10nm 处为 $4.975\times10^{5}mV\cdot nm^{-1}$,在 20nm 处衰减至 $1.387\times10^{5}mV\cdot nm^{-1}$。这意味着电流中心外的压降是非常大的;并且可以预见这样的电场一定会对离子运动进行干涉,甚至会对离子通道的活动产生影响。

由以上分析,不难看出在离子电流的微观电磁效应中,电场将起决定性作用;因此在后续的分析中,将忽略磁场,只关注电场对离子活动的影响。当然,只观察某个固定时刻的电场还不足以反映其变化特征,理论上讲,电场应当随总电流增强

9

而逐渐出现并增大,并随电流的衰减而趋向于消失。通过对动作电位过程的全程时间仿真后,可以发现电场的变化行为的确是这样。如前所述,电场将影响离子的行为,改变他们的运动,因为带电的离子会在电流中心周围受到电场力的驱动;由于电场线从中心向外辐射,因此主宰膜电位升高的 Na^+ 将被从电流中心推射出去。这种行为意味着电场将影响膜内 Na^+ 浓度的扩散,既然膜下的 Na^+ 浓度决定了膜电位的状态,那么通道电流产生的电场必定会对动作电位的传播产生不可忽视的加速作用。

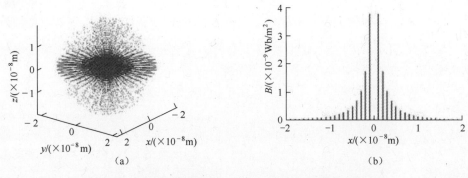

图 1-10　球状的磁场形态(a)和沿 x 轴的磁场强度分布(b)

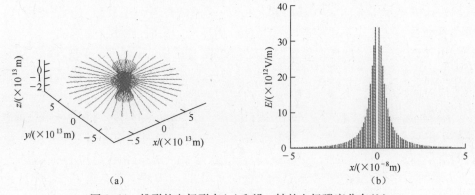

图 1-11　锥形的电场形态(a)和沿 x 轴的电场强度分布(b)

2. 加速效应分析

为了考察电场对 Na^+ 扩散的加速作用,需要分析离子在电场下的漂移性质。因此分析电场对动作电位的传递作用就是要分析电场驱动下的 Na^+ 漂移特性,并最终考查电场对 Na^+ 浓度的转移有何效果。实际上,即使没有微观电场,Na^+ 也会由于化学浓度梯度及布朗运动而在胞浆中扩散,现将这种由化学势产生的扩散称为"被动扩散",将由电场驱动的扩散称作"主动扩散",则我们的目的在于比较单纯被动扩散的速度与联合扩散(主动加被动)的速度,由此最终判断电场对 Na^+ 扩散加速作用的大小。

(1)被动扩散的物理模型:我们选定一个特定方向进行扩散分析,例如 x 方向,则特殊粒子(即我们所考虑的离子)在背景粒子中的扩散流(单位时间单位面

积通过的特殊粒子数)可以表达为

$$J_D = -D \frac{\partial n}{\partial x} \tag{1-7}$$

式中：n 为离子的摩尔浓度；D 为扩散系数。

浓度变化的动力学方程可写为

$$\frac{\partial n}{\partial t} = D \frac{\partial^2 n}{\partial x^2} \tag{1-8}$$

（2）主动扩散的物理模型：若除了粒子本身的无规热运动之外，还有一个额外的场力（此处为电场力）作用于一群粒子，则一般来讲粒子将有一个净漂移。由此，离子的主动扩散流可记为

$$J_E = \mu q n \cdot E_x \tag{1-9}$$

式中 μ 为迁移率；q 为单个粒子所携带的电荷；E_x 为方向的电场。因此，联合扩散流可记为

$$J_x = J_D + J_E = -D \frac{\partial n}{\partial x} + \mu q n \cdot E_x \tag{1-10}$$

而联合扩散的动力学方程变为

$$\frac{\partial n}{\partial t} = D \frac{\partial^2 n}{\partial x^2} - \mu q E_x \frac{\partial n}{\partial x} - \mu q n \frac{\partial E_x}{\partial x} \tag{1-11}$$

（3）扩散过程的数值仿真：仿真对象为式（1-8）与式（1-11）所表达的动力学，由于所涉及偏微分方程的复杂度，需要采用数值解法。在仿真之前，需要首先辨识所涉及的参数。枪乌贼细胞所处的环境温度约为 6.3 ℃，即绝对温度 $T=279.8$ K，此外，Na^+ 的质量约为 3.82×10^{-26} kg，其他参数值列于表 1-1。

表 1-1　仿真所涉及的参数值

参数	k/(J/K)	q/C	τ/s	μ
数值	1.38×10^{-23}	1.6×10^{-19}	1.81×10^{-13}	4.75×10^{12}

表 1-1 中参数 τ 表征了 Na^+ 与水分子的平均碰撞时间间隔，并且此间隔由水分子与水分子之间的碰撞间隔近似。另外，需要明确仿真的初始条件与边界条件。可假设离子通道中心的 $[Na^+]$ 与膜外 $[Na^+]$ 相等，并且基于文献[20]中的试验数据，膜内与膜外的 $[Na^+]$ 分别为 50mmol/L 与 500mmol/L。进一步假设浓度的初始分布为抛物线状，延伸距离为 5nm，如图 1-12 所示。对于边界条件，令在 $x=0$ 处，浓度 n 为常数（$n=500$mmol/L），而在无穷远处（$x=\infty$），n 恒为零。最后，考虑到计算的收敛性，分别设空间步长与时间步长为 $\Delta x = 1$nm，$\Delta t = 0.01$ns，并且仿真时间为 t=2.2ms 后的 10ns。

仿真所使用的电场位于膜下 500nm 处，10 ns 之后的浓度分布如图 1-13 所示，虚线与实线分别表示不包含及包含主动扩散下的浓度分布。此外需要注意的是，此处并未考虑静息状态下膜内的原有 $[Na^+]$（50mmol/L），因此图 1-13 只反映了

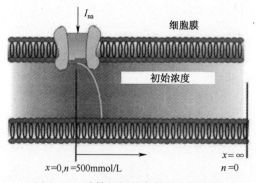

图 1-12　计算的初始条件与边界条件　　　　图 1-13　膜下 500nm 处的浓度分布

无电场作用时与有电场作用时的浓度扩散速度差别。另外,若将整个过程以动画显示可以发现,连续曲线的波前一直超前于圆点曲线,即有电场作用时扩散速度始终更快。除了观察扩散的情形之外,我们还希望了解两种情况的速度差异程度,为此,选择两条曲线上离子浓度高于静息水平 20mmol/L 的数据点进行比较。对于圆点曲线,这样的浓度行进至离开电流中心约 39nm 处,而在连续曲线上,此点已传递至 125nm 左右;可见在电场的作用下,离子浓度的传播速度比单纯的化学扩散足足快了 3 倍多,且这个时段的平均传递速度为 12.5m/s;不仅如此,若设离子通道之间的平均距离为 15nm,还可以得到膜电信息在通道间的传递时间约为 1ns 左右。

根据前文的电场计算结果,我们知道电场强度应该随着离开胞膜而降低,因此其对 Na^+ 浓度扩散的作用程度也应随膜下深度的不同而变化。对不同膜下深度进行类似的扩散仿真之后,可得到同样浓度水平(高于静息水平 20mmol/L)的最远传递距离分布如图 1-14 所示。可见随着离开胞膜平面,传递距离呈现出幂指数衰减趋势并渐渐与单纯的化学扩散距离接近。这其实也体现了这段时间内不同膜下深度离子浓度传递速度的分布情况:越远离胞膜,Na^+ 浓度传递速度越慢;而越靠近胞膜,电场驱动效果就越强,浓度传得越快。实际上这个结果是十分合理的,因为通道蛋白就位于胞膜上,要把本地的膜兴奋高效地传递至下一个通道,最好贴近胞膜的 Na^+ 传递得更快,这样可以显著提高胞膜对去极化信息的敏感性。

基于以上分析,可以肯定微观电磁场能够显著地加速离子的扩散,而此效应对于生物系统中的 Na^+ 扩散是十分必要的。若没有电场的作用,膜兴奋的传递速度(例如动作电位)或将显著下降,并且在 Na/K 泵的作用下,膜内的[Na^+]亦将迅速下降,这将导致激发远处的离子通道变得更加困难,降低膜信号传导的成功率。另外,此处的分析范畴为微观尺度(电压钳的头部面积),因此所得结果可认为是局部电磁效应;若考虑整片胞膜区域,可以想象众多的局部电场会相互干涉,有些区域的场会叠加增强,而有些区域则会相消减弱。这样的综合效应实际上体现了胞膜的电磁信息情况,并会影响胞膜动作电位整合与编码信息的行为(例如 EMG 信号),从而影响胞膜上综合电位信息的表达。

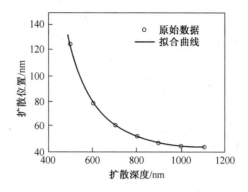

图 1-14　不同膜下深度的同一浓度的最远分布位置

1.2.1.3　肌纤维膜的突触后响应

肌纤维若要被运动神经元轴突的动作电位激活,必须经过神经肌肉接头组织,完成刺激信号的转换,此过程如图 1-15 所示。当动作电位传递至运动神经元轴突末梢(突触前)时,将激活电压敏感型 Ca^{2+} 通道并使之开放;此时大量 Ca^{2+} 得以进入细胞,与钙结合蛋白(x)结合,得到激活态的结合蛋白(x*),并进一步与位于突触前膜的众多囊泡绑定,使囊泡与前膜融合,引发囊泡胞吐。运动神经元的囊泡中含有高浓度的乙酰胆碱(Ach)递质,是神经元与肌纤维之间传递信息的重要信使。突触后膜(肌纤维膜)的褶皱顶端存在乙酰胆碱型离子通道受体,这类受体与由胞吐释放的 Ach 结合后将迅速开放,允许 Na^+ 内流,使突触后膜去极化。突触后膜周围还密布着大量电压敏感型 Na^+ 通道与 K^+ 通道,感受到膜电位上升后将连环开启,由此在肌纤维膜上产生出新的动作电位并向远处传播。突触前膜与后膜相距

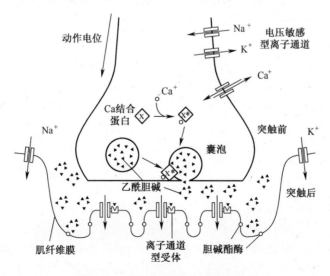

图 1-15　神经肌肉接头的信息传递

约50nm,被称为突触间隙;前膜释放到突触间隙的Ach分子大多被后膜褶皱中的胆碱酯酶分解,并在前膜中重新合成Ach以备下次胞吐时使用。上述过程属于典型的化学突触传递,响应时间约为0.5~1ms,并且传递方向不可逆。

可见,神经肌肉接头的主要作用在于完成从运动神经元到肌纤维的动作电位传递,是神经信号控制骨骼肌收缩的中转站。许多学者将此信息传递过程叙述为"将运动神经元的动作电位复制到肌纤维膜",然而,从严格意义上看此过程或许并非简单复制。值得注意的是,在刺激的传递过程中,信息经历了"数字量"(动作电位)→"模拟量"(Ach递质浓度)→"数字量"(动作电位)的转换,突触前膜的电位频率仅直接决定了突触间隙的递质浓度,进而影响了后膜的输入电流强度;但是,输入电流本身并不能决定肌纤维膜的动作电位频率。如前所述,动作电位的频率及波形还依赖于电压敏感型离子通道的密度分布、胞膜形态以及刺激历史等。因此,一般情况下突触后膜的动作电位频率及波形都会与前膜有所区别,严谨的说法是肌纤维膜的动作电位频率与运动神经元的发放频率呈现正相关关系。实际上,在人体的生理活动中,上述刺激频率与递质浓度之间的转换非常普遍(例如神经元之间的信息交互),因此人体究竟是采用"数字量"控制还是"模拟量"控制仍旧是值得探究的问题。

1.2.2　肌梭传入神经突触后的动力系统-Markov模型

骨骼肌的运行是典型的生物电化学闭环调控过程,其做功由运动神经元发放的动作电位控制,而骨骼肌的收缩长度/速度以及张力信息由肌肉中的肌梭与腱器官的传入神经元进行反馈,此信息同时传递给中枢神经系统与运动神经元本身[21-27]。肌梭作为重要的感觉器官,相当于肌肉的位移/速度传感器,当肌肉的拉伸长度与收缩速度发生变化时,肌梭的传入神经元(Ⅰa型传入)所发放动作电位的频率将实时改变。根据骨骼肌收缩的生物电化学变频调控原理[28],肌肉的做功过程由动作电位的频率实时调控。传入神经信号影响着运动神经元的放电行为,故而直接反馈给运动神经元的肌梭信号形成了一个局部闭环,对骨骼肌运作的稳定性至关重要。当今学界对于骨骼肌运行机制的研究已经开展多年,然而少有研究涉及骨骼肌的调控机制,因此目前对骨骼肌控制的理解尚不完善;另一方面,为了探索其闭环控制特性,关键在于深入研究传入神经信号的反馈作用,这涉及Ⅰa型传入神经与运动神经元之间的突触传递过程。

运动神经元是有髓神经元,其树突及胞体皆位于脊髓中[29]。肌梭信号属于兴奋性输入,其末梢一般伸入脊髓并与运动神经元的树突主干或树突棘相连,一个运动神经元的树突可接收上千个输入[30]。对兴奋性突触的研究表明,单个输入可使突触后胞膜去极化约0.2~0.4mV[31]。突触信息通过突触整合(Synaptic Integration)机制调控运动神经元的轴突放电行为,其控制信息包含在动作电位的频率中[28],而由于动作电位的"全或无"特性,传入神经通过突触反应所调节的也应当是突触后神经元的放电频率。从目前来看,尽管对神经元的突触整合过程已经有了较为全面的试验观测[32]，但相关研究仍停留在定性阶段，并未提炼出基于频率信息的控制学模型。另外，传入神经信号的变频反馈机制与突触后反应密切相关，关于兴奋/抑制性突触的研究也已大量开展[33-35]。神经元的树突曾被认为是完全被动的，即突触后电流只能在其中被动扩散；Rall 等人基于这个假设提出了胞膜的被动电缆(电学)模型[36]，在此基础上，Hines 等人开发了可计算整个神经元膜电位反应的集成代码[37]。然而，近年来的研究已证实树突结构具有主动特性，即树突上存在电压敏感型离子通道[7]，特别是运动神经元树突的 Ca^{2+} 电流对其突触整合起到重要作用[38]；被动电缆模型无法对树突的主动特性进行模拟，更无法考察胞膜通道密度的不均匀性对其信息处理的影响。由于单独对某段树突的电学/化学反应进行测量仍存在很多困难，因此理论分析对于树突中信息传递作用的探索至关重要[39]，然而至今尚未出现高效的模型可对树突的主动特性进行模拟。实际上，由于膜电位传递的本质是离子在胞浆中的扩散，对于胞膜的不均匀特性来说，采用有限元方法较为有利。在心肌动作电位扩布研究中，有限元分析已得到了应用[10]，而对于突触整合研究，最大的障碍在于电缆模型用于有限元计算成本过高。值得一提的是，反映膜电位变化性质的动力系统无量纲模型已被提出[9]，此类模型可以自然地模拟胞膜的主动特性；另外，Destexhe 等人基于离子通道的化学动力学特性，提出了突触后反应可用 Markov 模型来表达[40, 41]，这两种模型能够在很大程度上减小计算成本。因此，以Ⅰa型传入神经突触为研究对象，通过结合前人的研究成果，笔者提出了可用于描述传入神经主动突触后反应的高效计算模型，旨在进一步为开展突触整合与运动神经元的变频反馈原理研究奠定基础。

1.2.2.1　Ⅰa 型传入神经突触

肌梭组织的Ⅰa型传入神经突触属于化学突触，结构类似于前述神经肌肉接头的突触，如图 1-16 所示。传入神经发放频率动态变化的动作电位至突触前端，突触前膜感受到膜电位上升后，其表面的电压敏感型 Ca^{2+} 通道将开启，使突触前的 Ca^{2+} 浓度($[Ca^{2+}]$)增加。突触前的活性区域(Active Zone)含有包裹神经递质的囊泡，当 Ca^{2+} 与相关蛋白复合体(x)结合后，得到激活态的蛋白复合体(x^*)，此蛋白进一步与驻留在突触前膜的囊泡结合，引发囊泡胞吐，神经递质得以释放[42]。对Ⅰa型传入神经突触来说，主要的神经递质是谷氨酸[31]。突触后膜布满了可与谷氨酸递质结合的离子通道型受体(Ionotropic Receptor)与代谢型受体(Metabotropic Receptor)(又称第二信使型受体)。前者能与递质结合并直接打开与其耦合的离子通道，使 Na^+、K^+ 或 Ca^{2+} 通过胞膜，因此，离子通道型受体对突触信号的快速传递起主导作用，而代谢型受体则主要贡献于突触后反应的缓慢与长时程调节。然而，对于肌纤维正常运作时的运动神经元反馈活动来说，最重要的是其瞬时的动态响应，故本书的讨论将只限于离子通道型受体，而暂不考虑代谢型受体的影响。另外，按照所结合的递质类型，离子通道型受体又可分为两类[31]：一类称为 NMDA 受体，即此受体与 NMDA 递质结合而开启；另一类是非 NMDA(non-NMDA)受体。在运动神经元的突触中，NMDA 受体与非 NMDA 受体同时存在，因而快信号传递时兴奋性突触后电流是这两种受体电流的叠加。值得注意的是,囊泡胞吐需要突触前膜的$[Ca^{2+}]$上升来开启,而$[Ca^{2+}]$升高是由突触前膜的去极化引起的,可见对于化学突触,总存在突触前膜电位引起突触后电流,而突触后电流又转变为突触前膜电位这样的循环,因此有必要首先构建膜电位的动态模型。

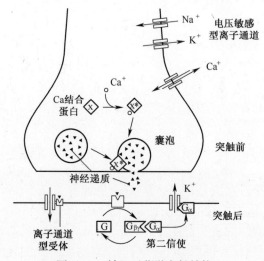

图 1-16　神经元化学突触结构

1.2.2.2　膜电位的动力系统模型

自从动作电位的产生机制被发现以来,有多种描述膜电位动力学特性的数学模型被提出。最早对动作电位的产生进行系统定量研究的是 Hodgkin 与 Huxley[4],他们基于离子通道的电化学性质,总结了膜电位、通道电导与时间之间的耦合关系,所得到的数学模型被称为 H-H 模型,此模型对于膜电位的动态描述取得了一定成功。然而,H-H 模型包含 4 个状态变量,计算时涉及 4 个相互耦合的微分方程;被动电缆模型与 H-H 模型一样,也属于电学模型,虽然电缆模型的变量较少,但需要求解时空耦合的抛物型偏微分方程[36],因此电学模型不适于计算较为复杂的神经元活动。前面提到,为了细致地分析神经元的突触整合机制,需要建立适用于有限元复杂计算的膜电位模型。FitzHugh 等人提出了用两个微分方程来描述膜电位的动力系统模型(FitzHugh-Nagumo 模型)[9],既能反映动作电位的主要时域特征,又显著减少了模型计算的复杂程度。此外,Hindmarsh 与 Rose 进一步修正了 FitzHugh-Nagumo 模型无法合理体现动作电位频率-电流关系的缺陷[11]。动力系统模型的另一优点是可采用无量纲计算,从而放宽了模型迭代的时间与空间步长要求。本节所讨论的动力系统-Markov 模型即以 Hindmarsh-Rose 模型为主体对膜电位进行实时计算,膜电位的动力系统模型可描述为两个耦合的微分方程(式(1-3))。若令式(1-3)的两个等式皆为零,则可得到此系统的平衡点,对应于胞膜的静息状态。虽然对式(1-3)的计算可采用无量纲形式,并且从数学的角度出发平衡点可任意选择,但为了与胞膜的真实生理特性相符合,设系统平衡

16

时 y 与 z 为零(胞膜无净电流与激励电流),x 为负数(静息电位为负);因此在平衡状态下,系统可写为

$$\begin{cases} f(x_{ep}) = 0 \\ -q\exp(rx_{ep}) + s = 0 \end{cases} \tag{1-12}$$

式(1-12)中 x_{ep} 为平衡点的横坐标,由此可得

$$x_{ep} = \frac{1}{r}\ln\left(\frac{s}{q}\right) \tag{1-13}$$

为保证静息电位为负,则有 $s<q$;并且式(1-12)中第一式与第二式的参数可分别确定,最终选择无量纲的静息电位约为-110,即系统的平衡点为(-110, 0),此时系统的参数列于表1-2中。使用4阶龙格-库塔方法对系统进行迭代,当 $z=10$ 时,动力系统的相图如图1-6所示,虚线代表 x 与 y 零倾线,可见系统偏离平衡点后,其状态将经历一个周期轨,所对应的是动作电位序列产生时膜电位的往复变化(图1-7)。此外,由式(1-3)可见,a 与 b 分别决定了 x 与 y 的变化率;由于 x 变化非常快速,而 y 的值变化缓慢,故系统对 b 很敏感。由式(1-3)的第二式可见,b 实际上决定了跨膜电流的变化率大小;根据胞膜的生理学特性,可认为 b 对应于膜上 Na/K/Ca 通道的密度,即在相同的注入电流下,b 的值将正相关于动作电位的频率,图1-17显示了在同一注入电流下($z=10$),当 b 分别取 30、60、90 时动作电位的发放频率。需要注意的是,如果只是单纯地固定 b 的值,实际上是同时调整了各种通道的密度,然而在膜电位模型的实际应用中,有时需要只调整这些密度中的一个,因为对特定膜区域来说,K^+ 通道相对于 Na^+/Ca^{2+} 通道的数量决定了其动作电位的峰值、持续时间(电位衰减速率)以及频率[43],所以需要将 K^+ 通道密度的表征参数分离。对总跨膜电流而言,Na^+ 通道与 Ca^{2+} 通道主要贡献于电流的上升阶段,而电流的下降则归因于 K^+ 通道的作用[4],因此当 $\dot{y} \geqslant 0$ 时

$$f(x) - q \cdot \exp(rx) + s \geqslant y$$

可见在电流上升阶段,y 的值在其自身零倾线之下;此时 b 的值将对应于 Na^+/Ca^{2+} 通道密度,记之为 b_1。而当 $\dot{y} < 0$ 时有

$$f(x) - q \cdot \exp(rx) + s < y$$

即当电流下降时,y 的值在其自身零倾线之上;这时 b 与 K^+ 通道密度对应,记其为 b_2。这样,通过调整胞膜各区域 b_1 与 b_2 的值便可以模拟胞膜上通道密度不均匀分布的情况;更进一步,若记 $\lambda = b_1 / b_2$,则 λ 代表 Na/K 通道的密度比。取 $b_1 = 30$,$z = 12$,图1-18展示了当 $\lambda = 1$ 与 $\lambda = 30$ 时,单个动作电位的时域特征对比与动作电位序列的频率对比,可见 λ 越大,动作电位的峰值就越高,持续时程也越长,同时其频率也越大,而这些特性与胞膜的电生理学规律相符。

确定 b 的物理意义对神经元的变频反馈机制研究非常关键,因为神经元不同部位的离子通道密度分布存在很大差别,形成其独特的信息调制功能[43]。在下文中若不特别指明,b 对应于 $\lambda = 1$ 的情形。另外需要注意的是,式(1-3)所代表的动

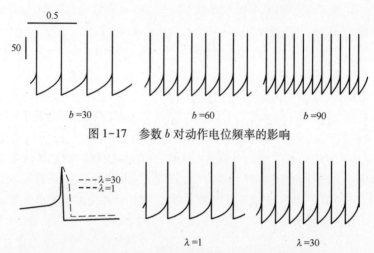

图 1-17　参数 b 对动作电位频率的影响

图 1-18　不同 λ 的值对动作电位的时域特征

力系统模型体现了封闭的膜区域对注入电流的反应,对于开放膜区域,膜内电荷的扩散效应需额外考虑。

此外,由图 1-7 可见,动作电位发生时,x 的峰值约为 18,与运动神经元的动作电位尖峰(40mV)相对应,而系统处于平衡态时 x 的值(-110)与胞膜的静息电位(-65mV)对应,故无量纲电位 V_{dim} 与单位为 mV 的真实电位 V_{mV} 存在下列转换关系

$$k \cdot V_{dim} + \Delta = V_{mV} \tag{1-14}$$

其中比例常数 $k = 0.82, \Delta = 25.24$。同样,若将无量纲时间与真实时间相匹配,则模型可用于不同频域下的神经元放电行为分析。

表 1-2　胞膜动力系统模型的参数

参数	参数值	参数	参数值
a	4×10^3	h	-14.297
b	30	q	1.464×10^3
c	1.7×10^{-4}	r	1×10^{-1}
d	2×10^{-2}	s	2.4×10^{-2}
e	1×10^{-2}		

1.2.2.3　突触后受体的动力学模型

由图 1-16 可见,突触后膜的离子通道型受体需要结合相应的神经递质方可开启,而受体被激活后会经历关闭、脱敏(Desensitization)等状态,其在各态之间转换/跃迁的速率可能依赖于受体所处环境的递质浓度。Markov 模型可用于描述跃迁速率不随时间改变的化学动力学系统,并且相关研究表明[44],对于突触后受体等配体型离子通道,Markov 模型能够给出合理的描述。另外,受体的开放比例(Open

Fraction)直接与突触间隙的递质浓度相关,而递质的释放量又由突触前的[Ca²⁺]决定,可见若按照受体开放的生理学流程进行建模,需要考虑突触前[Ca²⁺]与离子电流及膜电位的关系,Ca²⁺被离子泵回收至膜外的动力学过程,钙结合蛋白复合体的激活过程以及囊泡的释放与递质回收动力学[40]。其中涉及过多的状态变量,需要求解多个微分方程,因此从具体的生理学角度出发难以得到适合于复杂计算与神经元尺度仿真分析的受体动力学模型。曾有学者对突触后反应进行了详细的建模,并使用包含 6 个状态变量的 Markov 模型来描述受体的开放比例[45],然而 Destexhe 等人通过将模型的计算结果与实验数据进行对比后发现,3 个状态变量的 Markov 模型足以体现受体开放的动力学行为[40],并且相关跃迁速率对递质浓度的依赖可简化为分段脉冲函数,故动力系统-Markov 模型采用 3 态模型对受体开放的动力学特性进行描述。

1. 非 NMDA 受体

非 NMDA 受体的 3 态 Markov 模型如图 1-19 所示,其中 C、O 与 D 分别代表关闭、开启与脱敏状态,$r_i (i = 1, 2, 3, 5)$ 为各态之间的跃迁速率,其中 r_1 是递质浓度 $[T]$ 的函数。假设 $[T]$ 是脉宽为 1ms 的脉冲函数,当突触前膜有动作电位序列发生时,若膜电位在动作电位的上升沿超过 0mV,则 $[T] = 1\,mmol/L$;而经过 1ms 后 $[T]$ 再度为零[20]。因此 r_1 便成为分段函数,且每一段为常数,如此应用 3 态模型的优点在于能够得到受体开放比例随时间演化的解析解。

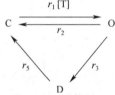

图 1-19　非 NMDA 受体的 Markov 模型

突触前动作电位序列可由式(1-3)所示的膜电位动力系统模型生成,令无量纲时间 0.004 与 1ms 对应,则可标定产生频率为 20Hz 的动作电位序列所需的无量纲注入电流 $z = 12$,由实验数据可知[45],真实激励电流约为 0.1nA。由此可得,无量纲时间 t_{dim} 与单位为 s 的真实时间 t_{real} 的对应关系为

$$k_t \cdot t_{dim} = t_{real} \qquad (1-15)$$

其中比例常数 $k_t = 0.25$,而无量纲电流 I_{dim} 与单位为 nA 的真实电流 I_{real} 存在下列关系

$$k_I \cdot I_{dim} = I_{real} \qquad (1-16)$$

式中常数 $k_I = 8.33 \times 10^{-3}$。当 $[T] = 1\,mmol/L$ 时,图 1-18 中 Markov 模型的解可记为

$$\begin{cases} O(t - t_0) = O_\infty + K_{1h}\exp[-(t-t_0)/\tau_1] + K_{2h}\exp[-(t-t_0)/\tau_2] \\ D(t - t_0) = D_\infty + K_{3h}\exp[-(t-t_0)/\tau_1] + K_{4h}\exp[-(t-t_0)/\tau_2] \end{cases}$$

$$(1-17)$$

式中：O 为受体的开放比例；D 为脱敏比例；t_0 为[T]变化的时刻；

$$O_\infty = \frac{-\delta r_1}{\alpha\delta - \beta\gamma}, \alpha = -r_1 - r_2 - r_3, \beta = -r_1; K_{1h} = \frac{(O_0 - O_\infty)(\alpha + \tau_2^{-1}) + \beta(D_0 - D_\infty)}{\tau_2^{-1} - \tau_1^{-1}}, O_0、$$

D_0 分别为开放比例与脱敏比例的初始值；$K_{2h} = (O_0 - O_\infty) - K_{1h}; K_{3h} = K_{1h}\dfrac{-\alpha - \tau_1^{-1}}{\beta}$；

$K_{4h} = K_{2h}\dfrac{-\alpha - \tau_2^{-1}}{\beta}; \tau_1^{-1} = \tau_2^{-1} = -\dfrac{\alpha + \delta}{2} \pm \dfrac{1}{2}\sqrt{(\alpha - \delta)^2 + 4\beta\gamma}, \gamma = r_3, \delta = -r_5$。

当[T] = 0 时，模型的解为

$$\begin{cases} O(t - t_0) = K_{1l}\exp[-(t - t_0)/\tau_3] \\ D(t - t_0) = K_{2l}\exp[-(t - t_0)/\tau_3] + K_{3l}\exp[-(t - t_0)/\tau_4] \end{cases} \tag{1-18}$$

式中：$K_{1l} = O_0; K_{2l} = \dfrac{\gamma K_{1l}}{-\delta - \tau_3^{-1}}; K_{3l} = D_0 - K_{2l}; \tau_3^{-1} = \beta - \alpha; \tau_4^{-1} = -\delta$。

通过调整模型中各态之间跃迁速率的值，可将其用于描述不同的非 NMDA 受体的开放动力学机制。

2. NMDA 受体

NMDA 受体的激活特性与非 NMDA 受体截然不同，其开放速率与脱敏速率皆较为缓慢，相应的 Markov 模型如图 1-20 所示。由图可见，NMDA 受体开放态只能向关闭态转变，无法转向脱敏态，相反，脱敏态则可以同时向开放态及关闭态转变。各态间的跃迁速率仍为 r_i(i = 2, 4, 5, 6)，其中 r_6 的值依赖于递质浓度[T]，并且[T]仍采用脉宽为 1ms，幅值为 1mmol/L 的脉冲序列来描述，脉冲发生条件与前文相同。当[T] = 1mmol/L 时，图 1-20 中 Markov 模型解的形式与式(1-17)相同，只是式中参数 O_∞ 与 D_∞ 变为

$$O_\infty = \frac{\beta r_6}{\alpha\delta - \beta\gamma}, z_\infty = \frac{-\alpha r_6}{\alpha\delta - \beta\gamma}$$

式中：$\alpha = -r_2; \beta = r_4; \gamma = -r_6; \delta = -r_4 - r_5 - r_6$。

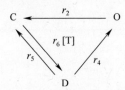

图 1-20　NMDA 受体的 Markov 模型

当[T] = 0 时，模型的解可写为

$$\begin{cases} O(t - t_0) = K_{1l}\exp[-(t - t_0)/\tau_3] + K_{2l}\exp[-(t - t_0)/\tau_4] \\ D(t - t_0) = K_{3l}\exp[-(t - t_0)/\tau_3] \end{cases} \tag{1-19}$$

式中：$K_{1l} = \dfrac{\beta K_{3l}}{-\alpha - \tau_3^{-1}}; K_{2l} = O_0 - K_{1l}; K_{3l} = D_0; \tau_3^{-1} = \gamma - \delta; \tau_4^{-1} = -\alpha$。

1.2.2.4 突触后反应模型

非 NMDA 与 NMDA 受体的开放动力学将直接影响到突触后反应,即兴奋性突触后电流(EPSC)与兴奋性突触后电压(EPSP)。对突触后神经元来说,EPSC 相当于式(1-3)中膜电位模型的注入电流 z,而 EPSP 则相当于膜电位 x。在突触后受体总电导一定的情况下,由欧姆定律可知,EPSC 的瞬时值由当前的 EPSP 决定;由式(1-3)可知 EPSP 的值也受 EPSC 动态影响,因此在计算时两者需要进行耦合迭代。另外,根据电流的叠加原理,EPSC 可分为非 NMDA 与 NMDA 受体电流两个分量,并且两者的大小与调节因素存在显著区别。

1. EPSC

(1) 非 NMDA 受体电流。在正常生理条件下,非 NMDA 受体的行为只被神经递质的浓度所调控,因此其 EPSC 可由下式计算:

$$I_n = \bar{g}_n \cdot O_n \cdot (E - E_{rev}) \qquad (1-20)$$

式中:I_n 为非 NMDA 电流;$\bar{g}_n$ 为受体的最大电导,由生理学数据可知[31],非 NMDA 受体的单通道电导远小于 20pS,而其突触后的最大总电导约为 $\bar{g}_n = 0.4nS$;O_n 为受体的开放比例;E 为突触后电压;E_{rev} 为受体的反转电位(或平衡电位),谷氨酸类离子通道型受体的 $E_{rev} = 0$。

非 NMDA 电流在 EPSC 中占主导作用[46],特别是在电流增加的起始阶段,然而非 NMDA 受体会很快脱敏,故在动作电位脉冲序列的反复刺激下,其电流衰减速度很快。为了将模型产生的非 NMDA 电流与试验数据相匹配,图 1-19 所示模型中各速率常数的取值如表 1-3 所列。设突触前的动作电位序列频率为 20Hz,其波形可由式(1-3)计算(图 1-21(a)),则模型所产生的递质浓度[T]的形式如图 1-21(b)所示,进一步由式(1-17)与式(1-18)可算得非 NMDA 电流的响应(图 1-21(c)中的细实线),需要注意的是兴奋性电流(内流电流)的值定义为负。由图 1-21(c)可见,在前几个刺激脉冲作用下,电流幅值最大,受体的开放比例也较高,而后很快衰减并趋于稳定值,其结果与相关的突触后膜电压钳试验数据相符合[40]。

表 1-3 非 NMDA 与 NMDA 受体 Markov 模型中的速率常数

受体类型	r_1 /$(s^{-1}(mmol/L)^{-1})$	r_2 /s^{-1}	r_3 /s^{-1}	r_4 /s^{-1}	r_5 /s^{-1}	r_6 /$(s^{-1}(mmol/L)^{-1})$
非 NMDA	1000	10	50	—	2	—
NMDA	—	6.9	—	160	4.7	190

(2) NMDA 受体电流。NMDA 受体的调控过程要比非 NMDA 受体复杂得多,其开放过程受递质浓度、突触后电压与膜外[Mg^{2+}]这三个因素所影响。当胞膜处于静息电位附近时,NMDA 受体的离子通道孔洞被 Mg^{2+} 所占据[7],因此即使有神经递质与受体结合,其通道仍然无法开启;只有当突触后膜去极化后,Mg^{2+} 在跨膜

电动势的作用下离开通道孔洞,NMDA 受体的离子通道才能够导通。因此,在计算 NMDA 电流时,需要引入一个与膜电位以及膜外 $[Mg^{2+}]$ 有关的函数因子[47]:

$$G = \frac{1}{1 + ([Mg]_o / 3.57)\exp(-0.062E)} \tag{1-21}$$

式中:$[Mg]_o$ 为膜外 $[Mg^{2+}]$,在生理条件下,可认为 $[Mg]_o$ 是常数,即 $[Mg]_o =$ 1mmol/L;E 为膜电位(mV)。由此,NMDA 电流 I_N 可记为

$$I_N = \bar{g}_N \cdot G \cdot O_N \cdot (E - E_{rev}) \tag{1-22}$$

式中:E 为突触后电压;E_{rev} 为 NMDA 受体的反转电位,$E_{rev} = 0$;$\bar{g}_N$ 为 NMDA 受体的最大电导,其单通道电导约为 50pS[31],可见与非 NMDA 受体的单通道电导($\ll 20pS$)相比较,其导通能力更强,原因是除了 Na^+ 与 K^+ 外,NMDA 受体还可导通 Ca^{2+};然而,试验测量显示 NMDA 电流对 EPSC 的贡献非常微小[27],并且在快信号传递过程中,只对 EPSC 的晚期成分起作用。因此,在突触后膜上 NMDA 受体的数量要比非 NMDA 受体少得多,设两者在单位面积上的密度比为 1:100,则有 $\bar{g}_N$ = 0.5nS。在中枢神经中,NMDA 受体的主要功能是产生长期增强(LTP)效应[48]。对肌梭的 I a 型传入神经突触来说,主要目的是考察其产生的快速动态响应,动力系统-Markov 模型不考虑 LTP 的作用。

NMDA 受体模型中所涉及的速率常数列于表 1-3 中,突触前动作电位序列的激发条件与前文相同,则由式(1-18)与式(1-20)可算得相应的 NMDA 电流,如图 1-21(c)所示(虚线),总 EPSC 由非 NMDA 电流与 NMDA 电流叠加而成(图 1-21 (c)中的粗实线),可见总 EPSC 忠实保留了突触前刺激的频率信息。将 NMDA 电流与总 EPSC 对比后不难发现,在刺激发生时电流的上升阶段,NMDA 电流几乎不起作用,而在电流的下降沿,NMDA 电流将使 EPSC 的尾电流(Tail Current)增加;并且在重复刺激之后,NMDA 电流会逐渐变大并趋于稳定,这也与实验现象相吻合[46]。

2. EPSP

EPSP 是指突触后树突或胞体的电位在 EPSC 的作用下所产生的去极化反应,前文提到,由于树突的主动传递特性,EPSP 可以与被动情形下存在显著差别;被动情况下,EPSP 随着树突距离的增加而快速衰减,而在主动树突中,EPSP 在空间传递过程中可保持幅值不变,甚至被放大[7]。动力系统模型能够方便地模拟胞膜的主动特性,若将 EPSC 作为注入电流 z,EPSP 仍可由式(1-3)所示的模型计算。由于单个兴奋性突触输入只能使突触后膜去极化不到 1mV,突触后膜的 Na/K 离子通道密度为轴突的 1/40 左右[43],因此为了反映突触后膜的真实生理特性,计算时模型的参数 b 需要调整,取 $b = 30/40 = 0.75$。此外,由图 1-21(c)可见,在突触前动作电位脉冲连续刺激后,EPSC 逐渐趋于稳定,这时相当于有一个恒定的平均注入电流 I_i。另外,如前所述,式(1-3)中的膜电位模型相当于一个封闭膜区域对注入电流的反应,因此在稳态阶段,突触后膜的平均电荷量 $\bar{Q}$ 的变化可记为

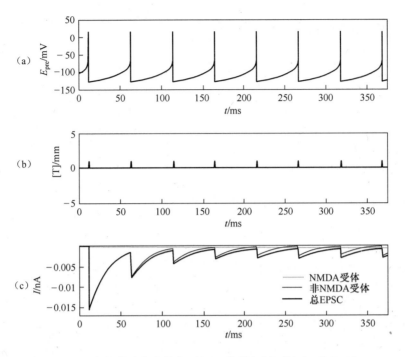

图 1-21　突触前动作电位序列(a)、递质浓度[T](b)、总 EPSC、
NMDA 受体与非 NMDA 受体电流(c)随时间的变化

$$\overline{Q} = I_i t + Q_0 \qquad (1-23)$$

式中:Q_0 为初始电荷量。

　　膜电位的瞬时大小与膜内外正电荷密度的差值成正比[28],因此稳态时突触后平均膜电位 $\overline{U}$ 可表达为

$$\overline{U} = k_c(\overline{Q}/V - \rho_0) = (k_c/V)I_i t + C_0 \qquad (1-24)$$

式中:k_c 为比例常数;V 为封闭膜区域的等效体积;ρ_0 为膜外电荷密度,可认为是常数;C_0 为常量,$C_0 = (k_c/V)\ Q_0 - k_c\rho_0$。

　　由式(1-24)可见,当 EPSC 到达稳态阶段后,EPSP 会随时间线性增长,这是由电荷累积效应引起的;然而在实际生理条件下,注入突触后膜的电荷会向更远的膜区域扩散,当达到稳态时,突触后树突区域的有限体积内将无净电流,即注入电流与扩散电流达到动态平衡。因此,在计算 EPSP 时,为了与实际情况相匹配,需要将稳态平均电流 I_i 去除,再将得到的 EPSC 带入式(1-3)便可算得 EPSP 的变化情况,如图 1-22 所示。图 1-22 (a)与图 1-22 (b)分别显示了在 5Hz 与 40Hz 的突触前动作电位序列激发下,EPSP 的计算结果与实验结果[49]的比较情况,需要注意的是,图 1-22 中的 EPSP 是在神经元的胞体测得,幅值达到了数毫伏,可见从树突到胞体的过程中 EPSP 的确经历了放大[50]。为了更好地验证模型的正确性,可将理论 EPSP 进行同等放大以使其量级与实际相匹配,通过对比可见模型的仿真结果所展示的动力学特性与实际情况能够很好地吻合;并且实验研究指出,在高频刺激下的 EPSP 比低频刺激时随时间衰减的速率大[49],比较 5Hz 与 40Hz 的计算结果可以发现,动力系统-Markov 模型也反映了这一动力学特征。

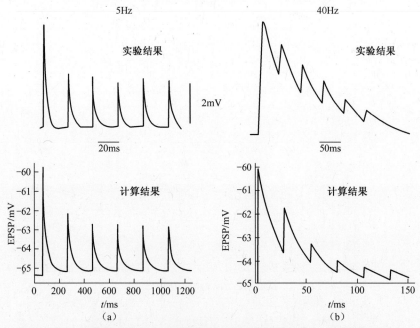

图 1-22　突触前动作电位序列刺激下 EPSP 的计算结果与实验结果对比

(a) 5Hz;(b) 40Hz。

另外,相关研究发现 EPSP 的稳态峰电位值(如图 1-22(a)中最后两个 EPSP 尖峰)依赖于突触前的刺激频率,刺激频率越高,稳态峰电位越小,并且总体趋势近似呈指数形式衰减,这称为突触效能的再分配效应(Redistribution of Synaptic Efficacy)[49]。对动力系统-Markov 模型来说,若考察其在不同刺激频率下的 EPSP 反应,并将各频率下的稳态 EPSP 记为 $EPSP_{st}$,则可得到刺激频率 f 与 $EPSP_{st}$ 的对应关系如图 1-23(a)所示,图中的数据点的确可用指数关系来表达,其趋势与实验结果相同。图 1-23(a)所示曲线的拟合函数为

$$EPSP_{st} = c_1 \exp(-c_2 f) + c_3 \tag{1-25}$$

式中:$c_1 = 3.376$;$c_2 = 0.152$,$c_3 = -64.36$。

图 1-23(b)显示了当分别将 b_1 与 b_2 固定在 0.75 时,在频率为 20Hz 的突触前刺激下,$EPSP_{st}$ 随 λ 变化的趋势。可见当 b_1 固定时 $EPSP_{st}$ 并未随 λ 发生明显变化,而当 b_2 固定 λ 增大时,$EPSP_{st}$ 近似线性增长。如前所述,由于 b_1 主要反映 Na^+ 通道密度,b_2 反映的是 K^+ 通道密度,因此在刺激频率恒定的情况下,$EPSP_{st}$ 的幅值将主要取决于 b_1 的大小,b_2 则主要影响 EPSP 下降沿的动力学,即 λ 的变化方式不同,对 $EPSP_{st}$ 的影响也不同,这与胞膜的去极化反应规律一致。

与传统的被动电缆模型不同,动力系统-Markov 模型并未简单地将胞膜视为

电容-电阻的耦合,是针对一个特定的膜区域,基于动力系统的固有性质,计算膜区域在激励电流的作用下其电位的动态响应,特别是本文确定了相关参数(b,λ)的物理意义,因而特定膜区域的生理学特性(Na/K/Ca 通道密度)可通过这些参数进行单独调整,使得模型可模拟不均匀胞膜的主动电生理学特性。虽然上文中只对封闭膜区域的电位进行了讨论,但实际上只要将注入电流(z)表达为扩散项,便可计算不同膜区域之间电流的传递以及电势的相互作用。

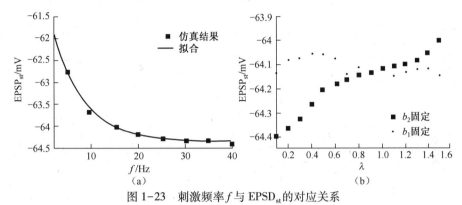

图 1-23 刺激频率 f 与 $EPSD_{st}$ 的对应关系

(a) $EPSP_{st}$ 随 f 的变化趋势;(b) 分别固定 b_1 与 b_2 时,$EPSP_{st}$ 随 λ 的变化趋势。

因此,动力系统-Markov 模型可方便地应用于运动神经元的有限元分析,从而克服了电学模型难以真实反映胞膜细节特征的缺点。对于突触后反应的计算,动力系统-Markov 模型既涵盖了 EPSC 的主要特性,又避免了涉及过多的微分方程与状态变量,进而大大降低计算成本。计算 EPSP 时,从突触前动作电位序列的生成到 EPSP 反应,只需求解两次一阶微分方程组(式(1-3)),而 EPSC 可直接由解析式获得(式(1-18),式(1-19),式(1-20))。这样的模型架构能够应用于突触反应的实时计算,即可以得到突触前刺激频率动态变化情形下的突触后反应。另外,尽管为了与实验数据对比,上文中的计算过程转为了有量纲形式,但在实际进行复杂计算时(例如突触整合分析),最终目的是为了抽取出神经元突触整合以及信息处理的本质数学规律,因此模型完全可以采用无量纲形式,从而提高计算效率与可仿真的对象尺度。

参 考 文 献

[1] Hill A. The heat of shortening and the dynamic constants of muscle[J]. Proceedings of the Royal Society of London Series B, Biological Sciences, 1938, 126: 136-195.

[2] Huxley A F. Muscular contraction[J]. The Journal of physiology, 1974, 243: 1-43.

[3] Maclntosh B R, Gardiner P F, McComas A J. 骨骼肌结构与功能[M].余志斌,李全,徐彭涛,等译. 西安:第四军医大学出版社, 2010.

[4] HodgkinA L, Huxley A F. A quantitative description of membrane current and its application to

conduction and excitation in nerve[J].J. gen. Physiol, 1952,117:500-544.

[5] Goldman D E. Potential, impedance and rectification in membranes[J]. J. gen. Physiol, 1943, 27:37-60.

[6] Dayan P, Abbott L F. Theoretical neuroscience[J]. Cambridge: MIT Press, 2001.

[7] Hausser M, Spruston N, Stuart G J. Diversity and dynamics of dendritic signaling[J]. Science, 2000, 290: 739-744.

[8] [美]Robinson R C. 动力系统导论[M].韩茂安,邢业朋,毕平,译. 北京:机械工业出版社,2007.

[9] Fitzhugh R. Impulses and physiological states in theoretical models of nerve membrane[J]. Biophysical Journal, 1961, 1: 445-466.

[10] Rogers J M, McCulloch A D. A collocation-galerkin finite element model of cardiac action potential propagation[J]. IEEE Trans Biomed Eng, 1994, 41: 743-757.

[11] Hindmarsh J L, Rose R M. A model of the nerve impulse using two first-order differential equations[J]. Nature, 1982, 296: 162-164.

[12] Pu Q, Yun J, Temkin H, et al. Ion-enrichment and ion-depletion effect of nanochannel structures[J]. Nano Lett, 2004, 4:1099-1103.

[13] Duan C, Majumdar A. Anomalous ion transport in 2nm hydrophilic nanochannels[J]. Nature Nanotech, 2010, 5: 848-852.

[14] Qiao R, Aluru N R. Charge inversion and flow reversal in a nanochannel electro-osmotic flow [J]. Phys. Rev. Lett, 2004 , 92:(198301) 1-4.

[15] Sbragaglia M, Benzi R, Biferale L,et al.Surface roughness-hydrophobicity coupling in microchannel and nano channel flows[J]. Phys. Rev. Lett, 2006, 97: (204503) 1-4.

[16] Qiao R, Aluru N R.Ion concentrations and velocity profiles in nanochannel electroosmotic flows [J]. J. Chem. Phys, 2003, 118:4692-4701.

[17] Fan X J, Phan-Thien N, Yong N T,et al.Molecular dynamics simulation of a liquid in a complex nano channel flow[J].Phys. Fluids, 2002, 14:1146-1153.

[18] Guy H R, Seetharamulu P. Molecule model of the action potential sodium channel[J].Proc. Natl. Acad. Sci. USA., 1986, 83:508-512.

[19] Hamill O P, Marty A, Neher E, et al. Improved patch clamp techniques for high-resolution current recording from cells and cell-free membrane patches [J]. Pflugers Arch, 1981, 391: 85-100.

[20] Levitan I B, Kaczmarek L K. The Neuron Cell and Molecular Biology[M].2nd Ed. New York: Oxford University Press, 1997.

[21] Stern M D, Pizarro G, Rios E. Local Control Model of Excitation-Contraction Coupling in Skeletal Muscle[J]. J.Gen.Physiol, 1997,110(4): 415-40.

[22] Baylor S M, Hollingworth S. Calcium Indicators and Calcium Signalling in Skeletal Muscle Fibres During Excitation-Contraction Coupling[J]. Prog Biophys Mol Biol, 2011, 105(3): 162-79.

[23] Lymn R W, Taylor E W. Transient state phosphate production in the hydrolysis of nucleoside triphosphates by myosin[J]. Biochemistry, 1970, 9(15): 2975-2983.

[24] Yin Y, Guo Z, Collective mechanism of molecular motors and a dynamic mechanical model for sarcomere[J]. Science China-Technological Sciences, 2011, 54(8):2130-2137.

［25］ Pecho-Vrieseling E, Sigrist M, Yoshida Y, et al. Specificity of sensory-motor connections encoded by sema3e-plexinD1 recognition[J]. Nature, 2009, 459(7248): 842-846.

［26］ 吴苏娣, 樊小力. 肌梭结构和功能的研究进展[J]. 生理科学进展, 2002, 33(2): 121-125.

［27］ 殷跃红, 郭朝, 陈幸, 等. 基于分子马达运行机制的骨骼肌生物力学原理研究进展[J], 科学通报, 2012, 30: 2794-2805.

［28］殷跃红, 陈幸. 骨骼肌收缩的生物电化学变频调控原理——基于分子马达运行机制的骨骼肌生物力学原理(Ⅱ)[J]. 中国科学: 技术科学, 2012, 42(8): 901-910.

［29］ Kernell D. Principles of force gradation in skeletal muscles[J]. Neural Plasticity, 2003, 10: 69-76.

［30］ Magee J C. Dendritic integration of excitatory synaptic input[J]. Nature Rev Neurosci, 2000, 1: 181-190.

［31］ Kandel E R, Siegelbaum S A. Principles of neural science[M]. 4th Ed. New York: McGraw-Hill, 2000.

［32］ Grillner S. The motor infrastructure: from ion channels to neuronal networks[J]. Nature Rev Neurosci, 2003, 4: 573-586.

［33］ Capaday C, Stein R B. The effects of postsynaptic inhibition on the monosynaptic reflex of the cat at different levels of motoneuron pool activity[J]. Exp Brain Res, 1989, 77: 577-584.

［34］ Pagnotta S E, Lape R, Quitadamo C, et al. Pre- and postsynaptic modulation of glycinergic and gabaergic transmission by muscarinic receptors on rat hypoglossal motoneurons in vitro[J]. Neuroscience, 2005, 130: 783-795.

［35］ Wong A Y C, Graham B P, Billups B, et al. Distinguishing between presynaptic and postsynaptic mechanisms of short-term depression during action potential trains[J]. J Neurosci, 2003, 23(12): 4868-4877.

［36］ Goldstein S, Rall W. Changes of action potential shape and velocity for changing core conductor geometry[J]. Biophys J, 1974, 14: 731-757.

［37］ Hines M L, Carnevale N T. The NEURON simulation environment[J]. Neural Comput, 1997, 9: 1179-1202.

［38］ Heckman C J, Lee R H, Brownstone R M. Hyperexcitable dendrites in motoneurons and their neuromodulatory control during motor behavior[J]. Trend Neurosci, 2003, 26: 688-695.

［39］ Segev I, London M. Untangling dendrites with quantitative models[J]. Science, 2000, 290: 744-750.

［40］ Destexhe A, Mainen Z F, Sejnowski T J. An efficient method for computing synaptic conductances based on a kinetic model of receptor binding[J]. Neural Computation, 1994, 6: 14-18.

［41］ Destexhe A, Mainen Z F. Synthesis of models for excitable membranes, synaptic transmission and neuromodulation using a common kinetic formalism[J]. J Comput Neurosci, 1994, 1: 195-230.

［42］ Lin R C, Scheller R H. Mechanisms of synaptic vesicle exocytosis[J]. Ann Rev Cell Biol, 2000, 16: 19-49.

［43］ Kole M H P, Stuart G J. Signal processing in the axon initial segment[J]. Neuron, 2012, 73: 235-247.

［44］ Colquhoun D, Hawkes A G. On the stochastic properties of single ion channels[J]. Proc Roy Soc

Lond Ser B, 1981, 211: 205-235.

[45] Standley C, Ramsey R L, Usherwood P N R. Gating kinetics of the quisqualate-sensitive gluta-mate receptor of locust muscle studied using agonist concentration jumps and computer simulations[J]. Biophys J, 1993, 65: 1379-1386.

[46] Pennartz C M A, Boeijinga P H, Lopes da Silva F H. Contribution of NMDA receptors to posts-ynaptic potentials and paired-pulse facilitation in identified neurons of the rat nucleus accumbens in vitro[J]. Exp Brain Res, 1991, 86: 190-198.

[47] Jahr C E, Stevens C F. Voltage dependence of NMDA-activated macroscopic conductances pre-dicted by single-channel kinetics[J]. J Neurosci, 1990, 10(9): 3178-3182.

[48] O'Connor J J, Rowan M J, Anwyl R. Tetanically induced LTP involves a similar increase in the AMPA and NMDA receptor components of the excitatory postsynaptic current: investigations of the involvement of mGlu receptors[J]. J Neurosci, 1995, 15(3): 2013-2020.

[49] Markram H, Tsodyks M. Redistribution of synaptic efficacy between neocortical pyramidal neurons[J]. Nature, 1996, 382: 807-810.

[50] Stuart G, Sakman B. Amplification of EPSPs by axosomatic sodium channels in neocortical py-ramidal neurons[J]. Neuron, 1995, 15: 1065-1076.

第2章 骨骼肌收缩的生物力学建模

骨骼肌收缩的生物力学模型与肌肉收缩机理的研究密不可分,其核心意义在于解释骨骼肌的动态收缩特性与现象,涉及描述肌肉的刺激强度、负载与其收缩力、收缩速度与长度之间的输入输出关系,以及预测肌肉力与相应的收缩状态,因此生物力学模型广泛用于人体运动的生物力学建模,并对肌肉生物医学工程(诊断、康复等)具有重要应用价值。

骨骼肌生物力学模型的研究已开展多年,最早被广泛认可的模型为 Hill 在1938年的开拓性工作[1],所得模型称为 Hill 模型。Hill 模型是由肌肉的收缩放热试验导出,揭示了骨骼肌收缩能量由收缩热与机械功组成,并基于负载力对肌肉总功率的线性影响给出了描述其张力-速度关系的 Hill 方程;在此基础上,Hill 提出了三元素模型,表明肌肉是由收缩元、串联弹性元和一个并联弹性元组成。Hill 的研究为骨骼肌生物力学研究奠定了坚实的基础,之后众多学者对其模型进行了补充与修正,例如 Zajac 等人[2]在 Hill 模型中加入了肌纤维排列方向与肌腱夹角(佩恩角)的因素,因其描述简单,这些模型一直在生物力学与医学领域沿用不衰。然而,Hill 模型是由宏观肌肉试验现象推导而来,所得结果为肌肉的准静态特性,并且此模型只包含弹性元,忽略了肌肉组织的阻尼特性,无法对动态肌肉力进行精确估计与预测;此外,受限于当时学界对骨骼肌微观结构尚未揭示清楚,Hill 模型显得过于简化,总体精度不高。

直到1954年,H. E. Huxley 等人[3]首次使用电子显微镜观察到了肌小节以及粗/细肌丝结构,并基于肌纤维的明暗带特征,提出了肌丝滑动(Sliding-Filament)理论来解释肌肉的收缩行为。与此同时,肌球蛋白这一关键结构也开始逐渐清晰,A. F. Huxley 于1957年在 *Nature* 上发表了著名的横桥模型[4],首次明确了粗细肌丝之间的滑移是由粗肌丝上的肌球蛋白马达牵拉细肌丝做功所导致,并将处于结合态的肌球蛋白头部称为横桥,之后,基于横桥假设的模型统称为 Huxley 模型。Huxley 进一步通过对强直刺激下的肌纤维进行阶跃拉伸与放松试验观察到了骨骼肌中的黏弹性元素,明确了阻尼的存在,并从自由能的角度确定了分子马达的运作过程至少存在两个状态,计算出横桥在一个冲程内可前进 $8\sim10\,\mathrm{nm}$。不仅如此,横桥的假设还很好地解释了骨骼肌的力-长度关系[5]。Huxley 模型能够解释分子马达的微观运行特性,能更好地理解骨骼肌的收缩机理;此模型将肌小节的大部分刚度归因于横桥,而粗细肌丝在拉伸时可认为是纯刚体,其余刚度来源于肌联蛋白等结缔组织。更为细致的横桥模型也不断地被提出,例如 J. A. Spudich[6]的杆臂模型进一步明确了分子马达是靠其颈部的转动(构象变化)拉动细肌丝,包括马达对 ATP 水解能量的各个利用阶段;G. Piazzesi 等人[7] 使用了 5 态分子马达模型对 Huxley 的阶跃放松试验给出了更精确的解释。相较于 Hill 模型,Huxley 模型引入了肌肉的阻尼效应,并且能够描述肌小节在不同速度下的动态收缩力响应,故不再是准静态模型。然而,Huxley 模型建立在分子马达的微观运行机理上,而事实上单个分子马达的做功特性与肌小节乃至整条肌肉的做功特性存在显著差别,例如 Hill 方程是双曲线的,而单分子马达的力-速度关系却是线性的,此外,Huxley 模型也没有反映出肌肉的被动属性。针对这一问题,统计力学模型给出了可能的解决方案,但统计力学模型与 Huxley 模型如何正确过渡到宏观肌肉尺度一直未得到满意的解决。

近年来所发展的生物力学模型大多基于 Hill 模型与 Huxley 模型。为了全面描述肌肉的力学性质,研究者已把有限元方法广泛应用于骨骼肌生物力学建模[8]。有限元模型通常将肌肉当作一种特殊的活性材料来处理,三维网格的划分也较为任意,对每个微元的建模借鉴了材料力学的张量描述方法,只是加入了骨骼肌特有的非线性激活、弹性与阻尼特征。有限元模型能够给出肌肉的总体力学响应,包括肌肉在不同时刻、不同位置的局部力学状态,但这类模型描述比较复杂,而且并非基于骨骼肌的基本收缩机理,只能称为经验性的工程模型,难以与骨骼肌的微观动力学性质相兼容,因此也未能真正实现微-宏观统一描述。

综合骨骼肌的收缩机理与现有模型的侧重点,一个真正动态而统一的生物力学模型必须阐明以下关键问题与环节,如图 2-1 所示:①肌小节的激活动力学 (Act),即从动作电位刺激强度(频率 f)到其激活程度($[Ca^{2+}]$,β)的动态传递关系;②主动元(AE,分子马达单元)的做功动力学与被动元(PE)的非牛顿阻尼对收缩速度 v 的动态依赖性(图 2-1 中 a);③AE 的动力学与 PE 的非线性刚度对肌小节长度 L 的动态依赖性(图 2-1 中 b);④大量肌小节串并联系统的动力学性质。实际上,若从骨骼肌生物力学模型最根本的意义与目的出发,模型一方面应当与肌肉的基本收缩机理一致(或至少可复现),另一方面,模型需要具有充足的工程应用价值,为肌肉诊疗、康复与仿生等领域提供有效的理论指导。从目前来看,传统生物力学模型的发展已达到瓶颈,而模型的实时应用研究却严重缺乏,能够合理统一上述环节的生物力学模型尚未见诸报道。

本章分为二部分。第一部分介绍了骨骼肌收缩的控制与驱动建模研究,分别从微观模型与宏观模型两方面讨论,并重点介绍了笔者提出的肌小节收缩的生物电化学变频调控原理。第二部分侧重于肌肉本身的力产生模型,从介绍经典模型开始,而后针对单分子马达循环工作过程,从影响肌球蛋白分子马达的范德瓦耳斯力、Casimir 力、静电力及布朗力耦合作用入手,研究肌球蛋白马达向肌动蛋白丝接近过程中的动态力学行为,揭示单个分子马达的多力场耦合机理;然后利用统计力学方法进行分子马达的集体力学特性分析,构建肌小节主动收缩力学方程,进一步将骨骼肌激活过程与收缩过程结合,通过分析肌小节中被动弹性单元的作用,由肌小节的串联与并联特征构建宏观的骨骼肌力学模型。除此之外,对工程唯象模型及笔者最近提出的新型半唯象模型亦作了翔实讨论。最后总结了骨骼肌生物力学建模的挑战与趋势。

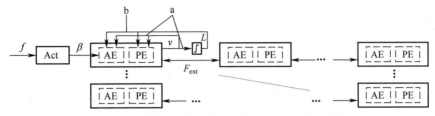

图 2-1   骨骼肌生物力学模型所应包含的关键环节

2.1   驱动与控制过程建模

骨骼肌的驱动原理是研究肌肉中的运动神经元如何激活肌纤维,启动肌小节内分子马达的循环运作,调控肌纤维的收缩的一个生物电化学作用过程。当运动神经元的动作电位到达神经肌肉接头后,运动神经元的动作电位将被"复现"到肌纤维膜上。因此肌纤维膜与运动神经元的动作电位反映了人体的运动意图,包含了骨骼肌运行的控制信息。前面提到,分子马达启动做功冲程的必要条件是 Ca^{2+} 与细肌丝上的 Tn 结合,在肌小节的正常运作状况下,肌浆中的 [ATP] 基本饱和,则 $[Ca^{2+}]$ 决定了分子马达做功与否,因而 Ca^{2+} 的活动包含了分子马达的驱动信息。

图 2-2(a)详细展示了兴奋-收缩偶联过程[9]。胞浆中的 Ca^{2+} 通过 SR 上的 Ca-ATP 酶进行回收[10],肌小节中的 $[Ca^{2+}]$ 始终处于一个动态平衡状态,而在肌纤维正常工作时,SR 的 Ca^{2+} 通道与 Ca-ATP 酶起主导作用。如前所述,分子马达做功的轨道数目表征了骨骼肌纤维的激活程度,也决定了肌纤维的做功功率,而激活程度则由胞浆中的 $[Ca^{2+}]$ 表征;因此,对骨骼肌的驱动原理研究而言,关键在于对兴奋-收缩偶联机制进一步探索并做出理论建模与描述;尹长城等人[11]发现 SR 上钙离子通道之间存在物理偶联,即胞膜的去极化与复极化可使该通道迅速大量开启或关闭,因而印证了 $[Ca^{2+}]$ 调控的源头是动作电位。Stern 等人[12]基于肌膜的生理结构,对肌小节中的兴奋-收缩偶联进行了物理建模。Cannell 等人[13]对青蛙肌小节中的 Ca^{2+} 迁移进行了计算仿真,只是其模型忽略了肌膜的具体生理特性,Stuyvers 等人[14]考察了动作电位频率与 $[Ca^{2+}]$ 间的稳态关系。

目前对于肌小节驱动特性的研究多针对肌浆 $[Ca^{2+}]$ 的稳态特性或动作电位频率与 $[Ca^{2+}]$ 的稳态关系,而未涉及 $[Ca^{2+}]$ 如何动态变化与传递,及其如何被动作电位动态调控。试验表明肌膜动作电位的激发频率与肌肉等长收缩力存在正相关关系[15],这表明动作电位的频率与肌小节内的 $[Ca^{2+}]$ 也存在类似关系,换言之,动作电位的频率调控着肌纤维中的 $[Ca^{2+}]$。此外,若不考虑本体感受器的反馈作用,开环系统存在准确度不高的问题,难以体现人体的真实运动意图,因此很有必要进一

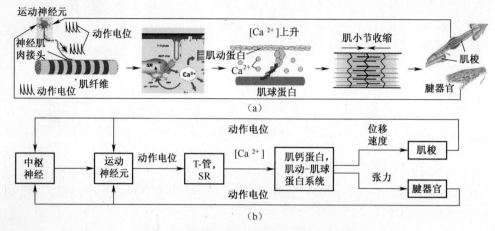

图 2-2　骨骼肌收缩的生物学和控制学流程
(a) 骨骼肌收缩的生物学流程；(b) 骨骼肌收缩的控制学流程。

步研究骨骼肌闭环控制原理。

从控制理论角度,骨骼肌的收缩过程是典型的闭环控制过程,人体运动是由躯体神经系统所控制。神经信号以动作电位的形式从中枢神经向下经由皮质脊髓束,传递到运动神经元控制肌纤维收缩,其控制过程如图 2-2 (b) 所示。因此动作电位是人体运动意图的信息载体,分子马达的控制信息即蕴含在运动神经元所发放的动作电位中。如图 2-2 (b) 所示,人体运动的本体感觉是通过动作电位反馈给中枢神经及运动神经元。本体感受器是骨骼肌运动信息检测的硬件基础,通过感知肌肉收缩速度、收缩力以及拉伸长度的变化,向神经中枢提供信息,实现骨骼肌的协调控制。肌肉的本体感受器主要包括肌梭与腱器官,这分别相当于肌肉的位移/速度及力传感器。

由此可见,生物神经网络是运动信息反馈通路及中枢控制单元[16],而其中的基本单位是运动神经元,因此考察运动神经元如何接受突触的反馈输入、如何进行信息处理并调节输出就显得十分重要。研究表明离子通道的分布密度与几何形式对动作电位的幅值、传导速度与频率都有影响,且这些物理量相互耦合。此外,由于动作电位爆发的"全或无"特性,动作电位的频率对分子马达的控制信息尤为关键,因此需要找出哪些因素/物理量对频率造成影响,并研究动作电位频率信息的反馈融合原理,这关系到肌梭/腱器官等组织反馈的动作电位如何被运动神经元调制并使系统稳定,最终实现骨骼肌收缩的动态调控。另外,目前对于生物神经网络如何根据本体感知等反馈实现自适应学习仍然了解甚少,因此模仿生物神经网络构建具有自适应能力的运动控制器仍然十分困难,这也将是今后骨骼肌控制原理研究的重点。

下面来介绍一下肌小节收缩的生物电化学变频调控模型。

如前所述,人们对骨骼肌收缩的宏观及微观机理已有了较清楚的认识,并且也给出了表征控制信号的肌膜动作电位如何转化为驱动信号的物理解释[17],也

32

有很多研究揭示了[Ca^{2+}]与肌肉收缩力以及动作电位激励频率与肌肉收缩力之间的关系。然而时至今日，动作电位的波动特性与[Ca^{2+}]变化之间的关系仍未被阐明，亦即是说，对于控制信号如何调控驱动信号的控制学原理的理解还十分粗糙；若缺少这一环节，将对描述肌纤维之间如何协同工作以及运动意图如何实现带来困难，因此，阐明这个调控原理关系到骨骼肌动力学从微观到宏观的统一。针对动作电位频率与肌小节收缩力之间关系的研究大多基于试验，其中包括对动物心肌纤维的研究[14]，这些工作并未提炼出精细的理论模型，更未提及控制原理，因此这些研究与肌肉的运动控制联系不紧密。为了解决以上问题，需要从骨骼肌肌纤维的生理结构出发，建立由动作电位到 Ca^{2+} 释放以及 Ca^{2+} 扩散过程的完整生物电化学模型，并讨论骨骼肌的控制信号调控驱动信号的方式及特性，从而间接地给出动作电位如何控制肌肉收缩力的描述。

1. 肌纤维动作电位建模

肌膜的静息电位约为-85mV，其上 Na^+ 通道开启的阈值电位比静息电位高 14mV 左右，并且动作电位的峰值约39mV[18]。动作电位沿着肌纤维横向传播的速度约为4m/s，从肌膜表面向肌纤维中心传递的速度约为每秒数厘米[19]，因此不同肌原纤维中各个肌小节的激活并不同时，为了得到单个肌小节的驱动特性，取最靠近肌膜的肌原纤维作为建模对象。建模的目的是得到肌膜动作电位形态的数学描述，为考察它对[Ca^{2+}]的影响奠定基础，因为单个动作电位的持续时间直接影响了 SR 上 Ca^{2+} 通道开启的时间。肌膜电活动的物理基础是 Na^+ 流充入胞膜与 K^+ 流逸出胞膜，这由 Na^+ 通道与 K^+ 通道的开闭控制，而肌膜的瞬时电位由其内外的电荷密度（不同离子的浓度）决定。值得注意的是，对肌纤维来说，电压敏感型 Na^+ 通道分布在肌膜表面，而绝大多数电压敏感型 K^+ 通道则集中在 T 管上。正是基于这样的通道分布特性，可取两相邻 T 管间的胞浆（肌膜与 SR 之间的胞浆）为建模区域，如图 2-3 所示。为了不失一般性，可取此区域的中心点作为膜内离子浓度的参考点（膜外各离子的浓度基本恒定），即就是说，肌膜上各点的膜电位可由相邻 T 管之间中心位置点的电位来表征。对离子浓度（膜电位）参考点来说，一旦动作电位到达此点，其电位立刻跃至峰值，其下降速率则由 K^+ 扩散至胞外的速率决定，而此速率直接跟 T 管上的 K^+ 通道密度相关，即通道密度越大，扩散越快。在分析时我们用单位面积上的 K^+ 通道开口总面积与 T 管壁面积的比值来表征通道密度，设其为 η_K。T 管上的 K^+ 通道感受到电位升高后将迅速打开，在 K^+ 的外流过程中，胞浆中的 K^+ 首先充入 T 管，紧接着通过肌膜上的 T 管开口扩散到细胞外，也就是说，T 管开口处的 K^+ 扩散速率直接影响了胞浆中的[K^+]下降快慢。设[K^+]为 n_K，从胞浆到 T 管的 K^+ 扩散流为 J_T，则由扩散动力学，J_T 由 T 管壁面处的浓度梯度决定：

$$J_T = -D_K \frac{\partial n_K}{\partial r} \qquad (2-1)$$

式中：D_K 为胞浆中 K^+ 的扩散系数，$D_K = \mu k_B T$，　其中 μ 为相关粒子的漂移速率，$\mu =$

τ/m_k，τ 为粒子布朗运动的平均碰撞时间间隔，在动物体温下的胞浆环境中，可近似认为粒子的平均自由程在埃（Å）级以下，由能量均分定理可算得 $\tau \approx 1.8 \times 10^{-13}$ s，m_k 为 K$^+$ 的质量，$m_k \approx 6.477 \times 10^{-26}$ kg，k_B 为波耳兹曼常数，$k_B = 1.38 \times 10^{-23}$ J/K，T 为人体温度，$T = 310.15$ K，因此可算得 $D_K \approx 1.196 \times 10^{-8}$；$r$ 为 T 管的径向方向。T 管内的 [K$^+$] 随时间变化的关系为

$$\frac{\partial n_K}{\partial t} = - J_T \frac{\eta_K A}{V_T} \tag{2-2}$$

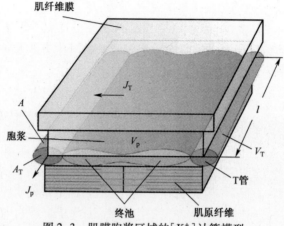

图 2-3 肌膜胞浆区域的[K$^+$]计算模型

式中：A 为 T 管壁面总面积；V_T 为单根 T 管体积。由式(2-2)，[K$^+$] 可写为

$$n_K = \frac{\eta_K}{l_T} |J_T| t + \text{Const} \tag{2-3}$$

由式(2-3)可见，在同一时刻与同一 T 管径向位置处，n_K 与 η_K 成正比。另外，胞浆区域中的 K$^+$ 流失速率取决于 T 管开口处的扩散速率，而此扩散速率取决于开口处的 [K$^+$] 梯度，因此 T 管中的 [K$^+$] 越高，此处的浓度梯度也越大。即开口处的 [K$^+$] 梯度也与 η_K 成正比。开口处的 K$^+$ 扩散流为

$$J_D = - D_K \left. \frac{\partial n_K}{\partial x} \right|_{x = l_T} \tag{2-4}$$

式中：x 为 T 管的环长方向；l_T 为 T 管的环长，之前提到 T 管环绕于肌原纤维上，由于肌原纤维直径为 1~2μm，取其均值 1.5μm，则 $l_T \approx 4.712$μm。相应地，胞浆区域内的 [K$^+$] 随时间变化的关系可写为

$$\frac{\partial n_K}{\partial t} = - J_D \frac{A_T}{V_p} = - J_D \frac{1}{L} \tag{2-5}$$

式中：A_T 为 T 管横截面积，其值由 T 管的生理几何参数计算[20]，因其截面可近似为长 125nm，宽 25nm 的矩形，故 $A_T = 3.1 \times 10^{-3}$ μm^2；V_p 为图 2-3 中胞浆区域的体积，由于相邻两 T 管的间距约为肌小节长度(2.2μm)的一半，取其为 1μm，又因肌膜与 SR 之间的层厚不到 3nm，取其为 2.5nm，则可得到 $V_p \approx 11.78 \times 10^{-3}$ μm^3；

$L = V_p / A_T$ 为一等效长度，易算得 $L = 3.78 \mu m$。

由扩散动力学的特性以及前文所述的浓度梯度与 η_K 的正比关系，可设式 (2-4) 中的梯度随时间以指数形式衰减：

$$\frac{\partial n_K}{\partial x}\bigg|_{x=l_T} = -\eta_K a_1 \exp(-b_1 t) \qquad (2-6)$$

式中：a_1 为常数，且 $a_1 > 0$，衰减系数 $b_1 > 0$，二者皆为待定参数。

将式 (2-6) 代入式 (2-5) 并积分后得到胞浆区域的 $[K^+]$ 为

$$n_K = \frac{D_K \eta_K a_1}{L b_1} \exp(-b_1 t) + \text{Const} \qquad (2-7)$$

肌膜内外的 $[K^+]$ 分别为 160mmol/L 与 4mmol/L [21]，因此当式 (2-7) 中的 t 趋于无穷时，$n_K = 4$mmol/L，得到 $\text{Const} = 4$mmol/L；当 $t=0$ 时，$n_K = 160$mmol/L，得到 $D_K \eta_K a_1 / (L b_1) = 156$，可见由于 D_K、a_1 及 L 都是常数，则 η_K 越大，指数衰减系数 b_1 也越大。另外，当 $t=0$ 且 $\eta_K = 1$ 时，T 管内外的 $[K^+]$ 梯度应为最大值，设为 S_0，得到 $a_1 = |S_0| = 156/\lambda$，其中 λ 为浓度衰减距离（经过此距离 $[K^+]$ 从膜内值衰减至膜外值）。另外，由于膜电位的数值是膜内外的电势差，故其实质上可认为是胞膜内外的等效正离子浓度差，且与之近似成正比关系：

$$E_m = \eta_E (\Delta[Na^+] + \Delta[K^+] + E_r) \qquad (2-8)$$

式中：E_m 为膜电位 (mV)；η_E 为比例常数，通过静息态下膜电位与膜内外 $[Na^+]$、$[K^+]$ 关系的校准，可得 $\eta_E \approx 1$；$\Delta[Na^+]$ 与 $\Delta[K^+]$ 分别为膜内的 $[Na^+]$ 与 $[K^+]$ 的变化量，对肌膜来说，膜内静息 $[Na^+] \approx 10$ mmol/L [21]，动作电位发生时达到 135 mmol/L，因此 $\Delta[Na^+] = 125$ mmol/L，$\Delta[K^+] = n_K - 160$ mmol/L；E_r 为肌膜的静息电位 (−85mV)。

对动作电位仿真时取 $\lambda = 1 \mu m$，可得到 η_K 从 0.1 变化到 0.5 时动作电位的波形如图 2-4 所示。由图可见通道密度越大，动作电位下降越快，且随着 η_K 越来越接近于 1，动作电位形态逐渐收敛；如前所述，已知 T 管上的 K^+ 通道密度很高，故可取 $\eta_K = 0.5$。若设 SR 上的 Ca^{2+} 通道开放的条件为膜电位超过动作电位爆发的阈值 (−71mV，图 2-4 中水平线)，则由于 Ca^{2+} 通道失活非常缓慢，明显可见其开放时间直接与动作电位的时程相关，对于我们所考虑的 $\eta_K = 0.5$ 的情形，此时间间隔约为 1.8ms。另外，此时的动作电位波形可拟合为以下函数：

$$E_{AP} = \frac{t}{a_2} \exp(-t/b_2) + c_2 \qquad (2-9)$$

式中：$a_2 = 1.569 \times 10^{-6}$；$b_2 = 5.016 \times 10^{-4}$；$c_2 = -85$。

式 (2-9) 描述了肌膜某点上单个动作电位的动态特性。

2. 动作电位作用下的肌浆 $[Ca^{2+}]$ 变化

若考虑单个肌小节，相对于动作电位传递的纵向及横向速度，其尺寸十分小，因此可忽略动作电位在 T 管上的传递时间，并认为只要膜电位高于 Ca^{2+} 通道开放

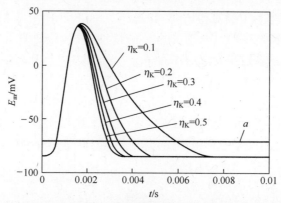

图 2-4　不同 $[K^+]$ 通道密度下的动作电位波形

的阈值，SR 上的 Ca^{2+} 通道便几乎全部开启。肌小节内的 $[Ca^{2+}]$ 在静息时约为 10^{-4} mmol/L，而在激发态浓度可上升到 10^{-2} mmol/L[22]。由于 SR 紧紧包裹于肌小节之上，故可认为当其被激发时，肌小节表面的 $[Ca^{2+}]$ 立刻升至 10^{-2} mmol/L。另外，肌小节的收缩与其内部的 $[Ca^{2+}]$ 关系密切，因此当其表面的 $[Ca^{2+}]$ 突然升高后，还要考虑此浓度扩散至肌小节内部并达到均匀所需的时间，设此时间为 τ_c。

对于 $[Ca^{2+}]$ 的化学扩散过程，可按照肌小节的几何特性建模，肌小节呈圆柱形，终池分布于两圈 T 管之间；另外考虑到肌原纤维是由肌小节纵向周期性排列而成，则只要考察两相邻 T 管之间的肌小节区域（半肌小节）即可，如图 2-5(a)所示。由于 Ca^{2+} 通道与 Ca^{2+} 泵（Ca-ATP 酶）集中分布于终池上[23]，而 SR 在肌小节中央区域分布稀疏，因此可取图 2-5 (a)圆柱中各占 1/3 的两端部分作为 Ca^{2+} 的出入区域。另外，实际上在计算时不必求整个体积的浓度变化，因为圆柱是中心对称的，并且其壁面的边界条件与初始条件也对称，所以在 φ 方向上无扩散流，则可取过圆柱中心的一个截面来计算浓度变化，如图 2-5 (b)所示。$[Ca^{2+}]$ 的扩散方程为

$$\frac{\partial n_{Ca}}{\partial t} = \nabla^2 (D_{Ca} n_{Ca}) \qquad (2-10)$$

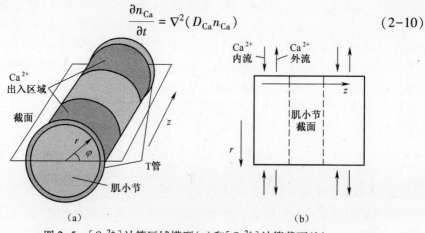

图 2-5　$[Ca^{2+}]$ 计算区域模型(a)和 $[Ca^{2+}]$ 计算截面(b)

式中：n_{Ca} 为 $[Ca^{2+}]$；D_{Ca} 为 Ca^{2+} 扩散系数，计算过程与 D_K 类似，其值约为 1.177×10^{-8}。

仿真结果显示经过至少 0.6ms 后肌小节内的 $[Ca^{2+}]$ 基本达到均匀，如图 2-6 (a) 所示，即 $\tau_c = 0.6$ms；图 2-6 (b) 显示了相应的肌小节内 $[Ca^{2+}]$ 的分布状态，图中左右区域的深浅代表 $[Ca^{2+}]$ 的高低。也就是说，可认为肌小节内的 $[Ca^{2+}]$ 从静息值达到峰值(10^{-2}mmol/L)的滞后时间为 τ_c，这是整个肌小节完全被激活所需的时间。此外，肌小节内 Ca^{2+} 峰值浓度的保持时间与动作电位的时程有关，如前所述，大约为 1.8ms。

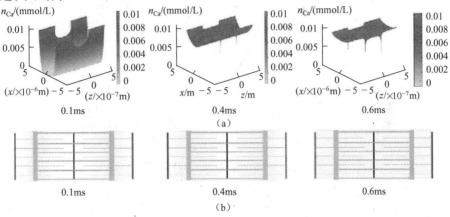

图 2-6　肌小节内 $[Ca^{2+}]$ 的扩散过程仿真图和示意图
(a)仿真图；(b)示意图

在接下来考察 $[Ca^{2+}]$ 的下降特性时需要确定 Ca^{2+} 泵的运行效率，由生理数据，单个泵每秒可转运 20 个 Ca^{2+}，而且可知约90%的 SR 表面被 Ca-ATP 酶占据，因此只要知道单个泵在 SR 膜上所占的面积与图 2-5(a) 中圆柱壁面的 Ca^{2+} 出入区域总面积，便可得到泵回到 SR 的总 Ca^{2+} 流为

$$I_{Ca} = \frac{0.9A_c}{A_0} \times 20 \qquad (2-11)$$

式中：A_c 为 Ca^{2+} 出入区域面积，由肌小节的几何特征，其值约为 3.1414×10^{-12} m²；A_0 为单个泵的面积，其可近似为直径 4nm 的圆[24]，故 $A_0 = 1.2567 \times 10^{-17}$ m²，得 $I_{Ca} = 7.4744 \times 10^{-18}$ mol/s。当动作电位活动结束后，Ca^{2+} 通道关闭，由 Ca^{2+} 泵引起的 Ca^{2+} 外流将起主导作用，因此肌小节内的 $[Ca^{2+}]$ 可由以下连续性方程描述：

$$\frac{\partial n_{Ca}}{\partial t} = -\frac{I_{Ca}}{V_s} \qquad (2-12)$$

式中：V_s 为图 2-5 (a) 中的肌小节圆柱的体积，$V_s = 1.7671 \times 10^{-18}$ m³。由式(2-12)可知，$[Ca^{2+}]$ 从峰值回落到静息值需要大约 2.3ms。则由以上叙述，可得到单个动作电位所引起的 $[Ca^{2+}]$ 变化过程如图 2-7 所示，其动态特性可拟合为以下

函数:

$$n_{Ca} = \frac{t}{a_3}\exp(-t/b_3) + c_3 \qquad (2-13)$$

式中:$a_3 = 0.0422$;$b_3 = 0.00121$;$c_3 = 1 \times 10^{-4}$。

由图 2-7 可见,n_{Ca} 的波动形态与动作电位十分相似,且其基本上跟随于动作电位,但存在时间为 τ_c 的滞后。

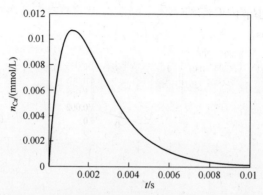

图 2-7 单次动作电位下肌小节内[Ca^{2+}]的变化过程

3. 动作电位对肌浆[Ca^{2+}]的变频调控

动作电位爆发时存在"全或无"特性,即只要其爆发,幅值就是一定的,并基本不随刺激强度发生变化。肌膜上的动作电位也是如此,因此肌小节内的[Ca^{2+}]只能通过其频率来调节,故动作电位属于调频控制信号;另外,[Ca^{2+}]直接与肌纤维收缩力相关,这也是[Ca^{2+}]等同于驱动信号的原因。

如果动作电位的频率很低(例如小于 2Hz),则单个肌小节会表现出"振颤"行为,即出现明显的节律性收缩-松弛循环。若动作电位的频率升高至一定程度,则单位时间内的[Ca^{2+}]将趋于均匀化,单个小的"振颤"也变得紧密以至于表现得如同恒力一般,因此某时刻的[Ca^{2+}]实际上可由单位时间间隔内的平均[Ca^{2+}]($\bar{n}_{Ca}$)来表征,这有些类似于交流电的等效功率概念,如图 2-8 所示。此外,由于 Na^+ 通道的绝对不应期不低于 2.2ms[25],因此动作电位的峰值频率不超过 450 Hz,电位的脉冲与脉冲之间也几乎不发生交叠。显然,动作电位频率越高,[Ca^{2+}]的时间平均值也越高,这种调制行为包含两层含义:①在等长收缩的情形下(肌小节两端固定),肌小节所能提供的收缩力取决于有多少分子马达做功,因为单个分子马达所能提供的最大牵拉力是一定的;而平均[Ca^{2+}]越高,就意味着有更多的分子马达被激活,因此肌小节的收缩力也就越大。②当负载小于肌小节所能提供的最大收缩力,即肌小节能够产生收缩位移及速度时(例如等负载收缩),[Ca^{2+}]的时间平均值实际上决定了肌小节做功的功率,因为[Ca^{2+}]平均值由单位时间内肌小节被激活多少次决定(图 2-8)。

由式(2-9)和式(2-13)所得到的结果,容易计算动作电位的频率与 $\bar{n}_{Ca}$ 之间

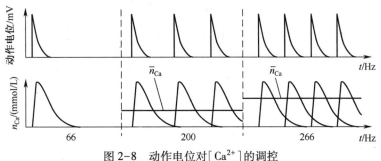

图 2-8　动作电位对[Ca²⁺]的调控

的关系,实际上只要对单个周期内相邻两次[Ca²⁺]的起伏作时间平均即可。图
2-9(a)显示了仿真结果,图中的曲线呈现出明显的 Sigmoid 函数的特征,动作电
位频率与 $\overline{n}_{Ca}$ 的函数关系可以用 Sigmoid 函数进行很好的拟合:

$$\overline{n}_{Ca} = \frac{a_4}{1 + \exp(-b_4 f)} + c_4 \tag{2-14}$$

式中:f 为动作电位频率;$a_4 = 2.009 \times 10^{-2}$;$b_4 = 7.702 \times 10^{-3}$;$c_4 = -1.008 \times 10^{-2}$。

如前所述,$\overline{n}_{Ca}$ 决定了肌小节等长收缩时被激活的肌球蛋白数目,因此等长收
缩力大小应与 $\overline{n}_{Ca}$ 呈正相关关系,并且由于单个肌小节中肌球蛋白数目一定,
[Ca²⁺]应存在一个饱和值,从此收缩力达到最大并不再变化。

肌肉的主动收缩力表达为

$$F = \beta \cdot F_{max} \tag{2-15}$$

式中:F_{max} 为肌肉的最大收缩力,它与肌肉的横截面积、负载及[ATP]等因素有关;
β 代表肌肉的激活程度,其表达为

$$\beta = \frac{[Ca^{2+}]^2}{[Ca^{2+}]^2 + K_2[Ca^{2+}] + K_1 K_2} \tag{2-16}$$

式中:K_1 与 K_2 分别为两个阶段的 Ca²⁺ 与肌钙蛋白的分离速率与结合速率之比,取
值分别为 8.72μmol/L 与 0.194μmol/L[26]。结合式(2-14)与式(2-16),不难得
到肌肉收缩力与动作电位频率之间的关系,结果如图 2-9(b)所示,需要注意的
是图 2-9(b)中纵坐标值为 F/F_{max},即归一化的力。另外,相关实验显示两者之
间存在如图 2-9(b)显示的关系[27],仔细观察发现收缩力 F 与动作电位频率 f 之
间的函数关系也可用 Sigmoid 函数来表达,而这与"1.2.1.1 动作电位"的理论结
果一致,也与实验结果一致。从控制上讲,式(2-14)与式(2-15)代表了肌纤维
驱动过程的两个串联环节。另外需要注意的是骨骼肌存在多种类型[27],由于在
之前对动作电位建模时已假设 T 管上的 K⁺ 通道密度很高,因此图 2-9(a)所得的
结果应当更接近于快缩型肌纤维,而对慢缩型肌纤维可能会有所差别。

实际上图 2-9(a)所表示的动作电位频率与肌小节内 $\overline{n}_{Ca}$ 的关系是稳态状况下
所得出的(即由稳定的动作电位序列激发),而 $\overline{n}_{Ca}$ 对 f 变化的瞬态响应对于理解

肌纤维的调控特性同样重要(例如动作电位从$f=0$阶跃至$f=400$Hz),因为在肌肉的正常运作过程当中,f是不停变化的,因此才导致由肌小节[Ca^{2+}]所影响的肌肉收缩功率不断变化;由此可见,动作电位对$\bar{n}_{Ca}$的动态调控方式是变频控制。通过系统辨识,可以得到从f到n_{Ca}的传递函数为

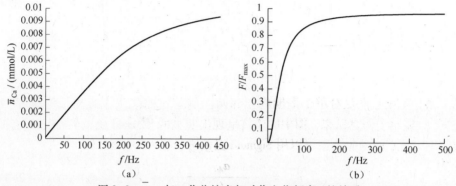

图2-9 $\bar{n}_{Ca}$、归一化收缩力与动作电位频率f的关系

(a)$\bar{n}_{Ca}$与动作电位频率f的关系;(b)归一化收缩力与动作电位频率f的关系。

$$G(s) = \frac{B_1 s^2 + B_2 s + B_3}{s^3 + A_1 s^2 + A_2 s + A_3} \qquad (2\text{-}17)$$

式中:$B_1 = -0.2794$;$B_2 = -609$;$B_3 = 1.934\times10^5$;$A_1 = 3.887\times10^3$;$A_2 = 9.385\times10^6$;$A_3 = 8.674\times10^9$。

由式(2-17)可见,这是个三阶系统,容易想到它是由一个惯性系统及一个二阶震荡系统组成,其惯性特征来源于Ca^{2+}的化学扩散,震荡特征来源于动作电位的波动特性;系统$G(s)$具有一个正零点、一个负零点以及三个具有负实部的极点;尽管系统本身是开环的,但对于阶跃输入及斜坡输入此系统都能稳定。由之前的讨论,我们知道动物的肌肉在进行往复运动时其肌小节内的[Ca^{2+}]将不断变化,且此时动作电位的频率也在相应地高低往复,因此还需考察式(2-17)所表达的系统的频域特性,该系统的伯德图如图2-10所示。需要注意的是图2-10中横坐标的内动作电位频率的变化频率,所对应的是肌小节中[Ca^{2+}]的变化频率,即肌纤维收缩功率的变化频率。由图2-10可见,系统在低频范围内输出幅值基本保持恒定,在中频范围幅值出现最大值,而到了高频幅值减小,类似于低通滤波系统。另外,动作电位的最高频率在450Hz左右,因此其变频频率不可能达到450Hz,此阈值频率在图2-10中用竖线标出,竖线的位置大约在幅值最大值处,这说明在动作电位变频频率的范围内,肌纤维的收缩功率幅值随着其收缩频率的增高而逐渐增大,而其在低频范围内基本保持恒定;此外,肌纤维的工作频域并未达到高通滤波区域。

4. 变频调控模型在骨骼肌力估计中的应用

为验证肌肉的等长收缩力与动作电位频率之间的稳态关系,可针对人体大腿

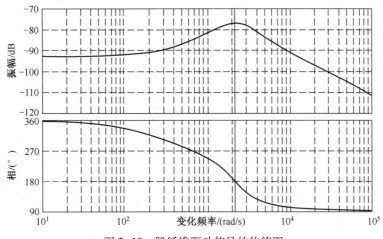

图 2-10 肌纤维驱动信号的伯德图

上的股直肌进行实验；股直肌位于大腿前侧，与膝关节及髋关节的肌腱相连接，因此其收缩将导致大腿抬升或小腿绷直（小腿与大腿成一直线）。实验装置如图 2-11 所示，实验采用笔者所在研究组自行开发的下肢外骨骼机器人进行力信号与肌电信号（EMG）的采集。EMG 信号由肌肉中大量肌纤维上的动作电位叠加而成，解析其波形可诊断肌肉病变以及辨识肌肉运动模式，本实验中利用 EMG 的特征频率来判断股直肌的激活程度。

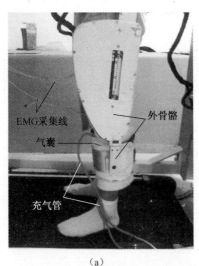

（a）

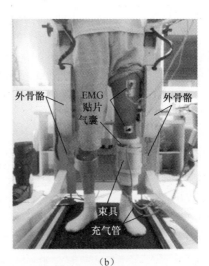

（b）

图 2-11 实验装置的侧视和前视图
（a）侧视图；（b）前视图。

外骨骼可与实验者的大腿及小腿绑定，具有髋关节及膝关节两个自由度。实验中将实验者的左腿与外骨骼绑定，并且髋关节角度固定，因此大腿无法活动；小腿绑有与充气管相连的气囊，并用束具将气囊与小腿一并固定。EMG 贴片置于股直肌肌腹处，以观察股直肌的激活情况；实验进行时小腿气囊首先充气，而后实验者缓慢地将小腿踢出，在此期间股直肌收缩，其强度被 EMG 信号所记录；并且由于小腿束具位置固定，因此实际上小腿几乎不会有位移变化，而在此过程中气囊压力随小腿压紧气囊的程度不同而不断变化，此压力表征了股直肌的收缩力。如此便得到了股直肌在不同收缩状态下的 EMG 信号。EMG 信号与力信号的采样频率都是 2000Hz，每 400 个采样间隔进行一次数据记录，因此每 0.2s 记录一个数据点，即记录周期为 $\Delta T = 0.2\text{s}$。实验中将每个 ΔT 内的 EMG 信号进行实时傅里叶变换并提取特征频率，特征频率的计算方法为

$$f_{\text{ch}} = \frac{\displaystyle\sum_{i=1}^{N} A_i n_i}{\displaystyle\sum_{i=1}^{N} A_i} \cdot \xi \tag{2-18}$$

式中：A_i 为傅里叶半频谱上各点的幅值；n_i 为各点的位置；N 为采样点总数。

由于一块肌肉所产生的 EMG 信号频率与单根肌纤维上的动作电位频率量级有所不同，故使用因子 ξ 作为调整参数的作用是将实验所得的肌肉 EMG 频率范围匹配到单根肌纤维的动作电位频率范围，以更好地验证力与动作电位频率的关系。如前所述，动作电位频率范围可达 450Hz，而本实验 EMG 频率范围在 60Hz 左右，故取 $\xi = 1/8$。实验中 EMG 的特征频率 f_{ch} 也是实时输出，同时输出的还有 ΔT 内的力平均值。

图 2-12 显示了一组气囊压力与 EMG 特征频率的实时数据，由图可见两者基本呈跟随关系，即 EMG 频率越高，小腿施加给气囊的压力越大，即股直肌收缩力越大。值得注意的是当 EMG 频率上升至最高并随时间不再变化时（图中虚线之间部分），力仍旧上升了一段时间，这是因为在同样的激活程度下，股直肌募集的肌纤维数目在增加。图 2-13 显示了 4 组连续的实验数据，数据已被表达为 EMG 频率与压力的对应关系。实验者在组与组之间休息约 4~5min，但是仍然明显可见

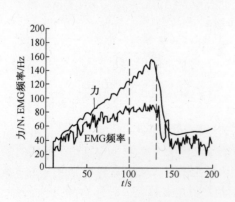

图 2-12　压力与 EMG 频率的实时数据

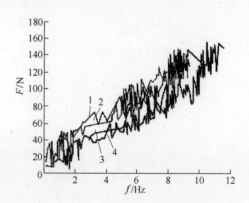

图 2-13　4 组连续的试验数据

越靠后的数据中同样 EMG 频率下的股直肌收缩力越大，即反复训练后同样频率的动作电位可募集的肌纤维数目会增加，相关运动单元的激活程度也增大，这称为激活依赖性增强作用（Activity-Dependent Potentiation）[28]，随后肌肉将产生疲劳。

为了不失代表性，将图 2-13 中第 1 组与第 2 组的数据合并拟合，以避免疲劳作用的影响。原始数据与拟合曲线如图 2-14 所示，拟合过程针对数据的 Sigmoid 特性进行，拟合曲线函数为

$$F = \frac{a_5}{1 + \exp(-b_5(f + c_5))} + d_5 \tag{2-19}$$

式中：F 为压力；f 为 EMG 频率；$a_5 = 1734$；$b_5 = 5.503 \times 10^{-3}$；$c_5 = -318$；$d_5 = -256.724$。拟合后的函数曲线代表了肌肉收缩力随动作电位频率变化的实际稳态关系，图 2-15 显示了将式（2-19）所表达的实验关系归一化之后与理论关系（图 2-9（b））的比较状况，由图可见理论结果与实验结果能够较好地吻合，并且在归一化力随动作电位频率上升的阶段曲线斜率基本一致，但是在接近饱和阶段时理论曲线的上升滞后于实验曲线，饱和后的实验曲线值一直大于理论曲线，这是因为从理论推导的结果看，力达到最大值是一个缓慢的极限过程；另外，Hill 及 Kesar 等人采用功能性电刺激（FES）方法对实验者的肌肉力进行了在体测量[29, 30]，主要针对人体肌肉的疲劳过程进行研究，其电刺激频率可达 100Hz。与之相对，本研究中实验者主动产力，所测量的是 EMG 频率，虽然输入量与输出量相反，EMG 频率与主动力的对应关系应当是保持的；的确，图 2-15 所示也显示出了这种一致性。

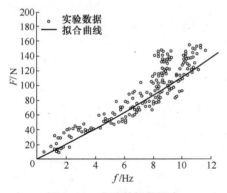

图 2-14　实验数据的拟合

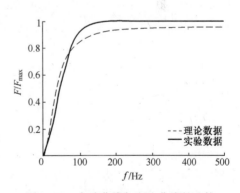

图 2-15　实验曲线与理论曲线的比较

在前文讨论 $[Ca^{2+}]$ 变化时，计算了其达到峰值所需要的时间 τ_c，这个时间可作为一个特征常数并在控制学上具有特殊意义，因为它代表了控制信号发出之后直到肌纤维开始收缩所需要的最短时间，这是由肌纤维的物理特性所决定的，有些类似于机电控制学中的机电时间常数；由于 τ_c 是骨骼肌的时间常数，且动作电位是电信号，为了不失代表性，可将其命名为"肌电时间常数"。在阐述动作电位

如何调控[Ca^{2+}]时,我们给出了其调控方式的两层含义,分别囊括了肌肉工作时的两种工况,这对运动意图的理解显得非常关键。由这两层含义可见,虽然运动意图的最终体现的是肌肉的收缩力(收缩速度与位移也是由收缩力控制),然而对运动意图的理解并不能通过测量肌肉的收缩力来量化,因为相同的动作电位作用于不同的运动单位(或肌群)时,由于运动单位所包含的肌小节数目/肌球蛋白数目不尽相同,所产生的收缩力与做功功率会有很大差别。由前文所述,动作电位的频率实际上体现了"意图强度",而肌肉产生的收缩力则体现了"作用强度",所以不同肌肉要产生相同作用强度,所要施加的意图强度应当是不同的,且因人而异。

此外,通过对所得系统进行频域分析,可以发现在肌纤维的收缩频率范围内,其输出功率随着收缩频率的提高,将从基本恒定向逐渐增大转变,也就是说,对于某种骨骼肌结构来说,存在使其输出功率最大的收缩频率,而此频率由动作电位的最高频率与肌纤维收缩的频域特性共同决定。另外还存在肌纤维收缩频率的上限,此上限频率由动作电位的最高频率决定。

若将肌电时间常数的概念与肌小节的调控方式结合起来,则不难发现,上述变频调控原理虽然是以最靠近肌膜的肌小节为对象导出,而实际上是给出了骨骼肌控制环节中最开始的前向传递函数。以此为基础,通过肌纤维上的动作电位分布及其内部的肌小节分布,可得到肌纤维的控制学特性;由于单块肌肉是由众多肌纤维串并联组成,进而又能够得到整块肌肉的控制模型,完成骨骼肌收缩模型从微观到宏观的统一。然而有一点需要注意,变频调控模型的导出并不意味着其中的控制学模型已经全部形成,因为真实的肌肉运作过程是个闭环系统(通过生物神经网络进行反馈),而此模型只讨论了肌纤维驱动的开环特性,因此还需要进一步研究骨骼肌的运动信息反馈特性,以求得骨骼肌收缩控制的完整传递函数。

2.2 骨骼肌的力产生建模

2.2.1 经典模型

2.2.1.1 Hill 模型

Hill 模型的雏形是由 A. V. Hill 于 1938 年通过测量肌束在等张收缩下的放热率数据总结而成,在其单次实验中,肌束所承受的负载一定;而在不同组别的实验中,可认为规定负载的大小,甚至完成肌肉在激活状态下的拉伸。实验进行时,肌肉首先被强直激活(Tetanically Stimulated),而后在一定负载下被释放。Hill 模型的核心是著名的 Hill 方程,其导出过程基于以下事实:

(1) 在等长收缩条件下,骨骼肌的放热量最小;而当肌肉能够收缩时,放热量开始增加,并且与收缩距离成正比(图 2-16)。

(2) 在不同的收缩距离下,放热率几乎始终恒定,并且与等长收缩初始阶段的放热率持平(图 2-16(a),曲线 A 的初始斜率)。

（3）在等张收缩过程中,肌肉的放热率与负载呈线性负相关关系,即负载越大,放热越慢(图2-16(b))。

（4）只要肌肉的收缩距离等同,最终的放热量都将趋于相等,并且一旦再度转为等长收缩状态,放热率又将变为与等长收缩放热曲线相同(图2-16(b),曲线E)。

值得注意的是,曲线E清楚地展示了在等长收缩的初始阶段具有一个较高的放热率,这是由分子马达的残余运动造成,而在曲线E的转折点处,分子马达才真正达到了僵直态,此时肌小节的弹性元已被拉伸至极限。

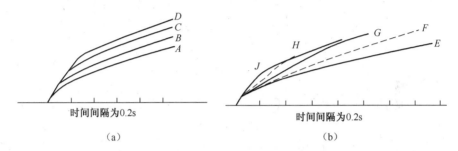

图2-16　等负载和不同负载下肌肉收缩的放热量曲线
(a)等负载下肌肉收缩的放热量曲线,曲线A为等长收缩;
(b)不同负载下肌肉收缩的放热量曲线,曲线E为等长收缩。

基于以上特征,Hill将肌肉收缩时所放出的多余能量(以等长收缩为基准)归纳为两种形式:收缩热与机械功,则总能量可表示为

$$E = (P + a)x \tag{2-20}$$

式中:x为收缩距离;P为负载;a为常数,量纲为力,且依赖于所涉及肌束的横截面积与刺激强度(由等长最大收缩力P_0表征),因此对某一肌肉来说,a/P_0也为常数。

由式(2-20),能量的释放率可记为

$$\dot{E} = (P + a)\dot{x} = (P + a)v \tag{2-21}$$

式中:v为收缩速度。此外,实验结果还表明能量释放率为负载的线性函数,如图2-17(a)所示,由此可推得

$$(P + a)v = b(P_0 - P)$$

或

$$(P + a)(v + b) = (P_0 + a)b = \text{Const} \tag{2-22}$$

式中:b为常数,量纲为速度。

式(2-22)即Hill方程,体现了骨骼肌的收缩力P与收缩速度v之间的关系(P-v关系),P-v是具有渐近线$P=-a$与$v=-b$的双曲线,如图2-17(b)所示。

Hill方程所给出的P-v关系实际上是准静态的,即只能描述肌肉在恒定负载下,且达到稳定收缩状态时的特性。因此,Hill方程并非动力学方程,无法描述肌肉在变负载的普遍情形下的收缩特性,亦不能解释肌肉在加速/减速收缩时的行

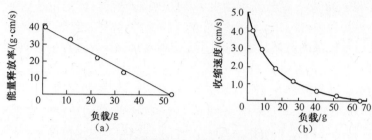

图 2-17 能量释放率、收缩速度与负载的关系

(a)能量释放率与负载的关系;(b)收缩速度与负载的关系。

为。另外,Hill 方程所总结的现象仅限于强直激励情况,而无法描述动态变化的刺激强度(动作电位频率)对肌肉收缩特性的影响,因此 Hill 方程不能直接用于骨骼肌收缩的控制学建模。正是由于这些不足,Hill 模型不适用于解释肌肉在单动作电位作用下的震颤行为。

在 Hill 方程的基础上,Hill 进一步总结了骨骼肌的三元素模型(图 2-18)。为了描述骨骼肌的机械特性,此模型假设肌肉由一个收缩元(CE),一个串联弹性元(SE)和一个并联弹性元(PE)构成。CE 所对应的是分子马达的集体运行作用,负责肌肉主动力的产生,因此也称为"主动元";SE 一般被认为是细肌丝的弹性作用,而 PE 则对应于肌联蛋白的弹性,故 SE 与 PE 统称为"被动元"。Hill 的三元素模型已被广泛用于生物力学、生物医学工程及仿生领域,然而其缺点也非常显著。例如此模型并未考虑肌肉的阻尼特性,而阻尼在生物组织中是普遍存在的,并且这也是肌肉空载收缩时对收缩速度的最大约束因素。而且,模型对于被动元动力学特性的线性假设过于简单,而学界已公认 PE 具有明显的非线性黏弹性特征。正因如此,Hill 的三元素模型对静息态下肌肉的机械特性描述也不够精确。

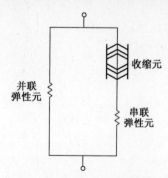

图 2-18 Hill 的三元素模型

2.2.1.2 构象变化模型

最先被广泛接受的构象变化模型是 Huxley 提出的横桥模型[31]。横桥是指马达头部与细肌丝强结合之后所形成的结构。Huxley 认为这样的结构加强了肌小节的刚度,而马达头部的转动是力产生的源头,并导致了粗细肌丝之间的相对位移。

46

针对当时的试验现象,横桥模型给出了初步的理论解释,其工作是奠基性的,然而此模型不够细致,只是对分子马达运行机制的定性解释。单分子试验一直推动着分子马达运行机制的研究进程:Kaya 等人指出肌球蛋白马达在一个做功冲程内可前进约 8nm[32],并且马达颈部的非线性弹性特征对马达产力有显著影响,而 Sellers 等人使用光阱技术直接观察了分子马达做功冲程构象的可逆性[33]。另外,Spudich 在总结前人工作基础上提出了摇摆横桥模型(Swinging Cross – Bridge Model)或力臂模型(Lever Arm Model)[6]。力臂模型是对横桥模型的细化与改进,此模型不仅提出了肌球蛋白头部几个环路对马达、细肌丝及 ATP 结合的关键作用,还确定了肌球蛋白上马达功能区域(Motor Domain)的位置是在马达头部与颈部的连接部位附近,如图 2-19(a) 所示,所谓力臂是指马达的颈部,当 ATP 水解后马达功能区域的分子基团发生重组与形变,并被颈部放大,由颈部旋转约 70°产生数纳米的直线位移,而力臂的刚度被颈部的基础轻链(ELC)与调解轻链(RLC)加强。力臂模型被公认为第二代构象变化模型,并沿用至今,此后更细致的实验工作都以此模型为蓝本。值得一提的是,日本的 Osaka 小组对分子马达的单分子实验研究做出了重要贡献,此研究组首次将光镊技术与荧光显微镜结合,定量观测到单个 ATP 水解时,马达前进的动态位移与系统刚度变化[34]。他们还揭示了肌球蛋白头部与细肌丝之间的空间夹角对于位移测量的重要影响[35],并利用微探针技术观测了分子马达的运动细节,结果表明当马达头部处于最佳方向时,在一个 ATP 水解周期内,马达可带动细肌丝前进 15nm 左右,并且整个过程分几个小步完成,每个小步约为 5.5nm;他们还观测到马达位移的产生可在 ATP 水解后数毫秒内发生,即马达可储存 ATP 水解的能量,而与肌动蛋白的结合开启了马达的做功循环。

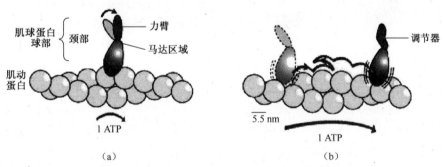

图 2-19　构象变化模型(a)和布朗棘轮模型(b)[34]

构象变化模型的物理本源是分子基团或单分子之间的反应,涉及量子力学(QM)与分子力学(MM)机制。对于这类模型的研究多基于单分子实验或分子动力学仿真分析,目的在于考察肌球蛋白中哪些基团产生了何种变化导致了马达产力与形变。近年来,一种将 QM 与 MM 组合的方法(QM/MM Hybrid Method)在生物大分子酶催化反应等问题的分析中得到应用。该方法用 QM 方法计算原子级别的反应,用 MM 方法研究分子基团的相互作用,这样的组合能够在计算速度与精度之间取得最优平衡。随着 QM 与 MM 组合方法的不断发展和完善,这种高效的计算方法已经在研究生物大分子的结构与反应等方面取得了成功[36-38]。

现有的构象变化模型基本都源于 Huxley 的横桥模型,此模型假设分子马达头部在与细肌丝结合时存在几个状态,而状态之间的转换采用 Markov 动力学进行描述。尽管包含不同状态数量的模型已相继被提出,最基本而应用最广泛的范式仍旧是二态模型,即分离态与结合态(图 2-20);两种状态之间转换的 Markov 模型如图 2-21 所示。在图 2-21 所示的范式中,$P(x,t)$ 代表一个分子马达在时刻 t 结合到位移量 x 处(相对于马达的平衡位置)的概率密度,$D(x,t)$ 表示分子马达在时刻 t 从位移量 x 处分离的概率密度,而 r_1 与 r_2 分别为分子马达在分离态与结合态之间的正向与逆向跃迁速率。由 Markov 动力学可得

$$\begin{cases} D(x,t) = 1 - P(x,t) \\ \left.\dfrac{\partial P(x,t)}{\partial t}\right|_x = r_1 - (r_2 + r_1)P(x,t) - v\left.\dfrac{\partial P(x,t)}{\partial x}\right|_t \end{cases} \tag{2-23}$$

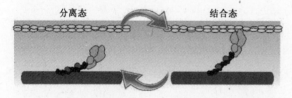

图 2-20 二态横桥模型中分子马达的状态转换

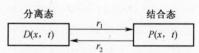

图 2-21 转换过程的 Markov 模型

式(2-23)实际上描述了单个分子马达的平均结合位置随时间的动态演变过程。在横桥模型中,Huxley 假设肌小节的收缩力来源于分子马达颈部的弹性 k_m,因此当马达结合到细肌丝上存在一个形变量 x 时,将会产生相应的力。这样,骨骼肌主动元所产生的力 F_{AE} 可写为

$$F_{AE} = G(L)N_0\left[\frac{1}{R}\int_R P(x,t)(k_m x)\,dx\right] \tag{2-24}$$

式中:$G(L)$ 为粗细肌丝的重叠程度,依赖于肌小节的长度 L;N_0 为主动元中可做功分子马达的总数,或"力容量";R 为马达的形变量 x 所允许的变化范围,一般为细肌丝上相邻结合位点之间的距离;式(2-24)中括号中的积分项表示一个分子马达所产生的平均力,F_{AE} 一般为一个肌小节所产生的主动力。值得注意的是,式(2-23)中的状态跃迁速率 r_1 与 r_2 一般不是常数,并且在多态精细模型中可能具有复杂的形式。例如,r_1 可能依赖于胞浆 $[Ca^{2+}]$ 和结合位置 x,而 r_2 可能同时由 $[ATP]$ 与结合位置 x 所决定,可见跃迁速率本身亦是时变量,并与 x 或力耦合,因此对于式(2-23),一般采用数值方法求解。

从本质上讲,构象变化模型或 Huxley 横桥模型所采用的描述方法是统计性的,是从分子马达运行的微观角度出发,因此其描述精度要比 Hill 模型更高,并且构象变化模型已被广泛用于单分子马达光镊实验数据的解释,对于后僵直态时肌球蛋白如何与肌动蛋白脱离、做功冲程中 ATP 水解如何影响马达的基团结构以及

48

马达在做功冲程中如何产生力与位移等方面,其描述都是直接有效的。然而,构象变化模型所面临的挑战主要在于分子马达的运行距离,即该模型未能解释马达在一个 ATP 水解循环中为何能够行进 15nm 的距离(现有的模型预测为 5~10nm),以及马达位移中的小分步如何形成。构象变化模型的另一大局限性在于其只给出了主动元力产生的解释,而未包含被动元的机械力学特性,此外,对于单个肌小节的描述也不能直接用于宏观肌肉行为的预测,故而构象变化模型尚未做到微观尺度与宏观尺度的有机统一,其实际工程应用价值也十分有限。

2.2.1.3 统计热力学模型

在骨骼肌生物力学领域,研究最为广泛的统计热力学模型是布朗棘轮模型。布朗棘轮的概念最早由 Feynman 提出[39],他提出了一个假想的微观棘轮模型,使得粒子往某个方向的扩散较容易(势阱较缓),而向反方向的扩散较困难(势阱较陡),因此粒子往某个方向的扩散概率就更大,使宏观上的物质定向输运得以产生。在实际的物理应用中,此假想的棘轮与非对称的势能分布等价,而这类势能被称为棘轮势。分子马达的布朗棘轮模型是指在肌动-肌球蛋白系统中,肌球蛋白的头部可认为是在胞浆中扩散的布朗粒子,而周期性的棘轮势则起源于细肌丝上周期性分布的肌球蛋白结合位点,而对于势能不对称的成因则存在多种观点,例如由于马达头部结构的不对称或 ATP 的结合等[40]。布朗棘轮模型认为分子马达在棘轮势的作用下向前冲,以产生力与位移,虽然偶尔也有后退的运动,但总体效果还是前向运动,如图 2-18 (b)所示。布朗棘轮模型的核心机制由郎之万方程描述,方程中的惯性力项往往被忽略,这是由于马达本身质量十分小,且处于过阻尼溶液环境。布朗棘轮模型的具体描述有以下几种形式[41]:涨落力模型、涨落势模型、多态涨落模型。例如,在涨落力模式中,分子马达处于一个棘轮势 $W(x)$ 中,并且感受到一个不满足涨落-耗散定理的涨落力。此时马达的动力学一般用郎之万方程来描述:

$$\xi \dot{x} = - \partial_x W(x) + F(t) \qquad (2-25)$$

式中:ξ 为摩擦系数(常数);x 为马达头部的位置;涨落力 $F(x)$ 的统计平均值 $<F(x)>$ 为零,但是却具有比高斯白噪声更为丰富的关联函数。

在涨落势模式下,分子马达所感受到的棘轮势被假设为时变的:

$$\xi \dot{x} = - \partial_x W(x,t) + f(t) \qquad (2-26)$$

式中:ξ,x 与 W 所指含义与式(2-25)相同,只是在式(2-26)中 W 显式地依赖于时间;随机力 $f(t)$ 是遵循涨落-耗散定理的高斯白噪:

$$\langle f(t) \rangle = 0, \ \langle f(t)f(t') \rangle = 2\xi T\delta(t - t') \qquad (2-27)$$

多态涨落模式中,对每个状态,分子马达经历的动力学过程仍为经典的郎之万方程:

$$\xi_i \dot{x} = - \partial_x W_i(x) + f_i(t) \qquad (2-28)$$

式中:i 为所考虑的状态编号,$i = 1, \cdots, N$,并且 $f_i(t)$ 仍旧满足涨落-耗散定理:

$$\langle f_i(t)\rangle = 0, \quad \langle f_i(t)f_j(t')\rangle = 2\xi_i T\delta(t-t')\delta_{ij} \tag{2-29}$$

在大多数情况下,状态之间的转换采用 Fokker-Planck 范式进行描述(详见 2.2.3 节)。以 2 态棘轮模型为例,分子马达的运行过程如图 2-22 所示,图中 q 为粗肌丝上分子马达的间隔距离,y_n 为马达尾部在粗肌丝上的结合位置,x_n 为马达头部所处的空间位置。两种状态的势能 W_1 与 W_2 均以长度 l 为周期,其中 W_1 为棘轮势。分子马达通过不断地在 W_1 与 W_2 之间涨落,使得整条粗肌丝向左行进。当分子马达处于近平衡态时,其能量转换与粒子输运的联系多用 Onsager 关系来表达,定向输运发生的条件为至少存在一组跃迁不满足细致平衡。Esaki 等人[42]对分子马达的布朗运动过程进行了模拟,试图以此解释单分子马达的实验现象;在国内,艾保全等人[43]建立了一个物理随机倾斜杆模型,研究了肌球蛋白定向运动的原理。包景东等人[44]提出了一个研究分子马达单向梯跳运动的含色噪声的偏压涨落模型,用 Monte-Carlo 方法模拟了马达分子的力与速度关系和梯跳运动。李晨璞等人[45]利用偶极子模型研究肌球蛋白 VI 的定向运动。

如图 2-23 所示,在单分子实验中,数据显示马达消耗一个 ATP 分子可移动距离约为 15nm,并且此距离由约为 5.5nm 的小分步组成[46]。完成此实验的 Osaka 小组认为分步位移的大小与肌动蛋白单体(G-Actin)的间距一致,并由此推断马达的移动由布朗棘轮机制造成。如果在一个 ATP 的水解周期中,马达还可以屡次从细肌丝上脱离,则很难想象分子马达还能够有效运作。另外,单从图 2-23 的数据来看,马达也并未从细肌丝脱离,所有分步基本都呈现连续的阶跃。因此 5.5nm 的小分步与肌动蛋白单体间距相接近或许只是一个巧合,而对于分子马达的做功冲程来说,马达头部构象变化的解释看似更合理。马达的小分步可能是由于 ATP 水解的能量阶段性释放造成,这也暗示了在肌球蛋白的分子结构中可能存在 4~5 个能级,需要从自由能的角度结合 QM 与 MM 组合方法分析其跃迁机制。可见,在应用布朗棘轮理论时,人们过多地关注其功能性而忽略了一些基本问题,所以应当首先把物理模型本身的物理意义与所考虑的对象进行匹配与统一,合理地看待棘轮模型。

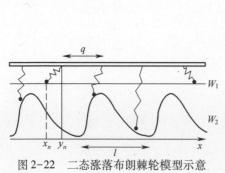

图 2-22　二态涨落布朗棘轮模型示意

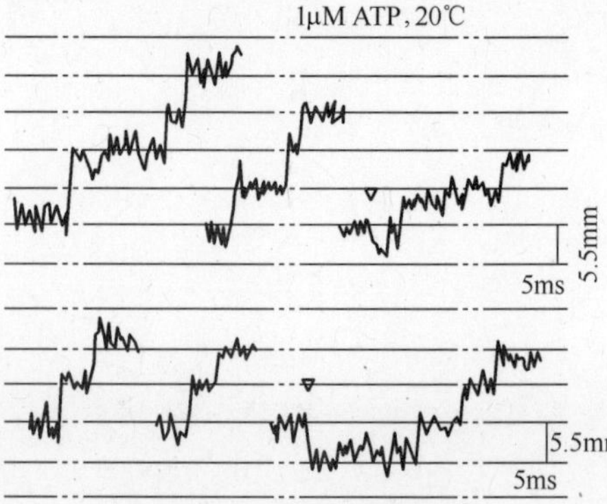

图 2-23　单个分子马达单个做功冲程中的小分步[34]

2.2.2 单分子马达运行的多力场耦合机理

本节针对肌球蛋白分子马达的工作过程,介绍肌球蛋白马达在范德瓦耳斯力、Casimir 力、静电力及布朗力等耦合作用下的运动规律,并针对微观环境的随机性特征,展示 Monte Carlo 方法在动力学模型模拟计算中的应用,讨论各个力对蛋白马达运动过程的影响。

在液体环境中,蛋白质之间的相互作用力主要包括静电力、范德瓦耳斯力和溶剂力[47]。Casimir 力和范德瓦耳斯力既有联系,也有区别[48]。它们可通过量子力学原理进行统一描述,Casimir 力由电磁场的量子真空波动效应引起,与零点能密切相关,Casimir 力也称为迟钝的范德瓦耳斯力;相较于范德瓦耳斯力,Casimir 力为长程力,在真空中 Casimir 效应在约 5nm 的距离开始出现,而在液体介质中该距离会更短,由于范德瓦耳斯力(色散力)在蛋白质和复杂生物体系的相互作用中有重要影响[49],因此可以进一步讨论 Casimir 力对蛋白质分子的影响。那么是什么力促使肌球蛋白马达向肌动蛋白丝靠近? Rayment 等人[50]通过观测肌球蛋白的分子结构发现,其头部存在带负电荷的基团,而肌动蛋白上的结合位点为带正电荷基团,它们之间的静电引力可使彼此接近;Greene 等人[51]通过试验发现甚至当溶液中无 Ca^{2+} 作用,肌球蛋白马达亦可向肌动蛋白靠近,另外,对于相对分子质量达几万道尔顿的蛋白质大分子,两者间的范德瓦耳斯力也是很重要的原因,当两者的距离较大时,还应该考虑 Casimir 力的作用。关于 Casimir 力的研究在国内外已经取得了很大的进展,Lifshitz[52]将 Casimir 效应推广到一般性的介电材料中;Guo 和 Zhao[53]分析了范德瓦耳斯力和 Casimir 力对旋转式 NEMS 致动器吸合的影响;值得一提的是,Munday 等人[54]在液体中测量出排斥性 Casimir 力,并指出排斥性 Casimir 力能让微粒悬浮于液体中。因此,在纳米尺度上探索分子马达在静电力、范德瓦耳斯力、Casimir 力、热布朗力等作用下的运动规律很有意义。而范德瓦耳斯力和 Casimir 力与粒子的几何形状、所处介质特征、温度、表面粗糙度等密切相关。

(1)温度和表面粗糙度的影响:常温 $T = 300K$ 时,温度对 Casimir 力大小的影响不大,不计温度的影响。表面粗糙度对力的影响是一个关键因素,在 Casimir 效应中讨论表面粗糙度的影响[55],通常是针对直径为 $1 \sim 2\mu m$ 的微粒,表面粗糙度值在 $4 \sim 7nm$ 之间,通过原子力扫描电镜(AFM)确定出表面的几何形貌,并采取相应的数学方法对表面粗糙度进行描述,分析其对 Casimir 力大小的影响。肌球蛋白马达在接近过程中,头部半径只有 8nm,其表面粗糙度值小于 1nm,达到了原子尺寸大小,当两分子表面距离不是特别小时,在我们所讨论的 Casimir 效应中,可以不考虑表面粗糙度对 Casimir 力的影响,按照光滑表面来进行分析。

(2)介质的影响:由于肌球蛋白马达和肌动蛋白同处于水溶液中,不同于真空的情况,它们的相互作用力是吸引力还是排斥力与所处的介质特征密切相关。根据 Lifshitz 理论,作用力的符号由两粒子的介电常数 ε_1、ε_2 和溶液的介电常数 ε_0 大小决定。当 $\varepsilon_1 = \varepsilon_2$、$\varepsilon_2 \leqslant \varepsilon_1 \leqslant \varepsilon_0$、$\varepsilon_1 \leqslant \varepsilon_2 \leqslant \varepsilon_0$ 时,粒子之间为吸引力;其他情

况时粒子间为排斥力。对于处在水溶液中的蛋白质分子,因为蛋白质的介电常数均小于水的介电常数(80),有 $\varepsilon_1 = \varepsilon_2 < \varepsilon_0$,两个蛋白质分子间只会出现吸引力。同时介质对力的大小也有影响,将在后面讨论。

2.2.2.1 接近过程中的作用力

接近过程中的作用力主要包括范德瓦耳斯力、Casimir 力、静电力、布朗力与摩擦阻力、溶剂力,现在分别就这几种力展开讨论。

(1) 范德瓦耳斯力和 Casimir 力:两个原子之间范德瓦耳斯力主要包括 3 种力:静电力、诱导偶极力、色散力[47]。色散力是其中最主要的组成部分,在许多物理现象(粘附、吸附等)中起作用,也是蛋白质分子之间非常重要的力,其势能与 $1/r^6$ 成正比:

$$U = -\frac{C_v}{r^6} \tag{2-30}$$

式中:C_v 为范德瓦耳斯势能系数;r 为原子间距离。

当两原子非常接近时,原子的外层电子云相互重叠而产生 Born 排斥力,原子间作用势能可用 Lennard-Jones 势能表示:

$$U = 4\varepsilon \left[\left(\frac{\sigma}{r} \right)^{12} - \left(\frac{\sigma}{r} \right)^6 \right] \tag{2-31}$$

式中:ε 为原子间的作用势阱深度;σ 为范德瓦耳斯半径。

1948 年 Casimir 和 Polder 指出当两原子间的距离大于粒子吸收光谱波长 λ_c 时,相互作用势能:

$$U = -\frac{C_c}{r^7} \tag{2-32}$$

式中:C_c 为 Casimir 势能系数,所以当两个原子之间较大距离时,色散能开始从 $1/r^6$ 衰减到 $1/r^7$。

对于尺寸较大的两个粒子,由 Lifshitz 理论,其势能应包括其中所有原子的相互作用,利用 Hamaker 方法计算范德瓦耳斯势能[52]:

$$U_v(r) = \int_{V_1} \int_{V_2} \frac{C_v n_1 n_2}{r^6} dV_1 dV_2 \tag{2-33}$$

两个粒子间大距离时的 Casimir 势能:

$$U_c(r) = \int_{V_1} \int_{V_2} \frac{C_c n_1 n_2}{r^7} dV_1 dV_2 \tag{2-34}$$

式中:n_1, n_2 单位体积的原子数。

为了计算分子马达与肌动蛋白丝之间的范德瓦耳斯力和 Casimir 力,针对图 2-24 中肌球蛋白分子马达与肌动蛋白丝的几何特征,对系统模型进行如下假设。

将肌球蛋白马达等价为椭球粒子(长轴 c,短轴 a),考虑到肌动蛋白丝长度 $L \gg$ 半径 r_3,肌动蛋白丝等价为长度无限的圆柱体粒子(图 2-26),接近过程中的作用势为椭球粒子与圆柱体粒子的吸引势。

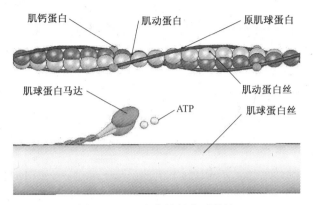

图 2-24 肌肉收缩的分子结构

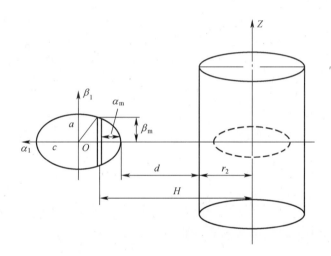

图 2-25 椭球体与圆柱体相互作用

椭球粒子与圆柱体结构之间作用势:

第一步,计算肌球蛋白中的单个原子 A 与圆柱体之间的吸引势能(图 2-26),该势能是圆柱体中所有原子与该单原子的势能之和:

$$U_1 = n_1 \int_{H-r_2}^{H+r_2} \int_{-\theta_0}^{\theta_0} \mathrm{d}\theta \int_{-\infty}^{\infty} \frac{C}{(r^2 + z^2)^{m/2}} r \mathrm{d}r \mathrm{d}z \qquad (2\text{-}35)$$

式中:n_1 为肌动蛋白丝上单位体积的原子数。

图 2-26 中,令 A 点与圆柱体截面中心 C 的距离 $AC = H$,E 是圆柱体上任意一点,E' 为 E 到横截面 BCD 上的投影点,$EE' = z$,$AE' = r$,F 为圆柱体表面上一点,在 $\triangle ACF$ 中,满足 $\theta_0 = \arccos((r^2 + H^2 - r_2^2)/2rH)$。

第二步,肌球蛋白与肌动蛋白丝之间的作用势能(图 2-25),即椭球体中所有原子与圆柱体势能之和:

$$U_{21} = n_2 \int_0^{2c} U_1 \frac{a^2}{c^2} \pi (2c - \alpha_m) \alpha_m \mathrm{d}\alpha_m \qquad (2\text{-}36)$$

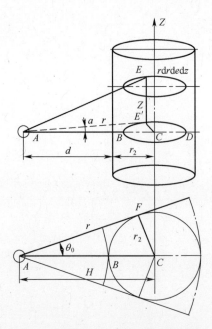

图 2-26 单原子与圆柱体相互作用

式中：n_2 为分子马达上单位体积的原子数；d 为两粒子表面间的距离。

图 2-25 中，取椭球体上宽为 $d\alpha_m$ 的截面，并假定该截面上每个分子与圆柱体的势能均相等，α_m 为截面到椭圆右端点的距离，截面上总的分子数为 $\pi n_2 \beta_m^2 d\alpha_m$，由于椭圆上一点满足 $(c-\alpha)^2/c^2 + \beta_m^2/a_m^2 = 1$，所以有 $\pi\beta_m^2 d\alpha_m = (a^2/c^2)\pi(2c - \alpha_m)\alpha_m d\alpha_m$，$H = \alpha_m + d + r_2$。

当肌球蛋白马达与肌动蛋白丝表面距离较小时，此时的作用力为范德瓦耳斯力，对于范德瓦耳斯势能，$m=6$，式(2-33)化简为

$$U_v \approx \frac{\pi a^2 A_{102}}{8c^2} \left\{ \left[\frac{c^2 - (d+c+2r_2)^2}{2(d+2c+2r_2)^2} + \frac{(c+d)^2 - c^2}{2(d+2c)^2} + \frac{2(c+d+2r_2)}{d+2c+2r_2} - \frac{2(c+d)}{d+2c} + \ln\left(\frac{d+2c+2r_2}{d+2c}\right) \right] - \left[\frac{c^2 - (d+c+2r_2)^2}{2(d+2r_2)^2} + \frac{(c+d)^2 - c^2}{2(d)^2} + \frac{2(c+d+2r_2)}{d+2r_2} - \frac{2(c+d)}{d} + \ln\left(\frac{d+2r_2}{d}\right) \right] \right\} \tag{2-37}$$

式中：$A_{102} = \pi^2 n_1 n_2 C_v$ 为无滞后的 Hamaker 常数，肌球蛋白与肌动蛋白丝之间的范德瓦耳斯力 $F_v = \partial U_v / \partial d$。

当两粒子表面距离增大到一定值，还应该考虑 Casimir 延迟效应的影响，此时分子力为 Casimir 力，Casimir 势能有 $m=7$，式(2-34)化简为

$$U_c \approx \frac{2\pi a^2 B_{102}}{c^2} \left\{ \left[\frac{(c+d)^2 - c^2}{3(d+2c)^3} - \frac{(c+d+2r_2)^2 - c^2}{3(d+2c+2r_2)^3} - \frac{c+d}{(d+2c)^2} + \right. \right.$$

$$\left. \frac{c+d+2r_2}{(d+2c+2r_2)^2} + \frac{1}{d+2c} - \frac{1}{d+2c+2r_2} \right] - \left[\frac{(c+d)^2 - c^2}{3d^3} - \right.$$

$$\left. \frac{(c+d+2r_2)^2 - c^2}{3(d+2r_2)^3} - \frac{c+d}{d^2} + \frac{c+d+2r_2}{(d+2r_2)^2} + \frac{1}{d} - \frac{1}{d+2r_2} \right] \right\} \tag{2-38}$$

式中：$B_{102} = 0.1\pi n_1 n_2 C_c$ 为滞后的 Hamaker 常数，Hamaker 常数与蛋白质及溶液的介电常数相关。Casimir 力 $F_c = \partial U_c / \partial d$。

（2）静电力：肌球蛋白马达、肌动蛋白上的结合位点之间的静电引力也是促使它们接近吸附的因素之一。由于肌球蛋白马达和肌动蛋白为异质大分子，其结构和组成均不相同，静电引力的计算不能简单利用双电层静电排斥力公式。马达头部和肌动蛋白结合位点为带电基团，且电荷量均已知，根据库仑定律有静电作用势能：

$$U_e = \frac{q_1 q_2}{4\pi \varepsilon_0 \varepsilon d} \tag{2-39}$$

式中：ε_0 为介质水的相对介电常数；ε 为真空中的介电常数；q_1 和 q_2 分别为肌动蛋白与肌球蛋白马达结合位点的电荷量。

（3）布朗力与摩擦阻力：在整个微观循环过程中，蛋白马达不断耗散能量，马达在统计热力学上具有 $k_B T$ 能量的涨落，分子马达的热力学特征不能忽略，根据涨落耗散定理[140]，肌球蛋白受随机布朗力 $F_b = \sqrt{2\gamma_m k_B T \varepsilon_d(t)}$ 和摩擦阻力 $f = -\gamma_m v_m$ 作用，其中 $\varepsilon_d(t)$ 为高斯白噪声，其平均值 $<\varepsilon_d(t)>$ 满足 $<\varepsilon_d(t)> = 0$，$<\varepsilon_d(t), \varepsilon_d(t')> = \delta(t - t')$，$k_B$ 为玻尔兹曼常数，T 为热力学温度，γ_m 为分子马达在水中的阻尼系数，v_m 为马达运动速度。

（4）溶剂力：在水溶液中蛋白质分子之间还有溶剂力，包括水合力及疏水作用力，由其亲水基和疏水基与水分子发生作用产生，该力在蛋白质分子折叠、磷脂膜表面粘附中起作用，但是关于这两种力的物理起源还存在争议，水合力及疏水作用力的势能 U_s，由 U_s 与接近距离 d 之间的经验公式 $U_s = U_0 \exp(-d/\lambda_0)$ 可求，其中 λ_0 为试验测定的衰减长度，U_0 为单位面积作用能，但是目前还没有关于肌球蛋白马达的相关试验参数，溶剂力大小及其在分子马达中的影响需要今后开展深入研究。

2.2.2.2 主要作用力计算

根据式（2-37）~式（2-39）计算静电力、范德瓦耳斯力和 Casimir 力，所用参数如表 2-1 所列。

表 2-1 肌球蛋白马达的特征参数[56, 57]

$k_B T$	c	a	L	r_2
4.1pN·nm	8.25nm	3.25nm	1600nm	3.5nm
γ	m_1	ε_0	q_1	q_2
75 pN·ns/nm	3.65×10^{22} kg	80	$5.5 \times 1.6 \times 10^{19}$ C	$-3.5 \times 1.6 \times 10^{19}$ C

（1）Hamaker 常数 A_{102} 和 B_{102} 的计算：在液体中，Hamaker 常数与肌球蛋白、肌

动蛋白和溶液介电常数相关。理论上,Hamaker 常数有两种计算方法:(1)微观法,直接根据 Hamaker 常数的定义,利用电子的振动频率、极化率、原子数密度来计算;(2)宏观法,利用粒子的宏观介电常数等参数来计算 Hamaker 常数。由于极化率较难测定,根据 Lifshitz 宏观计算,对于介电常数为 ε_1 和 ε_2 的两个粒子有:

①当处于真空中,Hamaker 常数 A_{12} 计算公式为[58]

$$A_{12} \approx \frac{3hv_c}{8\sqrt{2}} \frac{(\varepsilon_1 - 1)(\varepsilon_2 - 1)}{(\sqrt{\varepsilon_1 + 1})(\sqrt{\varepsilon_2 + 1})(\sqrt{\varepsilon_1 + 1} + \sqrt{\varepsilon_2 + 1})} \tag{2-40}$$

式中:plank 常量 $h = 6.626 \times 10^{-34}$ J;蛋白质的介电常数 ε_1 和 ε_2 在 2.5~4 之间[59];吸收光谱波长 $\lambda_c = 125 \sim 280$ nm[60]。根据式(2-40)可求得真空中蛋白质的 Hamaker 常数 $A_{12} = (3.2 \sim 16) \times 10^{-20}$ J。

②当蛋白质处在介质 ε_0 中,Hamaker 常数 A_{102} 计算公式为

$$A_{102} = (\sqrt{A_{12}} - \sqrt{A_{00}})^2 \tag{2-41}$$

式中:介质水溶液的 Hamaker 常数 $A_{00} = 5.5 \times 10^{-20}$ J。

根据式(2-41)计算水中蛋白质的 Hamaker 常数 $A_{102} = (0.5 \sim 2.7) \times 10^{-20}$ J。相比较于真空的情况,介质的存在降低了 Hamaker 常数,也就是使力的大小变小。Afshar-Rad 等人[61]通过试验测得水中蛋白质膜的 Hamaker 常数 A 的范围为 $(1.0 \sim 2.2) \times 10^{-20}$ J,Fernandez-Varea 等人[62]研究表明,水中蛋白质的 Hamaker 常数为 $3.1kT = 0.74 \times 10^{-20}$ J($T = 293$ K)。因此,我们的计算值与上述研究比较吻合,取水中蛋白质的 Hamaker 常数范围为 $(0.5 \sim 3) \times 10^{-20}$ J。由式(2-37)求得范德瓦耳斯力如图 2-27 所示(力的单位统一为 pN)。据 Hamaker 常数的定义,滞后 Hamaker 常数 B_{102} 与无滞后 Hamaker 常数 A_{102} 的比值为 $B_{102}/A_{102} = 23\lambda_c/60\pi^3$,其中 λ_c 同上。因此,滞后的 Hamaker 常数 $B_{102} = (0.075 \sim 0.72) \times 10^{-28}$ J·m。根据式(2-38),计算出 Casimir 力(图 2-28)。

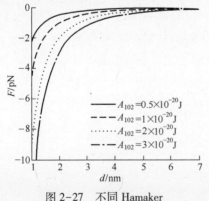

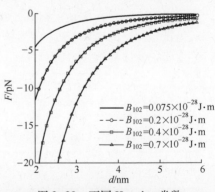

图 2-27　不同 Hamaker
常数 A_{102} 下的范德瓦耳斯力

图 2-28　不同 Hamaker 常数
B_{102} 下的 CaSimir 力

(2)接近过程中力与距离的关系:如图 2-29 所示,令 A_{102} 为 3×10^{-20} J,B_{102} 为

0.075×10⁻²⁸ J·m。Casimir 力与范德瓦耳斯力在 $d=3$nm 时相等,该处为最早可以产生 Casimir 延迟效应的位置。当距离增大到 3nm 以后,此时范德瓦耳斯力转变为 Casimir 力,并且 Casimir 力小于 1pN。由图 2-28 可知,接近过程中吸引力随两分子距离 d 的减小而快速增大。当距离 $d>3$nm 时,肌动蛋白作用于蛋白马达的引力为 Casimir 力和静电力,当距离 $d<3$nm 时,接近力由范德瓦耳斯力和静电力构成,总力的大小快速增加到 10pN 以上。当接近距离在 $1\sim3$nm 之间时,力的大小在 $10\sim35$pN 之间。Nakajima 等人[63]利用原子力显微镜测量了肌球蛋白向肌动蛋白接近过程中静态的交互力,大小在 $(18.4\pm4)\sim(24.7\pm1.4)$pN 之间。同时他们指出,吸引力除静电力外还有其他力作用,但是没有深入讨论。在此我们重点分析了范德瓦耳斯力和 Casimir 力在交互作用过程中的作用,理论计算的结果与实验数据比较吻合。Liu 等人[64]通过分子动力学(MD)模拟的方法分析肌球蛋白与肌动蛋白的相互作用,通过模拟发现静电吸引力是范德瓦耳斯力的 4 倍,在吸引力中占主导地位。从我们的计算中也可以看出,静电力是范德瓦耳斯力的 $3\sim4$ 倍,静电力在接近过程中起主要作用,与 MD 模拟的结果吻合,同时也证实了我们计算的 Hamaker 常数。

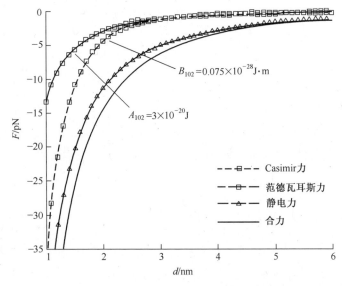

图 2-29 接近过程中的相互作用力

2.2.2.3 接近过程的 Monte-Carlo 模拟

根据以上分析,分子马达向肌动蛋白丝动态接近过程中,两蛋白质分子的吸引势能由静电势能、范德瓦耳斯势能和 Casimir 势能组成。蛋白马达处于热噪声水环境中,还受随机力 F_b 和水的摩擦力 f 作用,受力分析如图 2-30 所示。

(1)动力学方程:两蛋白分子相互作用势能:

$$U(d) = U_e + U_v + U_c \qquad (2-42)$$

肌球蛋白马达的郎之万动力学方程:

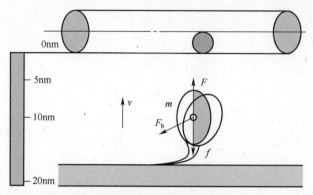

图 2-30　肌球蛋白马达的运动过程受力分析

$$m_1 \ddot{d}(t) + \gamma_m \dot{d}(t) = -\frac{\partial U(d,t)}{\partial d} + \sqrt{2\gamma_m k_B T}\, \varepsilon_d(t) \qquad (2\text{-}43)$$

式中：m_1 为马达质量。

对于以上随机动力学方程，考虑到 $m_1/\gamma_m \ll 1$，分子马达处于过阻尼的溶液中，不计惯性项的影响，式（2-43）化简为

$$\gamma_m \dot{d}(t) = -\frac{\partial U(d,t)}{\partial d} + \sqrt{2\gamma_m k_B T}\, \varepsilon_d(t) \qquad (2\text{-}44)$$

令 $F(d) = -\dfrac{\partial U(d)}{\partial d}$，则有 $\dot{d}(t) = \dfrac{F(d)}{\gamma_m} + \sqrt{\dfrac{2k_B T}{\gamma_m}}\, \varepsilon_d(t)$，由于式（2-43）的随机性特征，我们采用 Monte Carlo 方法进行求解，将 $\dot{d}(t) = \dfrac{F(d)}{\gamma_m} + \sqrt{\dfrac{2k_B T}{\gamma_m}}\, \varepsilon_d(t)$ 进行泰勒展开[65]：

$$d(t + \Delta t) = d(t) + F\Delta t + \frac{1}{2}FF'\Delta t^2 + \sqrt{2D}\, Z_1 + F'\sqrt{2D}\, Z_2 + F''DZ_3$$

$$(2\text{-}45)$$

式中：Δt 为计算步长；F'、F'' 为函数 F 的一阶、二阶导数；$D = k_B T/\gamma$ 为噪声强度；Z_1、Z_2、Z_3 分别为

$$
\begin{aligned}
Z_1 &= \int_t^{t+\Delta t} \xi(t)\,\mathrm{d}t = \sqrt{\Delta t}\, Y_1, \\
Z_2 &= \int_t^{t+\Delta t} Z_1\,\mathrm{d}t = \sqrt[3/2]{\Delta t}\,(Y_1/2 + Y_2/2\sqrt{3}), \\
Z_3 &= \int_t^{t+\Delta t} Z_2\,\mathrm{d}t = \Delta t^2 (Y_1^2 + Y_3 + 1/2)/3
\end{aligned}
\qquad (2\text{-}46)
$$

式中：Y_1、Y_2、Y_3 为标准高斯随机数。

根据式（2-45）可模拟出单个马达在各种力作用下的运动轨迹。

（2）动力学过程 Monte Carlo 模拟：根据式（2-46），我们采用 Monte Carlo 方法计算蛋白马达的运动轨迹，同时分析各作用力对位移变化的影响。在接近过程中，

58

令马达的初始位置 $d=6$nm,其位移变化情况如图 2-31 所示。参与模拟的分子数 $N=100$,$\Delta t=0.01$ns,经过约 1ns 马达位移从 6nm 减小到 3nm,接近力主要包括 Casimir 力和静电力,若分别给蛋白马达施加这两种力,Casimir 力使分子马达到达 3nm 处的时间约为 9ns,而静电力只需 1.8ns,因此在此位置区间内,静电力比 Casimir 力的作用要大。

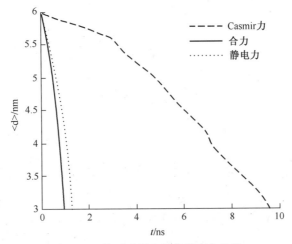

图 2-31 接近过程中的位移变化曲线

图 2-32 为初始位置 $d=3$nm 时肌球蛋白马达位移变化模拟结果,模拟的分子数 $N=100$,$\Delta t=0.01$ ns;此时接近力主要包括静电力和范德瓦耳斯力,如实线表示,分子马达在吸引力的作用下位移迅速减小到零,也就是肌球蛋白马达结合吸附到肌动蛋白上;比较这两种力对位移变化的贡献,范德瓦耳斯力使肌球蛋白与肌动蛋白结合的时间约为 1.8 ns,而静电力需要的时间小于 0.5 ns,可见静电力所起的作用更大。

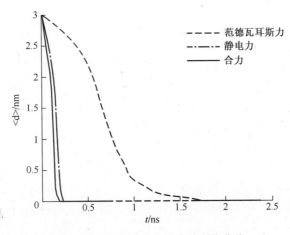

图 2-32 接近过程中的位移变化曲线

59

2.2.3 分子马达的集体运行特性

大量的肌球蛋白马达在细肌丝上协作运动使得骨骼肌产生收缩,开展肌球蛋白分子马达集体特性研究是分析骨骼肌收缩力学原理的有效手段。目前物理学研究主要对分子马达集体运行过程进行定性分析,不能反映系统的实际力学特性;从化学角度结合分子马达的做功过程来分析肌肉收缩机理,缺乏对肌肉收缩过程的统一数学描述。由于分子马达之间相互影响,其集体运行特性不是各个马达作用的简单叠加。本节以肌小节为研究对象开展肌球蛋白马达集体协作特性分析,主要结合肌小节的空间结构特征,利用非平衡统计力学方法建立肌小节系统的动态力学模型,将定性分析与定量计算相结合,讨论 ATP 浓度对主动收缩力、收缩速度的影响,分析主动收缩力与肌肉长度、负载力与收缩速度之间的关系。

2.2.3.1 分子马达集体特性建模

1. 状态变量定义

一根粗肌丝和六根细肌丝构成的单元可以描述肌小节的收缩特征,由于肌小节的结构对称,我们只需针对半个肌小节进行建模分析,如图 2-33 所示,令粗肌丝长度为 l_m,一根粗肌丝上马达总数为 n_0,细肌丝长度为 l_a,细肌丝上两个结合位点之间距离为 L。

对于粗肌丝上的任意一个肌球蛋白马达的工作周期中包括结合并水解 ATP、吸附到细肌丝轨道、定向运动和脱离轨道等几个过程,每个过程对应分子马达的一个化学状态,分子马达在各个状态之间跳转,假设一个循环周期包含 N 个状态,其中第 i 个状态用 σ_i 表示,经过一个周期分子马达水解一个 ATP 并从一个结合位点跳到下一个结合位点,前进位移为 L。

在与肌动蛋白结合的过程中,马达通过构象变化推动细肌丝向 M 线运动,令马达中心和细肌丝相对于粗肌丝的前进位移 x 为状态变量,$\rho_i(x,t)$ 表示其中第 m 个马达在 t 时刻处于状态 σ_i 时位移变量 x 的概率密度。

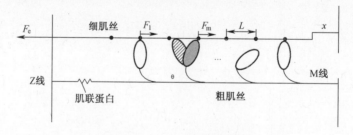

图 2-33 肌小节简化模型

2. 分子马达系统动力学方程

分子马达在对细肌丝做功过程中,主要受细肌丝对它的负载力 F_e、布朗力、主动力和阻尼力作用,在过阻尼状态下,动力学过程用郎之万方程表示:

$$\gamma_m \dot{x}(t) = \frac{\partial V_i(x,t)}{\partial x} - F_e + \sqrt{2\gamma_m k_B T} \cdot \varepsilon_d(t), \ 1 \leqslant i \leqslant N \qquad (2\text{-}47)$$

式中：γ_m 为分子马达的阻尼系数，$\gamma_m = 6\pi\eta r_m$，η 为水的黏性系数，r_m 为分子马达半径，根据 Einstein-Stokes 关系，分子马达在水溶液中的扩散系数 $D = k_B T/\gamma_m$；$V_i(x,t)$ 为分子马达在 σ_i 状态下沿 x 方向的主动作用势能，满足 $V_i(x,t) = V_i(x+L,t)$。

细肌丝在向 M 线运动过程中，同时受多个与之结合的分子马达作用，在 Z 线端面上还有负载力 F_e'，其郎之万方程为

$$\gamma_a \dot{x}(t) = \sum_{m=1}^{n_0} \frac{\partial V_{i_m}(x,t)}{\partial x} - F_e' + \sqrt{2\gamma_a k_B T} \cdot \varepsilon_d(t) \qquad (2\text{-}48)$$

式中：γ_a 为细肌丝的阻尼系数；$V_{i_m}(x,t)$ 表示第 m 个分子马达与细肌丝之间的作用势能。

3. 概率密度的 Fokker-Planck 方程

由非平衡态统计力学原理，式（2-47）可转化为概率密度函数 $\rho_i(x,t)$ 随时间演化的 Fokker-Planck 方程[66]：

$$\frac{\partial \rho_i}{\partial t} = \underbrace{\frac{D}{k_B T} \frac{\partial}{\partial x}\left[\left(\frac{\partial V_i}{\partial x} - F_e\right)\rho_i\right]}_{\text{主动运动}} + \underbrace{D \frac{\partial^2 \rho_i}{\partial x^2}}_{\text{布朗运动}} + \underbrace{\sum_{j=1}^{N} k_{ij}\rho_j}_{\text{化学反应}} \qquad (2\text{-}49)$$

式中：k_{ij} 为分子马达从状态 i 跳转到状态 j 时的跃迁速率；$\frac{\partial V_i}{\partial x} - F_e$ 为分子马达位移变量概率密度 $\rho_i(x,t)$ 的速率方程。

方程（2-49）表示分子马达在主动力、负载力及布朗力作用下的随机演化过程，该方程同时也反映了分子马达化学反应动力学特性。不同于 Huxley 的速率方程，我们考虑了负载力 F_e 的作用，同时反映了分子马达的多个化学状态，可更为准确地分析分子马达运行过程。

如图 2-34 所示，在两个化学状态 $[\sigma_i, \sigma_{i+1}]$ 之间，令蛋白马达从 σ_i 转移到状态 σ_{i+1} 时跃迁速率为 k_i，从状态 σ_{i+1} 回到状态 σ_i 的跃迁速率为 k_{-i}。一个循环周期分子马达水解一个 ATP，获得的自由能为 $\Delta G = 20 k_B T$，当系统达到稳定状态后，跃迁速率满足细致平衡条件：

$$\frac{k_i}{k_{-i}} = \exp(V_i - V_{i+1}/k_B T), 1 \leqslant i \leqslant N - 1 \qquad (2\text{-}50)$$

$$\frac{k_{N \to 1}}{k_{1 \to N}} = \exp[(V_N - (V_1 + \Delta G))/k_B T] \qquad (2\text{-}51)$$

由 $V_i(x)$ 的性质，k_i 也满足周期性条件：$k_i(x+L) = k_i(x)$。

定义分子马达处在 i 状态时，沿着 x 方向的概率流：

$$J_i(x) = -D\left[\frac{(V_i' - F_e)}{k_B T}\rho_i + \frac{\partial \rho_i}{\partial x}\right] \qquad (2\text{-}52)$$

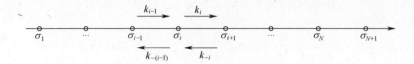

图 2-34 两个化学状态间的跃迁速率

方程(2-49)化简为

$$\frac{\partial \rho_i}{\partial t} = -\frac{\partial J_i}{\partial x} + \sum_{j=1}^{N} k_{ij}\rho_j \tag{2-53}$$

用有限元方法计算概率密度分布函数 $\rho_i(x,t)$，对式(2-53)进行离散化，如图 2-35 所示，将分子马达在 x 方向的位移区间 $[0,L]$ 划分为 M 等份，$\Delta x = x_n - x_{n-1} = L/M$，马达从 x_n 移动到下一个位置 x_{n+1} 时跃迁速率为 F_n，从位置 x_{n+1} 回到位置 x_n 的跃迁速率为 B_n。在 $[x_n,x_{n+1}]$ 内的概率为

$$P_i^{n+1}(x,t) = \int_{x_n}^{x_{n+1}} \rho_i(x,t)\,\mathrm{d}x = \rho_i^{n+1}(x,t)\Delta x \tag{2-54}$$

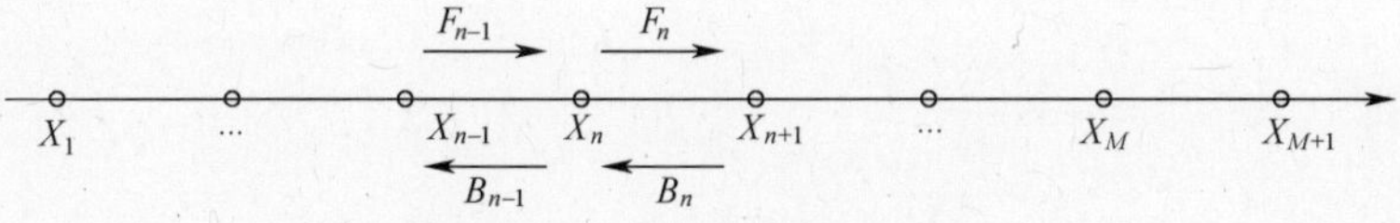

图 2-35 两个位置间的跃迁速率

式(2-53)转化为概率密度的主方程：

$$\frac{\mathrm{d}P_i^n}{\mathrm{d}t} = J_i^{n-1} - J_i^n + \sum_{j \neq i}^{N} (k_{ji}P_j^n - k_{ij}P_i^n),\ 1 \leqslant n \leqslant M,\ 1 \leqslant i \leqslant N \tag{2-55}$$

$$\frac{\mathrm{d}P_i^n}{\mathrm{d}t} = (F_i^{n-1}P_i^{n-1} - B_i^n P_i^n) - (F_i^n P_i^n - B_i^{n+1}P_i^{n+1}) + \sum_{j \neq i}^{N} (k_{ji}P_j^n - k_{ij}P_i^n) \tag{2-56}$$

分子马达在两个位置 $[x_n,x_{n+1}]$ 之间的跃迁速率满足[67]：

$$\begin{cases} B_i^{n+1} = \dfrac{D}{\Delta x^2}\left[\dfrac{\Delta\phi_i^n/k_{\mathrm{B}}T}{\exp(\Delta\phi_i^n/k_{\mathrm{B}}T) - 1}\right] \\[4mm] F_i^n = \dfrac{D}{\Delta x^2}\left[\dfrac{-\Delta\phi_i^n/k_{\mathrm{B}}T}{\exp(-\Delta\phi_i^n/k_{\mathrm{B}}T) - 1}\right] \end{cases} \tag{2-57}$$

式中：$\phi_i(x) = V_i(x) - x \cdot F_{\mathrm{e}}$。

4. 主动收缩力与收缩速度

假设肌浆中 $[Ca^{2+}]$ 足够大，则细肌丝上的结合位点均被打开，此时肌球蛋白可与肌动蛋白充分结合。由方程(2-49)可以确定分子马达在任一时刻的状态，由于化学反应和构象变化过程同步进行，每个分子马达的状态和它头部的弯曲程度相

对应,马达头部不同的弯曲程度对应着肌球蛋白马达对细肌丝不同的作用力,因此肌小节上所有分子马达的主动收缩力为

$$F_a = \frac{A_z \alpha n_0 k_c}{s} \int_0^L x \rho(x,t) \mathrm{d}x \qquad (2-58)$$

式中:k_c 为分子马达的弹性系数;α 为粗肌丝与细肌丝的交叠程度,当处于最佳的交叠位置时 $\alpha = 1$,所有分子马达均可以和肌动蛋白结合而做功;A_z 为肌小节的横截面积;s 为粗肌丝周围 6 根细肌丝构成的六边形面积,A_z/s 表示肌小节上所包含的粗肌丝数目。

概率密度满足的约束条件:

$$\rho(0,t) = \rho(L,t) = 0 \ , \ \int_0^L \rho(x,t) \mathrm{d}x = 1 \qquad (2-59)$$

下面方程组构成了肌小节系统的动态力学模型:

$$\begin{cases} \dfrac{\partial \rho_i}{\partial t} = \dfrac{D}{k_B T} \dfrac{\partial}{\partial x} \left[\left(\dfrac{\partial V_i}{\partial x} - F_e \right) \rho_i \right] + D \dfrac{\partial^2 \rho_i}{\partial x^2} + \sum_{j=1}^N k_{ij} \rho_j \\ F_a = \dfrac{A \alpha n_0 k_c}{s} \int_0^L x \rho(x,t) \mathrm{d}x \end{cases} \qquad (2-60)$$

当确定各个参数后,可以计算肌小节的主动收缩力。

稳态情况下,分子马达处在状态 σ_i 时的运动速度:

$$v_i = L J_i(x) \qquad (2-61)$$

肌小节的收缩速度,即细肌丝相对于粗肌丝的平均运动速度:

$$v = \frac{1}{N} \sum_{i=1}^N v_i = \frac{1}{N} \sum_{i=1}^N L J_i \qquad (2-62)$$

2.2.3.2 概率密度速率方程

由于肌球蛋白马达运动过程中力与化学的耦合关系,马达前进位移的改变伴随着化学状态的变化。首先分析化学状态的变化情况,将马达的一个循环周期分为 5 个状态,其中分子马达做功过程包含 A·M·ADP·Pi、A·M·ADP、A·M 三个状态,其所处概率分别为 p_1'、p_2'、p_3';分子马达水解 ATP 过程包含 M·ATP 、M·ADP·Pi 两个状态,所处概率分别为 p_4',p_5',如图 2-36 所示。

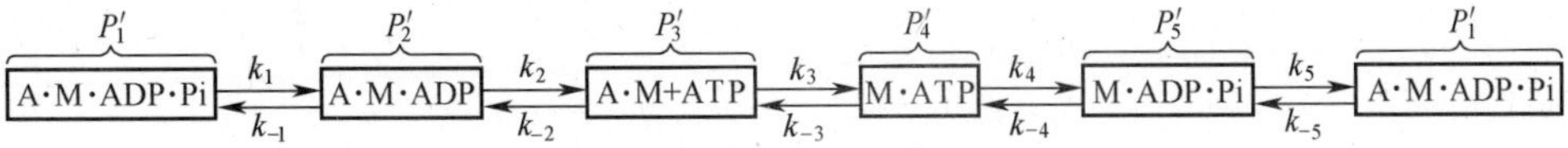

图 2-36　一个循环周期的状态划分

根据式(2-49),各状态之间的概率转移方程:

$$\dot{P}_i' = k_{i-1} P_{i-1}' - k_{-(i-1)} P_i' - k_i P_i' + k_{-i} P_{i+1}' \qquad (2-63)$$

由 $N=5$ 可进一步化简如下:

$$\dot{P}'_i = \begin{bmatrix} -(k_{-5}+k_1) & k_{-1} & 0 & 0 & k_5 \\ k_1 & -(k_{-1}+k_2) & k_{-2} & 0 & 0 \\ 0 & k_2 & -(k_{-2}+k_3) & k_{-3} & 0 \\ 0 & 0 & k_3 & -(k_{-3}+k_4) & k_{-4} \\ k_{-5} & 0 & 0 & k_4 & -(k_{-4}+k_5) \end{bmatrix} \begin{bmatrix} P'_1 \\ P'_2 \\ P'_3 \\ P'_4 \\ P'_5 \end{bmatrix}$$

$$(2\text{-}64)$$

根据约束条件：$P'_1 + P'_2 + P'_3 + P'_4 + P'_5 = 1$。

由文献[68]可知,在马达做功过程中,其状态跃迁速率 k_i 受负载力的影响,而在马达水解 ATP 阶段却不受负载力的影响,其速率常数只与自由能相关;根据 Arrhenius 公式,定义 $k_i = k_i^0 \exp(-d_i \cdot F_e)/k_b T$, $i=1,2$; $k_i = k_i^0$, $i=3,4,5$; d_i 为马达头部构象变化前进的位移, k_i^0 为零负载情况下的初始跃迁速率,由分子马达自由能变化值决定,利用细致平衡条件式(2-50)和式(2-51)可计算 k_{-i} 。马达各个状态的初始 k_i^0[69]如图 2-37 所示。

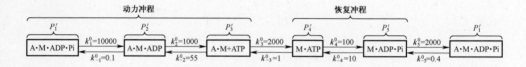

图 2-37　状态跃迁速率的初始值

肌球蛋白只有和肌动蛋白结合后才开始做功,并对细肌丝产生作用力,进一步将分子马达的状态数简化为 2 个,状态 1 表示马达结合状态,状态 2 为马达分离状态。如下所示：

$$\begin{array}{ccc} P_1 & & P_2 \\ & k_{12}^+ & & k_{21}^+ \\ 1 & \underset{k_{12}^-}{\overset{}{\rightleftharpoons}} & 2 & \underset{k_{21}^-}{\overset{}{\rightleftharpoons}} & 1 \end{array}$$

两状态之间转移的跃迁速率 k_{12}、k_{21} 满足：$k_{12} = k_{12}^+ + k_{21}^-$, $k_{21} = k_{21}^+ + k_{12}^-$,其中[70]：

$$\frac{1}{k_{12}^+} \approx \frac{1}{k_1} + \frac{1}{k_2} + \frac{1}{k_5} , \ \frac{1}{k_{12}^-} \approx \frac{1}{k_{-1}} + \frac{1}{k_{-2}} + \frac{1}{k_{-5}} , \ \frac{1}{k_{21}^+} \approx \frac{1}{k_4} + \frac{1}{k_3[\text{ATP}]} , \ \frac{1}{k_{21}^-} \approx \frac{1}{k_{-3}} + \frac{1}{k_{-4}} ,$$

[ATP] 为参与反应的 ATP 浓度。

由上述分析可知,结合 5 个状态情况下的化学跃迁速率试验值,便可计算肌球蛋白马达在两种状态下的化学跃迁速率,并可进一步求得概率密度 $\rho_i(x,t)$ 沿着位移 x 方向的分布。

根据马达主动势能满足非对称性周期势能特征,我们将沿 x 方向的势能函数定义为[71]

$$\begin{cases} V_1(x) = \Delta G\left[\sin\left(\dfrac{2\pi x}{L}\right) + \dfrac{1}{4}\sin\left(\dfrac{4\pi x}{L}\right)\right] \\ V_2(x) = \text{Const} \end{cases} \tag{2-65}$$

分子马达在两个状态之间转移,方程(2-49)化简为

$$\begin{cases} \dfrac{\partial \rho_1}{\partial t} = \dfrac{D}{k_B T}\dfrac{\partial}{\partial x}\left[\left(\dfrac{\partial V_1}{\partial x} - F_e\right)\rho_1\right] + D\dfrac{\partial^2 \rho_1}{\partial x^2} - k_{12}\rho_1 + k_{21}\rho_2 \\ \dfrac{\partial \rho_2}{\partial t} = \dfrac{D}{k_B T}\dfrac{\partial}{\partial x}\left[\left(\dfrac{\partial V_2}{\partial x}\right)\rho_2\right] + D\dfrac{\partial^2 \rho_2}{\partial x^2} + k_{12}\rho_1 - k_{21}\rho_2 \end{cases} \tag{2-66}$$

根据式(2-56),式(2-66)化简为主方程:

$$\begin{cases} \dfrac{dP_1^n}{dt} = (F_1^{n-1}P_1^{n-1} - B_1^n P_1^n) - (F_1^n P_1^n - B_1^{n+1}P_1^{n+1}) + (k_{21}P_2^n - k_{12}P_1^n) \\ \dfrac{dP_2^n}{dt} = (F_2^{n-1}P_2^{n-1} - B_2^n P_2^n) - (F_2^n P_2^n - B_2^{n+1}P_2^{n+1}) + (k_{21}P_1^n - k_{12}P_2^n) \end{cases}$$

$$\tag{2-67}$$

$$\diamondsuit L_i = \begin{bmatrix} -(B_i^1 + F_i^1) & B_i^2 & 0 & \cdots & 0 & F_i^M \\ F_i^1 & -(B_i^2 + F_i^2) & B_i^3 & \ddots & \vdots & 0 \\ 0 & F_i^2 & -(B_i^3 + F_i^3) & \ddots & 0 & \vdots \\ \vdots & \ddots & F_i^3 & \ddots & B_i^m & 0 \\ & & & & (-B_i^{m-1} + F_i^{m-1}) & B_i^M \\ B_i^1 & 0 & 0 & \cdots & F_i^{M-1} & -(B_i^M + F_i^M) \end{bmatrix},$$

$$i = 1, 2,$$

式(2-67)可化简为

$$\dfrac{d}{dt}\begin{bmatrix} P_1^n \\ P_2^n \end{bmatrix} = \begin{bmatrix} L_1 - k_{12} & k_{21} \\ k_{12} & L_2 - k_{21} \end{bmatrix}\begin{bmatrix} P_1^n \\ P_2^n \end{bmatrix} \tag{2-68}$$

2.2.3.3 数值分析

1. 概率密度分布及其影响因素

所用参数如表2-2所列,针对方程组(2-68),取 $M = 80$,计算分子马达沿着 x 轴方向的概率分布函数。Finer 等人通过光镊试验测定分子马达头部在释放 Pi 和 ADP 过程中,推动细肌丝前进的位移量 d_i 分别为 4nm 和 6nm。结合过程中的概率 $P_1 = k_{12}/(k_{12} + k_{21})$,由于状态跃迁速率 k_{ij} 主要受[ATP]和负载力 F_e 影响,概率 P_1 也会随着[ATP]和负载力的改变而改变。计算同一负载、不同[ATP]下概率密度的变化情况如图2-38所示,其中 $F_e = 1$pN,[ATP]分别为 0.1、0.5、1、10μmol/L,由图可看出概率密度满足玻尔兹曼分布规律,并且随着[ATP]增大,概率 P_1 也逐渐增大,当[ATP]小于 1μmol/L 时,结合概率增大较快;而当[ATP]大于 1μmol/L

后，P_1 增幅减小，直到［ATP］饱和后，马达与细肌丝结合的概率将不再改变。

表 2-2　特征参数[50, 69, 72]

l_s	l_m	l_a	s	n_0	k_c	D	$k_B T$	L	r_m
2500nm	1650nm	1300nm	$1.374 \times 10^3 \, nm^2$	150	$0.7 \sim 2pN/nm$	$5.47 \times 10^7 \, nm^2/s$	4.1pN/nm	36nm	4nm

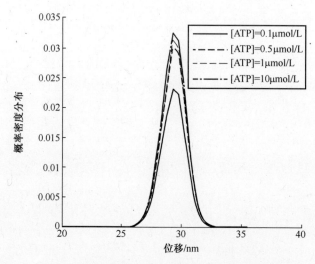

图 2-38　相同负载、不同［ATP］时的概率分布函数

图 2-39 为相同的［ATP］、不同负载情况下的概率密度分布情况。取 $M = 80$，［ATP］＝ 1μmol/L，负载力 F_e ＝ 1、2、3、4pN，结合概率 P_1 随着负载力的增加而逐渐增大。说明在负载力增加的情况下，分子马达延长了与细肌丝结合的时间，结合概率增大，分子马达头部能够产生更大的应力以抵消负载力。

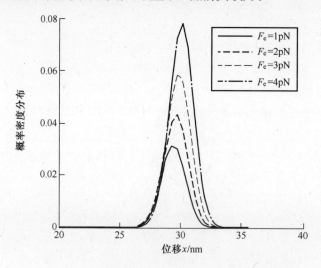

图 2-39　不同负载、相同［ATP］时的概率分布函数

2. 主动收缩力及影响因素

根据式(2-58)可知,肌小节上的主动收缩力主要取决于分子马达数目 n_0、弹性系数 k_c、粗细肌丝的交叠程度 α、横截面积 A 以及概率密度分布函数。首先,当外部条件负载力 F_e 和[ATP]的改变时,结合状态下的概率密度函数分布随之改变,从而影响主动收缩力。图 2-40 为一根粗肌丝产生的主动收缩力与[ATP]之间关系,当粗细肌丝的交叠程度处于最佳位置时 $\alpha = 1$,取肌小节的端面负载力为 30pN,从图中可知,随着[ATP]增大,主动收缩力逐渐增大,开始时增速较快,当[ATP]饱和后,收缩力将不再增加。说明增加[ATP],分子马达与 ATP 的结合速率加快,产生的主动收缩力增大,其最大值可达 440 pN。其次,增大分子马达数目 n_0 以及弹性系数 k_c,主动收缩力也会增大,Lecarpentier Y 等人[72]测量了两种类型肌肉的最大等容收缩力,先测量 1mm² 小腿比目鱼肌的最大主动收缩力为 110.2mN,据粗肌丝周围 6 根细肌丝构成的 6 边形面积 s,可知 1mm² 上的粗肌丝个数约为 7.28×10^8,1 根粗肌丝产生的收缩力约等于 151.4pN;然后测量小腿趾长伸肌上单位面积的收缩力为 85.1mN/mm²,则 1 根粗肌丝的最大收缩力约等于 116.9pN。可见,两种类型的肌肉会产生不同的最大收缩力,这主要是由于分子马达数目 n_0 及弹性系数 k_c 不同所导致。因此对于一定的 ATP 浓度和负载力,由式(2-58)可计算出肌肉的试验测定值。此外,对于肌小节来讲,横截面积越大,则包含的粗肌丝数目越多,产生的肌肉力也越大,肌肉力和截面积成正比例关系。交叠程度 α 主要受肌小节长度的影响,将在下面讨论。

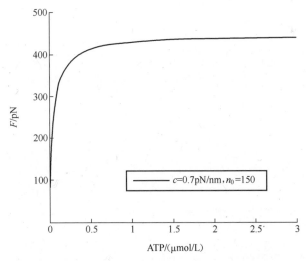

图 2-40 [ATP]与主动收缩力之间关系

由于肌小节结构的对称性,定义 $\alpha = \exp[-(l-l_m)^2/l_m^2\chi^2]$,$l_m$ 为肌小节的最佳有效长度,χ^2 为收缩力大小的倾斜程度,取 $\chi^2 = 0.5$,最大主动收缩力 F_m 分别为 120、140、160、180pN,肌小节长度与收缩力之间关系如图 2-41 所示,当 $l < l_m$ 时,粗肌丝与细肌丝之间产生重叠,使部分肌球蛋白马达不能和肌动蛋白结合,收缩力随

着长度的减小逐渐减小。当肌小节长度超过它的最佳长度 $l>l_m$ 时,也会导致部分肌球蛋白不能和肌动蛋白结合,收缩力 F 开始逐渐减小。计算结果和文献[73]描述长度与收缩力之间变化趋势比较吻合,也符合 Hill 描述的肌肉宏观力学特性。

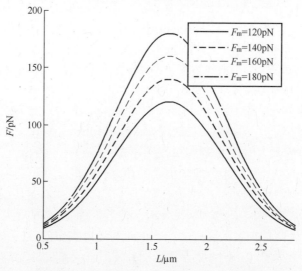

图 2-41　肌小节长度与主动收缩力之间关系

3. 收缩速度及其影响因素

根据式(2-61)可知,稳态情况下肌小节的收缩速度主要由跃迁速率决定,因此,收缩速度主要受[ATP]和负载力的影响。图 2-42 为不同[ATP]情况下,分子马达上负载力 F_e 与收缩速度之间关系。当[ATP]=0.1μmol/L 时,负载力从零逐渐增加,收缩速度则逐渐减小到零,负载力在 2~6pN 内时,收缩速度与负载力之间呈反比例关系,当负载增加到 6pN 后,马达停止向前运动,较大的负载使马达无法推动细肌丝前进。图中描述的收缩速度与负载力之间性质与 Hill 描述的肌肉力学属性一致。

图 2-43 为[ATP]与收缩速度之间关系,负载力 $F_e=1$pN,由图可知,当增大[ATP]时,开始阶段收缩速度增加较快,在[ATP]增加到 10μmol/L 后,速度不再增加并趋向稳定,大小约 2900nm/s,参与反应的[ATP]与反应速率之间满足Michaelis-Menten 关系。

在生理环境中,肌细胞中线粒体产生分子马达运行所需的 ATP 能量分子,即为肌肉收缩提供能量,当人体过量运动使肌肉产生疲劳,这时人体内的 ATP 浓度会下降,人会感受到肌力不足,也间接说明[ATP]对肌肉主动收缩力产生的影响,此外,过低的[ATP]将导致分子马达与肌动蛋白出现僵化,并导致肌肉损伤。本节在建立肌小节收缩力学模型过程中,假设肌浆中[Ca^{2+}]足够大,细肌丝上所有结合位点均被打开。但是,骨骼肌收缩通过动作电位调控[Ca^{2+}],从而影响分子马达结合位点打开数量,因此,还需讨论动作电位对肌肉收缩力的作用。

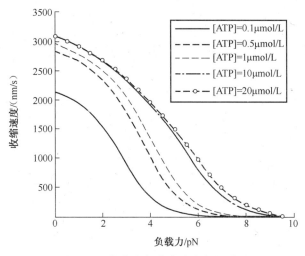

图 2-42　负载力与收缩速度之间关系

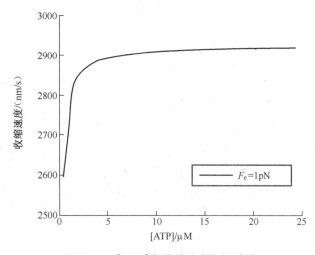

图 2-43　［ATP］与收缩速度之间关系

2.2.4　骨骼肌收缩的 4M 模型

本节根据骨骼肌兴奋-收缩偶联过程,进一步分析分子马达在动作电位作用下的集体运行特性,建立动作电位频率与肌浆中［Ca^{2+}］、肌小节收缩力之间函数关系,并通过分析肌小节串联与并联特性从微观到宏观构建反映骨骼肌力学特性的模型。

2.2.4.1　肌小节激活过程建模

1. 动作电位激活肌浆网

由前所述,动作电位沿 T 管传递触发并打开 SR 上的 Ca^{2+} 通道,Ca^{2+} 从 SR 中释放扩散进入肌浆,同时 Ca^{2+} 泵也将 Ca^{2+} 运回 SR。用［Ca^{2+}］$_{SR}$ 表示 SR 中

$[Ca^{2+}]$,$[Ca^{2+}]_{sp}$ 表示 SP 中 $[Ca^{2+}]$,$[Ca^{2+}]_{sp}$ 的变化速率主要取决于 Ca^{2+} 泵运送速率 v_{pump} 及 Ca^{2+} 从 SR 中扩散速率 v_{rel},满足方程[74]:

$$\frac{d[Ca^{2+}]_{SP}}{dt} = v_{rel} - v_{pump} \tag{2-69}$$

$$v_{rel} = k_{rel}[Ca^{2+}]_{SR} \tag{2-70}$$

$$v_{pump} = \frac{f_m[Ca^{2+}]_{sp}}{[Ca^{2+}]_{sp} + n_{ca}} \tag{2-71}$$

式中:f_m 为 Ca^{2+} 泵的最大运送速率;n_{ca} 为运送速率等于 $0.5f_m$ 时的 $[Ca^{2+}]$;k_{rel} 为 Ca^{2+} 从 SR 中扩散的速率常数,取决于动作电位的数量 n_a 和频率 v,且动作电位的周期 $T = 1/v$,单次动作电位使 SR 上所有 Ca^{2+} 通道打开,令单次作用的持续时间为 t_0,可定义:

$$k_{rel}(t) = \begin{cases} k', & (n_a - 1)T \leq t < (n_a - 1)T + t_0 \\ 0, & (n_a - 1)T + t_0 \leq t < n_aT \end{cases}, \quad n_a = 1,2,\cdots \tag{2-72}$$

转化为频率的函数:

$$k_{rel}(v) = \begin{cases} k't_0v, & t_0 \leq T \\ k', & T < t_0 \end{cases} \tag{2-73}$$

式中:k' 为单个动作电位作用下 SR 上释放 Ca^{2+} 速率常数,由 SR 上的通道密度等因素决定。

2. 钙离子与肌钙蛋白结合

由骨骼肌生理学特征,每个肌钙蛋白(Tn)具有 4 个 Ca^{2+} 结合位点,当 Ca^{2+} 扩散进入肌浆,结合位点结合两个 Ca^{2+} 后,原肌球蛋白构象变化使分子马达工作[75]。如图 2-44 所示,根据 Ca^{2+} 与肌钙蛋白结合情况划分细肌丝状态,其中 A·T 表示细肌丝与 Ca^{2+} 分离状态,A·TCa 表示细肌丝与单个 Ca^{2+} 结合状态,A·TCa$_2$ 表示细肌丝与两个 Ca^{2+} 结合状态,所处概率分别为 q_0、q_1、q_2·k_0、k_{-0}、k_1、k_{-1} 为 Ca^{2+} 分别与 A·T,A·TCa 结合及分离的速率常数。

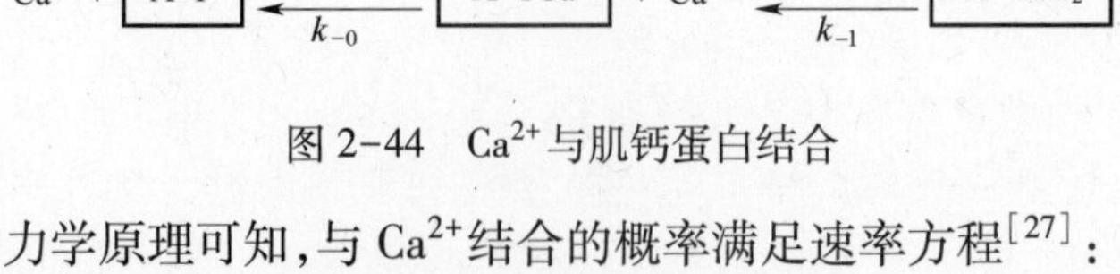

图 2-44 Ca^{2+} 与肌钙蛋白结合

由化学动力学原理可知,与 Ca^{2+} 结合的概率满足速率方程[27]:

$$\begin{cases} \dot{q}_1 = k_0[Ca^{2+}]_{sp}q_0 - k_{-0}q_1 \\ \dot{q}_2 = k_1[Ca^{2+}]_{sp}q_1 - k_{-1}q_2 \end{cases} \tag{2-74}$$

约束条件:

$$q_0 + q_1 + q_2 = 1 \qquad (2-75)$$

求解式(2-74)和式(2-75),稳态情况下细肌丝处于 $A \cdot TCa_2$ 状态的概率用 β 表示:

$$\beta = \frac{[Ca^{2+}]_{sp}^2}{[Ca^{2+}]_{sp}^2 + [Ca^{2+}]_{sp}k_{-1}/k_1 + k_{-0}k_{-1}/k_0 k_1} \qquad (2-76)$$

β 表示结合了两个 Ca^{2+} 的肌钙蛋白占总数的比例,来描述细肌丝的激活程度,它是 $[Ca^{2+}]_{sp}$ 的函数。由式(2-69)~式(2-73),已知动作电位频率可以计算 $[Ca^{2+}]_{sp}$,并由式(2-76)确定肌小节的激活程度。由此,我们建立了动作电位频率与肌小节激活程度之间的函数关系式。

2.2.4.2 肌小节收缩行为建模

肌小节收缩是分子马达在细肌丝上集体做功导致,本节主要分析动作电位对马达集体工作过程的影响,同时考虑了肌小节的被动属性。由上一节的建模过程,如图 2-45 所示,以一根粗肌丝、细肌丝、Z 线与 M 线组成半个肌小节为对象进行建模分析,粗肌丝上肌球蛋白马达数目为 n_0,细肌丝上两个结合位点之间距离为 L,马达一个工作周期具有 N 个化学状态($N=5$)。

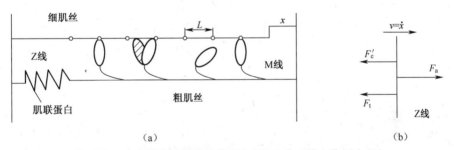

(a)   (b)

图 2-45 半个肌小节的简化模型(a)以及在 Z 线上作用力(b)

1. 肌小节中 Z 线的动力学方程

如图 2-45(b)所示,以肌小节中的 Z 线为对象,Z 线与细肌丝和肌联蛋白连接,细肌丝在向 M 线运动过程中受多个与之结合的分子马达作用,分子马达集体对 Z 线和细肌丝的主动力为 F_a;同时 Z 线压缩肌联蛋白,使之对 Z 线有弹性力 F_t;Z 线端面有负载力 F_e';在纳米尺度中,Z 线满足随机动力学方程:

$$m_z \ddot{x}(t) + \gamma_z \dot{x}(t) = F_a - F_t - F_e' + \sqrt{2\gamma_z k_B T}\varepsilon_d(t) \qquad (2-77)$$

式中:m_z、γ_z 分别为 Z 线的质量及阻尼系数,$\gamma_z = 6\pi\eta r_z$,η 为液体黏性系数,r_z 为 Z 线半径;k_B 为玻耳兹曼常数;T 为热力学温度;$\varepsilon_d(t)$ 为高斯白噪声。

根据 Z 线的几何尺寸,$m_z/\gamma_z \ll 1ns$,系统处于过阻尼溶液中,考虑纳米尺度下的尺寸效应,不计惯性项的影响,此外,相对于 Z 线的直径而言分子马达较大,与其他肌小节的 Z 线相连,受随机干扰较小,不计布朗力作用,式(2-77)简化为

$$\gamma_z \dot{x}(t) = F_a - F_t - F_e' \qquad (2-78)$$

2. 肌小节被动力

连接粗肌丝与Z线的弹性体是肌联蛋白(Titin),肌小节没有被激活的情况下,肌联蛋白可作为被动弹性体抵抗外负载保护肌肉。肌小节在不受激励情况下可用非线性黏弹性体进行描述,在Z线端面上的被动力包括阻尼力与弹性力:

$$F_p = A_z\sigma_t + \gamma_z\dot{x} = k_t\Delta x + \gamma_z\dot{x} \tag{2-79}$$

式中:A_z 为肌小节横截面积;σ_t 为肌联蛋白的非线性弹性应力;k_t 为肌联蛋白的弹性系数;Δx 为收缩量。

定义肌小节的被动应力:

$$\sigma_p = \sigma_t + 6\eta\dot{x}/r_z \tag{2-80}$$

3. 肌小节主动力

肌小节收缩产生的主动力是大量分子马达对被激活的细肌丝作用力,用 β 表示肌小节上细肌丝激活程度,根据统计力学特征,主动力计算式(2-58)修正为

$$F_a = \frac{A_z\alpha\beta n_0 k_c}{s}\int_0^L x\rho(x,t)\,dx \tag{2-81}$$

用 $\langle x \rangle = \int_0^L x\rho(x,t)\,dx$ 表示位移变量 x 的一阶矩,即粗肌丝的所有分子马达在细肌丝上的平均位移量,定义肌小节的主动应力为

$$\sigma_a = \frac{\alpha\beta n_0 k_c}{s}\langle x \rangle \tag{2-82}$$

根据非平衡统计力学原理,$\rho_i(x,t)$ 满足 Fokker-Planck 方程式(2-49)。

结合式(2-80)和式(2-82),肌小节主应力为

$$\sigma = \sigma_a - \sigma_p \tag{2-83}$$

它反映肌小节主动收缩与被动黏弹性特性。在已知分子马达和肌联蛋白弹性系数等参数情况下,主动力主要受负载力、$[ATP]$ 及 $[Ca^{2+}]_{sp}$ 影响。由于 $[Ca^{2+}]_{sp}$ 取决于动作电位频率,因此,当负载和 $[ATP]$ 一定时,肌小节收缩力主要由动作电位决定。

2.2.4.3 肌小节的串并联作用

1. 肌小节串联

由前所述,如图2-46所示,肌小节通过串联构成肌原纤维,而肌原纤维并行排列组成肌纤维。令肌纤维包含 m_p 根肌原纤维,单根肌原纤维包含 m_q 个肌小节。

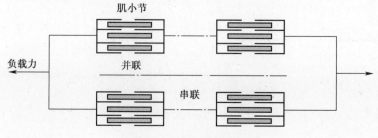

图 2-46 肌小节串并联

若肌原纤维上各个肌小节在静息状态下具有相同的长度、分子马达数目,各串联的肌小节在其端面传递应力相等:

$$\sigma_1 = \sigma_2 = \cdots = \sigma_g = \cdots = \sigma_{m_q} \tag{2-84}$$

（1）肌小节被动拉伸:肌小节没有被激活,主动力为零,作用在肌原纤维端面的负载力为 F'_e,则其中第 g 个肌小节的初始伸长量 $\Delta x_g = F'_e / k_t$,肌原纤维的总伸长量等于 $m_q \Delta x_g$,肌小节串联的总弹性刚度 $k_q = k_t / m_q$。

（2）肌小节主动收缩:当负载恒定、肌原纤维上肌小节均被激活情况下,肌联蛋白的压缩量是 Z 线相对于 M 线的位移量,在收缩稳定后第 g 个肌小节的收缩量 $\Delta x_g = (F_a - F'_e)/k_t$。肌原纤维的总收缩量为 $m_q \Delta x_g$,与肌小节数目成正比,因此 m_q 越多,总收缩量越大,相同时间内收缩速度也越大,但是肌小节串联不改变肌肉收缩力的大小。

2. 肌原纤维并联

肌原纤维并联,总应力应当等于各个肌原纤维上应力之和:

$$\sigma_T = \sum_{s=1}^{m_p} \sigma_s \tag{2-85}$$

（1）肌纤维被动拉伸:当负载、阻尼力相同时,肌联蛋白的拉伸量相同,并联使被动弹性刚度 $k_m = m_p k_t / m_q$。

（2）肌纤维主动收缩:当肌小节均被激活时,肌纤维收缩达到稳态后端面上的负载力 $F_e = m_p A_z \sigma_n$,肌原纤维并联使总输出力增大 m_p 倍,因此肌肉横截面积越大,所含肌原纤维数越多,则能够产生的收缩力也越大。

2.2.4.4 骨骼肌宏观力学模型过渡

为了更准确地描述骨骼肌宏观力学性质,将肌肉主动收缩与被动拉伸特性结合,同时考虑负载、[ATP]、动作电位在骨骼肌收缩中的作用。基于 Hill 模型的基本结构,骨骼肌模型简化结构如图 2-47 所示,模型主要包括两部分:①主动收缩单元由分子马达集体做功产生,用 F_a^m 表示主动力;②被动弹性单元主要是肌联蛋白及液体阻尼特性导致,用 F_p^m 表示被动力。

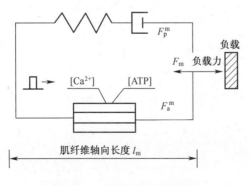

图 2-47　骨骼肌简化结构图

肌肉收缩有两种形式:等长收缩与等张收缩。收缩时肌肉长度保持不变而只有张力的增加称为等长收缩;收缩时只发生肌肉的缩短而张力保持不变称为等张收缩。肌肉的最大等长收缩力是指肌肉在长度不变的情况下,最大激活程度下可以产生的收缩力,主要由肌肉横截面积、分子马达头部弹性系数等因素决定。对于一块肌肉,当其包含的分子马达数目确定时,当肌肉被全部激活时,产生的最大等长收缩力用 F_{ma} 表示。

1. 肌肉收缩长度

肌纤维长度等于其中最长的肌原纤维长度,为肌小节长度串联之和 $l_{\text{m}} = \sum_{g=1}^{m_{\text{q}}} L_g$,收缩长度也是各肌小节收缩长度之和:

$$\Delta l_{\text{m}} = \Delta x_{\text{t}} = m_{\text{q}} \Delta x_g \tag{2-86}$$

2. 肌肉收缩速度

肌小节的收缩速度,即 Z 线相对于 M 线的平均速度:

$$v_s = \frac{\mathrm{d} < x(t) >}{\mathrm{d}t} = \frac{\mathrm{d}}{\mathrm{d}t} \frac{1}{n_0} \sum_{m=1}^{n_0} x_m(t) \tag{2-87}$$

肌小节收缩速度主要取决于分子马达对细肌丝做功的快慢。

骨骼肌收缩速度,即骨骼肌收缩量与肌肉收缩时间 Δt 比值,也等于各肌小节收缩速度之和:

$$v = \Delta l_{\text{m}} / \Delta t = m_{\text{q}} \Delta x_g / \Delta t = m_{\text{q}} v_{\text{s}} \tag{2-88}$$

骨骼肌收缩速度的影响因素有肌肉的类型、初始长度、$[\text{Ca}^{2+}]_{sp}$、$[\text{ATP}]$ 和负载力。

3. 肌肉收缩力

肌肉收缩力由主动力 F_{a}^{m} 与被动力 F_{p}^{m} 两部分构成,与负载力相等:

$$\begin{cases} F_{\text{m}} = F_{\text{a}}^{\text{m}} - F_{\text{p}}^{\text{m}} \\ F_{\text{a}}^{\text{m}} = \dfrac{A\alpha\beta n_0 k_{\text{c}}}{s} \displaystyle\int_0^L x\rho(x,t)\,\mathrm{d}x \\ F_{\text{p}}^{\text{m}} = k_{\text{m}}\Delta l_{\text{m}} + \gamma v \end{cases} \tag{2-89}$$

式中:A 为骨骼肌上所有肌纤维的生理横截面积;α 为粗肌丝与细肌丝的交叠程度,与骨骼肌初始长度相关,通常生理条件下人体骨骼肌静息长度为最佳长度 $\alpha = 1$;β 为肌肉激活程度,取决于肌浆中 $[\text{Ca}^{2+}]$,与动作电位频率相关;$\rho(x,t)$ 满足约束方程(2-49),与肌浆中 $[\text{ATP}]$ 及负载力相关;被动弹性单元的总弹性系数 $k_{\text{m}} = m_{\text{p}}k_{\text{t}}/m_{\text{q}}$;总黏性系数 $\gamma = 6\pi\eta r$,r 为肌肉横截面等效半径,满足 $A = \pi r^2$。

式(2-89)是骨骼肌 4M 模型的核心方程。

4. 肌肉收缩的输出功率

当有负载力作用情况下,肌肉收缩克服外力做功,其消耗的化学能转化为热量和机械功,肌肉收缩的输出功率是指肌肉收缩力与收缩速度的乘积:

$$W = F_m v \tag{2-90}$$

5. 肌腱的作用

人体肌肉通过肌腱与骨骼相连,肌腱不主动产生作用力,肌纤维的收缩力由肌腱传递给骨骼,根据肌肉的几何特征,考虑肌腱与肌纤维之间的夹角(佩恩角)ϕ,将肌肉模型进一步简化如下(图 2-48):

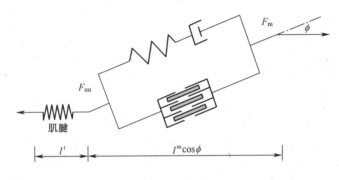

图 2-48　模型修正

肌纤维和肌腱的长度:

$$l^{mt} = l^t + l^m \cos\phi \tag{2-91}$$

式中:l^m 为沿肌纤维轴向的肌肉长度;l^t 为肌腱长度。

肌肉沿肌腱方向的作用力:

$$F^{mt} = F_m \cdot \cos\phi \tag{2-92}$$

综上所述,我们根据骨骼肌激活收缩动态过程建立了骨骼肌收缩力学模型,在已知肌肉物理及结构参数、[ATP]、外负载时,可以根据动作电位的频率特征计算肌肉力、收缩长度、收缩速度以及功率。在肌肉物理参数一定情况下,被动弹性力与肌肉长度变化量相关。由于[Ca^{2+}]主要受动作电位的刺激强度与频率影响,而动作电位的叠加表现为生理肌电(EMG)信号,通过分析 EMG 信号的强度与频率信息,可进一步构建 EMG 信号与肌肉收缩力之间的关系,从而可通过测量人体 EMG 信号来计算肌肉主动收缩力。

2.2.4.5　数值分析

由于一个运动神经元及其轴突所支配的肌纤维构成一个运动单位,该肌纤维受同一动作电位作用,具有相同的收缩特性,现以一个运动单元中肌纤维为例进行计算说明。令该肌纤维的面积为 1cm^2,长度为 5cm,主要参数如表 2-3 所列,参数来自于骨骼肌的生理学数据:

表 2-3　肌纤维特征参数[27,28]

k_0	k_{-0}	k_1	k_{-1}	f_m	k'	n_{ca}
1.77×10^{8}L/(mol·s)	1544s^{-1}	0.885× 10^{8}L/(mol·s)	17.1s^{-1}	280L/(mol·s)	0.32L/(mol·s)	2μmol/L

1. 动作电位与钙离子浓度关系

生理条件下，肌浆网中 $[Ca^{2+}]_{SR} \approx 1500 \mu mol/L$，而静息状态下 $[Ca^{2+}]_{sp} = 0.1 \mu mol/L$，单次动作电位持续时间 t_0 由运动神经元及肌纤维膜的性质决定，不同类型的肌肉持续时间将有所不同，取 $t_0 = 2ms$，动作电位的最大频率为 500Hz。由式 (2-69) 和式 (2-73) 计算单次动作电位作用下肌浆中 $[Ca^{2+}]$ 变化曲线如图 2-49 (a) 所示；当动作电位激活肌浆网，Ca^{2+} 通道被打开，Ca^{2+} 释放进入肌浆，其 $[Ca^{2+}]_{sp}$ 快速增加到峰值约为 $1.6 \mu mol/L$，当动作电位停止作用后，肌浆网上 Ca^{2+} 通道关闭，同时 Ca^{2+} 泵将肌浆中 Ca^{2+} 运送进入肌浆网，$[Ca^{2+}]_{sp}$ 逐渐减小，并缓慢减小到静息浓度值。对于不同类型的肌纤维，控制其收缩的运动神经元不同，动作电位的持续时间发生改变，肌纤维的最大激活频率会有所不同。因此，不同类型的肌肉极限激活频率不同。不同频率下的动作电位作用，$[Ca^{2+}]_{sp}$ 随时间的变化曲线如图 2-49 (b) 所示。当频率为 10Hz，1s 内动作电位作用 10 次，$[Ca^{2+}]$ 重复变化，由于在下一个电脉冲来到之间，$[Ca^{2+}]$ 已减小到静息值，浓度值与单次作用时的变化情况相同；当频率增大到 100Hz，此时由于 Ca^{2+} 通道在下一个动作电位来到前尚未关闭，因此，肌浆中 $[Ca^{2+}]$ 逐渐增加并出现融合，大小在 $2 \mu mol/L$ 附近上下波动；继续增加动作电位频率，当频率等于 200Hz，$[Ca^{2+}]$ 趋向于 $4 \mu mol/L$，上下波动幅度减小；当频率等于 500Hz，此时动作电位周期等于持续时间，肌浆网上的 Ca^{2+} 通道一直打开，$[Ca^{2+}]_{sp}$ 在很短时间内增加到最大值 $10 \mu mol/L$，并趋向饱和。因此，随着动作电位频率的增加肌浆中 $[Ca^{2+}]$ 从 $0.1 \mu mol/L$ 增大到 $10 \mu mol/L$，增大约 100 倍。人体生理上的 $[Ca^{2+}]$ 通常在 $0.1 \sim 10 \mu mol/L$ 之间变化[26]，这说明我们所选取物理参数是合理的。

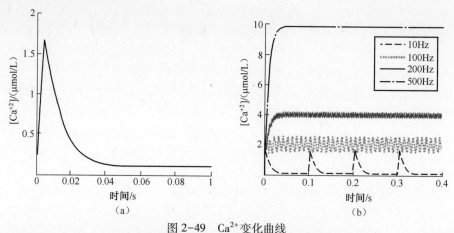

图 2-49 Ca^{2+} 变化曲线

(a)单个动作电位作用时；(b)不同频率动作电位作用时。

2. 动作电位与钙离子浓度关系

影响肌力的因素包括肌肉结构参数、$[ATP]$、外负载及动作电位，本文主要分析动作电位的主动收缩力的影响。由肌小节并联特性知，肌纤维产生的肌力与其面积成正比，Ikai 等人[30]通过实验测量人体单位面积肌肉的最大收缩力 $F_{max} \approx$ 30~100N/cm^2，1cm^2 的肌纤维包含的粗肌丝数约为 7.28×10^{10}，令端面的负载力 $F_e = 22N$，每个分子马达平均受 2pN 负载，此时肌纤维处于静息的最佳长度（$\alpha = 1$），计算最大主动力 $F_{max} \approx 56.4N$，处于实验数据范围内。以肌肉主动力与最大收缩力比值 F_a/F_{max} 为纵坐标，计算肌肉主动力与动作电位频率的变化趋势如图 2-50 所示。从图中看出，随着动作电位频率的增大主动收缩力逐渐增大，在低频阶段肌肉力的上升速度较快，当频率超过 100Hz 后，肌肉力的增速变缓，在高频阶段，即频率大于 400 Hz 后，收缩力趋向一最大值，此时肌纤维已处于最大激活状态，肌纤维中的所有分子马达均可以参与做功。另外，从图中可知频率与肌肉主动力变化曲线与 Sigmoid 函数类似，相关的试验证明将在随后展开。不同频率时肌纤维主动力随时间变化曲线如图 2-51 所示。频率为 1Hz 时，在 1s 内单个动作电位作用肌肉产生一次单收缩（twitch），其变化趋势与 [Ca^{2+}] 类似，肌肉力先增大到峰值后减小到零，不同的是肌肉力的上升时间持续约 50ms，而 [Ca^{2+}] 上升时间要快很多，这是由于 Ca^{2+} 与肌钙蛋白结合到分子马达开始工作并产生力需要消耗时间。当频率继续增大，肌肉力出现融合现象，这与文献[31]描述特征一致，因此，肌肉力等于所有单次动作电位产生单收缩力的叠加，当频率达到 500Hz 后，肌肉力也达到最大值，表现为强直收缩。

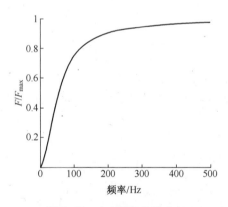

图 2-50 （a）肌肉主动力与
动作电位频率之间的关系

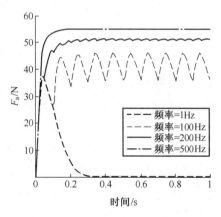

图 2-51 不同频率动作电位
作用时肌肉主动力变化曲线

3. 动作电位与收缩速度关系

本节主要讨论动作电位频率与收缩速度之间的关系。单个肌小节长度为 2.5μm，长度为 5cm 肌纤维包含 2×10^4 个肌小节，负载力 $F_e = 22N$，肌浆中 [ATP] = 10μM，计算动作电位频率与收缩速度之间变化情况如图 2-52 所示，动作电位频率逐渐增大时，收缩速度增加较快，在动作电位频率增加到 500Hz 后，速度不再增加并趋向稳定，大小约为 2.37cm/s。如图 2-53 所示，在频率都为 500Hz 时，改变负载力的大小，随着负载力逐渐增加，收缩速度在逐渐减小。当负载力大于 55N 后，收缩速度减小到零,说明此时负载力与肌肉主动收缩力达到平衡。

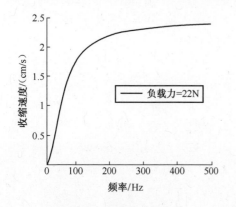 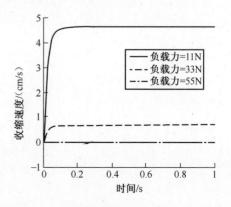

图 2-52　动作电位频率与　　　　　　　图 2-53　同一频率、不同负载作用时
　　　　收缩速度之间的关系　　　　　　　　　　收缩速度变化曲线

4. 输出功率与动作电位关系

输出功率与动作电位频率、负载力的三维曲面如图 2-54 所示,从图中可知,输出功率随着负载力的增加先增大后减小,负载力为 21N 时输出功率达到最大值,当负载达到肌纤维的最大主动力后,输出功率将减小到零,收缩速度减小到零。在相同负载情况下,动作电位频率增大,输出功率也逐渐增大,在高频段趋向稳定值,因此,增加刺激频率可提高肌肉的输出功率。由肌小节的串并联特性可知,较长的肌纤维收缩范围更大、速度更快,横截面积较大的肌肉产生主动收缩力也越大,所以肌肉的最大输出功率与体积成正比关系。这些特性在肌肉生理学实验上已经得到证实[32],也说明了我们理论建模方法的有效性。

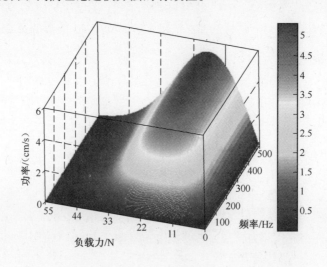

图 2-54　输出功率与动作电位频率、负载力之间的关系

5. 主动力与肌肉长度关系

考虑肌纤维主动力与长度关系,由肌小节对称性,系数 $\alpha = \exp\left[-(l-l_m)^2/l_m^2\chi^2\right]$,式中:$l_m$为肌肉收缩的最佳长度,生理条件下人体肌肉的最佳长度为肌肉静息长度;χ 为主动收缩力大小的倾斜程度,当肌肉长度 $l<l_m$ 时,粗肌丝与细肌丝之间产生重叠,使部分肌球蛋白不能和肌动蛋白结合,收缩力随着长度减小而减小,而当肌肉长度超过它的最佳长度 $l>l_m$ 时,收缩力也会随长度变化而逐渐减小。不同的激活程度 β,对应不同的最大等长收缩力,如图 2-55 所示。

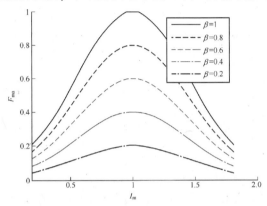

图 2-55 骨骼肌主动力与肌肉长度之间的关系

6. 被动力与肌肉长度关系

肌肉的被动弹性由肌联蛋白串并联结构刚度决定,可通过在肌肉未激活情况下,通过被动拉伸试验确定。文献[32]测量了肌小节上单个肌联蛋白长度与被动力之间关系,对于一块宏观肌肉而言,可根据肌肉长度及横截面积计算包含的肌小节个数及肌原纤维的数量,从而确定总被动弹性系数。以股直肌为例,其最佳长度为 8.4cm,面积为 13.9cm^2,计算出串联的肌小节数约 3.8×10^4,粗肌丝数量约 9.8×10^{12},拟合出被动力与肌肉长度关系如图 2-56 所示,随着肌肉被拉伸,其被动弹性力迅速上升,肌肉的被动拉伸时表现为超弹性。

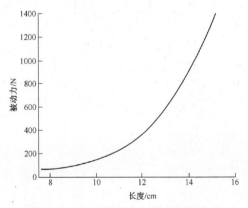

图 2-56 被动弹性力与肌肉长度关系

2.2.5 肌小节收缩的新型半唯象模型

一般而言,研究骨骼肌生物力学模型的目标可分为两方面。首先,模型应当针对实验现象和数据给出理论解释,例如前文所介绍的 Hill 模型、Huxley 模型以及布朗棘轮模型均属于此范畴。其次,模型需要为骨肌系统的生物力学或生物医学工程提供理论指导框架,例如运动、训练及康复[33-35]等领域。根据上述目标,一个理想的生物力学模型不仅要与实验相吻合,而且要适合于工程应用。前者被公认为对模型的最基本要求,因为一个模型必须首先拥有可接受的描述精度,而这也是本领域大部分研究的侧重点。

肌肉收缩是个高度复杂的化学-力学耦合过程,涵盖了从运动神经元产生动作电位,到肌浆 Ca^{2+} 释放,再到最终的粗细肌丝相对滑动的环节。由于这些环节的高度非线性特征,为了能够准确地复现相应的化学/力学响应,现有模型普遍采用了非线性框架与偏微分方程。例如,Markov 模型[36,37]已被广泛用于 Ca^{2+} 通道的开放概率分析,而非常细致的 Markov 模型也被应用到肌浆 Ca^{2+} 动态平衡以及 ECC 过程的描述[38]。另外,对主动元或分子马达运行动力学的探索一直是骨骼肌生物力学建模的关键点。目前,应用最广泛的是 Huxley 的横桥模型,虽然 2 态[39]、5 态[40]甚至 18 态[41]的横桥模型已被提出,但 Zahalak 等人[42]证明了 2 态模型可作为多态模型的逼近极限。已有模型不仅状态繁多且复杂,而且状态之间的跃迁还涉及关于时间与马达结合位置的偏微分方程。由于大多研究的重点都集中于描述精度,相关模型正变得越来越复杂并包含了众多内部变量与参数,且有相当一部分变量与参数既不可观,亦不可测。这种复杂性使得将上述模型应用于实际工程变得极为困难,因为在工程中经常需要快速预测、实时控制以及参数的自学习[43]。此外,工程模型更需要模型提供刺激信号与力学输出量(如力与长度)之间的动态传递关系,而这些量往往是仅有的可测量。然而,精准的多态模型在复现单个环节(例如从刺激信号到[Ca^{2+}])1s 内的响应就需要一台个人计算机消耗数分钟,进行数十亿次的迭代。可见,上述模型几乎不可能被用于动态力预测/估计或者主动式肢体康复中的外骨骼控制。况且,不可否认的是,即使是最细致的模型也无法精确描述一个环节所有的特性,因为生物系统具有很强的时变性与灵活性。譬如,对某块肌肉来说,几个收缩循环之后,由于疲劳或增强的作用,其模型参数将很快偏离初始值。并且,对参数重新进行非线性辨识也是一个耗时的过程。时至今日,改进模型的精度还必须以牺牲其工程价值为代价。

为了解决以上这个难题,基于机电学近似的思想,可用性更强的经验性模型[44-47]也已被提出。这些开创性的研究对于生物系统的机械抽象提供了重要灵感,然而有些模型在计算结构上仍然比较复杂,包含了过多参数;有些模型则可能完全忽略了生物学运行机理,使之成了纯粹的现象学上的近似。这导致了模型要么是准静态的,无法描述肌肉在不同收缩状态之间的自然转换,要么过于简化,精度无法令人满意。因此,一个高效、动态、综合的骨骼肌生物力学模型还有待建立。实际上,一个实用模型没有必要追求很高的绝对精度,因为即使是细致的生物物理学模型也很难做到。不过,一个能够胜任工程应用的模型必须要正确复现肌肉收缩的以下几方面:①激活动力学;②等负载收缩瞬态响应以及力-速度(F-v)关系;③肌肉收缩/拉伸对于分子马达力产生动力学的动态影响,以及长度控制模式下的动态响应,这是因为 Hill 模型的误差在肌肉运动的过程中达到最大值[48]。简而言之,模型必须与各种收缩状态下的基本实验事实,以及主动元与被动元的力学响应趋势相一致。

针对以上问题,下面将着重介绍一种全新的骨骼肌生物力学模型——半唯象模型(Semi-Phenomenological Model),此模型结合了传统生物物理学模型的精度与经验模型的实用性,并且具有精简的结构、高效性以及综合描述能力。

2.2.5.1 建模思想

目前,学界已公认一个“半肌小节”(Half-Sarcomere)可表达为一个主动元(AE)与几个被动元(PE)的结合[49],如图 2-57 所示。AE 表征了分子马达的集体运作,以及由电刺激引发的激活动力学;PE 包括肌联蛋白的非线性黏弹性(P_1)[50]以及胞浆的线性阻尼(P2)。在有些模型中,与 AE 串联的细肌丝的弹性也被纳入了考虑范围[49,51,52],而在半唯象模型中,由 Huxley 所给出的建议[53],与其他元素相比,细肌丝被认为是刚性的。由于肌小节本身的质量可忽略不计[54],所测得的外力(F_{ext}),即肌肉的合力,总是主动力(F_a)与被动力(F_p)之和:

$$F_{ext} = F_a + F_p \qquad (2-93)$$

1. 主动元

为了全面地描述肌肉特性,AE 的运行涵盖了两个方面:激活程度(β)的动力学,以及在粗细肌丝相对滑动影响下的分子马达力产生动力学。为方便实际应用时的参数调整,模型中所涉及的力被统一表达为归一化形式(与最佳/松弛肌小节长度下强直收缩力的比值)。与文献[55]中的推导类似,AE 的收缩力可以被定义为

$$F_a = \beta G(L)(1 + \delta) \qquad (2-94)$$

式中:$G(L)$ 为强直收缩力与半肌小节长度(L)之间的关系,在不同 L 下力的范围为 0~1,其具体表达为[56]

$$G(L) = \begin{cases} 3.846L - 2.404, & 0.625 \leqslant L < 0.833 \\ 1.197L - 0.197, & 0.833 \leqslant L < 1 \\ 1, & 1 \leqslant L < 1.187 \\ -1.371L + 2.628, & 1.187 \leqslant L \leqslant 1.916 \\ 0, & \text{其他} \end{cases}$$

$G(L)$ 与 L 的关系如图 2-58 所示。δ 为强直状态及松弛长度下,由肌小节收缩或拉伸引发的主动力 F_a 的涨落。

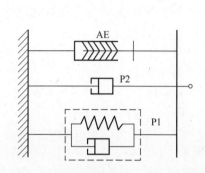

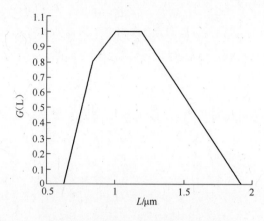

图 2-57　半唯象模型中半肌小节的机械近似　　图 2-58　函数 $G(L)$ 与长度 L 的关系

（1）激活动力学

从生物物理学的角度看,半肌小节的激活程度表征了与细肌丝结合后参与做功的分子马达的比例。激活程度的影响因素有很多,例如胞内钙动力学以及[ATP]。不过,在半唯象模型中[ATP]的影响被忽略,因为此模型目前尚不考虑肌肉疲劳或长期变化等情形。因此,根据式(2-94),β 实际上描述了松弛长度下的等长收缩力随刺激强度(f)的变化特性,而 f 则代表了半肌小节上动作电位的频率。β 与 f 均被定义为 0~1 之间的归一化量,且当半肌小节处于强直状态时 $\beta = 1$,而 f 是当前刺激频率与动作电位最大发放频率的比值。所以,β 的动力学表征了 ECC 过程,并且可由肌纤维在等长条件下的瞬态力产生过程来反映。激活动力学展现出了明显的 2 阶系统的特性,如图 2-59 所示。虽然在人工电刺激序列下肌纤维的瞬态力响应呈现出锯齿形特征(特别在低频时),半唯象模型更加侧重于其平均的趋势(虚线),因为在肌肉的大量肌纤维自发激活的情况下,平滑的趋势具有实际的工程意义[57]。还有一个重要特征是,最大力,或饱和的 β(β_{st})与刺激频率的关系并非是线形的,而可以用一个指数函数来拟合(图 2-60):

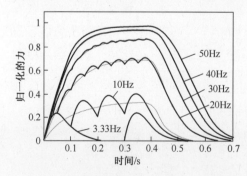

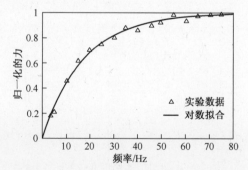

图 2-59　不同频率的 FES 刺激下一块肌肉　　图 2-60　刺激频率与稳态等长收缩力的关系(此处
　　　　　的力产生与放松瞬态响应　　　　　　　　　拟合参数 p 为 5.77,实验曲线修改自文献[95])

$$\beta_{st} = 1 - \exp(-pf) \tag{2-95}$$

式中:p 为拟合参数。基于上述特征,激活动力学可由一个质量-弹簧-阻尼系统来模拟(图 2-61),系统的输入"力"$P(f)$ 由式(2-95)的平衡条件(质量的稳态位置)来决定,在此架构下,β 由质量的位移来表征。所以,$P(f)$ 的形式为

$$P(f) = k_1[1 - \exp(-pf)] \tag{2-96}$$

式中:k_1 为弹簧的刚度,图 2-61 所示系统的传递函数为

$$TF_1 = \frac{Bet}{pf} = \frac{1/m}{s^2 + (b_1/m)s + k_1/m} \tag{2-97}$$

式中:b_1 为阻尼系数。若结合式(2-96)与式(2-97),当 $P(f)$ 为阶跃输入时,Bet 可表达为

$$Bet = [1 - \exp(-pf)]\frac{K_1}{s^2 + B_1 s + K_1} \cdot \frac{1}{s} \tag{2-98}$$

式中:$K_1 = k_1/m$;$B_1 = b_1/m$。

可见,在上述 2 阶系统中只有两个参数(K_1 与 B_1)需要被辨识。根据式(2-98),在某个 f 阶跃下 β 的瞬态响应可写为

$$\beta(t) = [1 - \exp(-pf)] \cdot \left[1 + \frac{T_1}{T_2 - T_1}\exp\left(-\frac{t}{T_1}\right) + \frac{T_2}{T_1 - T_2}\exp\left(-\frac{t}{T_2}\right)\right]$$

$$\tag{2-99}$$

式中:$T_1 = 1/\left[\omega_n(\xi - \sqrt{\xi^2 - 1})\right]$,$T_2 = 1/\left[\omega_n(\xi + \sqrt{\xi^2 - 1})\right]$,$\omega_n = \sqrt{K_1}$,$\xi = B_1/(2\sqrt{K_1})$。$T_1$ 与 T_2(或 ξ 与 ω_n)的辨识等价于辨识 K_1 与 B_1,并且只要式(2-95)中的 p 已知,就可使用任一 f 下的实验数据完成辨识过程。一般而言,在失活(刺激撤消)或 β 下降的过程中系统的参数会有所不同,但为简单起见,本书中假设这些参数与激活时相同。

(2)速度影响下 AE 的力产生动力学

AE 的力产生动力学主要是指分子马达平均力在肌小节收缩或拉伸作用下的涨落。一个真正动态的骨骼肌生物力学模型必须能够复现或预测力控制模式下的瞬态速度或瞬态长度变化,这种模式类似于用来确定肌肉力-速度关系的力阶跃实验。在这种情形下,一根肌纤维首先在等长条件下被强直激活,直到达到稳态力 F_0。之后,系统阶跃到一个较小的力 $\eta F_0(\eta < 1)$,并且一直维持这个力。通过监测肌纤维的长度变化,与此力对应的稳态速度可以被确定。已有的研究大多从力学-化学耦合的角度出发[40,58],对分子马达进行生物物理学建模,AE 的力产生动力学则被描述为马达颈部弹性变形的变化,这种变化决定了单个分子马达所产生的力。颈部的弹性变形一般由马达从平衡位置结合至细肌丝上的偏移量 x 的概率密度来描述(结合态)。对多态模型而言,其他状态与 Lymn-泰勒循环[59]相对应。之前提到,2 态模型是多态模型的逼近极限[42],因此,可用 2 态模型作为一个典型示例,如图 2-62 所示。状态 $P(x, t)$ 代表一个马达在时间 t 结合至 x 的概率密度,另一个状态 $D(x, t)$ 代表马达脱离的概率密度,因此有

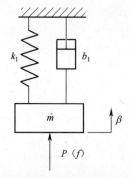

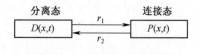

图 2-61　激活动力学的 2 阶系统近似　　　　图 2-62　2 态横桥模型的范式

$$\begin{cases} D(x,t) = 1 - P(x,t) \\ \left.\dfrac{\partial P(x,t)}{\partial t}\right|_x = r_1 - (r_2 + r_1)P(x,t) - v\left.\dfrac{\partial P(x,t)}{\partial x}\right|_t \end{cases} \quad (2\text{-}100)$$

式中：r_1、r_2 分别为马达在脱离态与结合态之间的前向与逆向跃迁速率；v 为粗细肌丝的相对滑移速度（收缩为负）。

与式（2-94）类似，AE 的力（F_{AE}）可写为

$$F_{AE} = \beta G(L)N_0\left[\frac{1}{R}\int_R P(x,t)(k_m x)\,\mathrm{d}x\right] \quad (2\text{-}101)$$

式中：N_0 为可做功的马达总数量；k_m 为结合态马达的刚度。注意此处 F_{AE} 的量纲为力，x 的允许变化范围由 R 表示。在式（2-101）中，括号里最后一项表示了一个马达的平均力，这个力由结合位置的平均值 $\bar{x}$ 决定，因为 k_m 可认为是一个常数。

$$\bar{x} = \frac{1}{R}\int_R P(x,t)x\,\mathrm{d}x \quad (2\text{-}102)$$

在这类模型中，另一个重要问题是跃迁速率的形式，而其定义往往非常灵活与多样。但是，根据玻尔兹曼定律，一个共识是 r_1 应随着 x 的增大而减小，而且相对于平衡位置，一般是非对称的，即马达更容易向前结合。所以，在等长条件下，$P(x,t)$ 经常是钟形分布的，如图 2-63 所示。由此，根据式（2-100）与式（2-102）所表达的微分方程形式，当速度 v 存在时，等效的效果是 $P(x,t)$ 将向前（$v > 0$）或向后（$v < 0$）偏移（图 2-63），导致马达的平均变形量增大或减小，而当 v 变为零后 $P(x,t)$ 的形状也恢复。结合式（2-101）与式（2-102），若记强直状态下的平均变形量为 $\bar{x}_0$，则在松弛长度下完全激活的 AE 的力（归一化）为

$$\frac{\bar{x}}{\bar{x}_0} = \frac{\bar{x}_0 + (\bar{x} - \bar{x}_0)}{\bar{x}_0} = 1 + \delta \quad (2\text{-}103)$$

显然，式（2-103）与式（2-94）完全吻合。通过强直阶跃放松或拉伸试验，Huxley 与 Simons[5] 认为由两个串联结构元组成：一个弹性元与一个黏弹性元。通过正弦分析，Palmer 等人[85] 进一步提出当 AE 完全激活时，其力学特性可描述为一个串联弹簧阻尼系统（图 2-64）。在工程中，实际上不需要考虑分子马达的快速自调整过

程(弱结合态与强结合态之间的转换),因而,在滑移速度 v 作用下 δ 的动力学可由图 2-64 所示的系统来描述。此 1 阶系统的传递函数为

$$TF_2 = \frac{\Delta}{V_v} = \frac{1}{s + k_2/b_2} = \frac{1}{s + 1/\tau} \tag{2-104}$$

式中:k_2,b_2 分别为刚度与阻尼;τ 为时间常数。可见,在实际应用时只需要辨识参数 τ。式(2-104)所表达的系统本质上是线性的,然而根据 Hill 方程,当收缩时,肌肉的力-速度关系是双曲的,而在拉伸时可认为是指数的(图 2-65):

$$\begin{cases} (F_{\text{ext}} + a)(V + b) = (1 + a)b, & V \leqslant 0 \\ F_{\text{ext}} = 1 + A[1 - \exp(-qV)], & V > 0 \end{cases} \tag{2-105}$$

式中:a,b,A,与 q 均为拟合参数;V 为半肌小节速度。式(2-105)描述了肌小节在松弛长度与强直状态下等速收缩或拉伸时的情形。

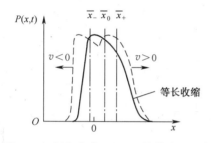

图 2-63　概率密度 $P(x, t)$ 的偏移以及在不同速度下分子马达的平均形变量

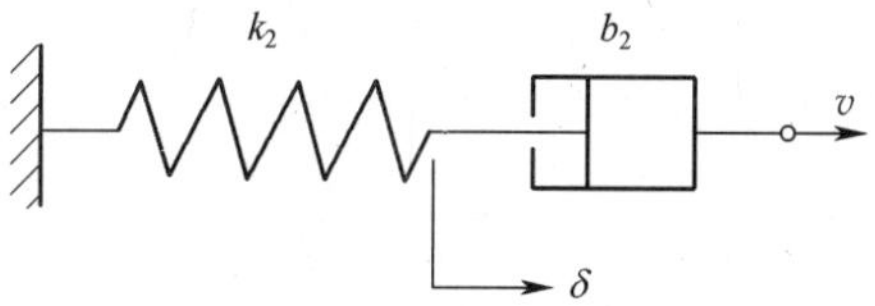

图 2-64　AE 力涨落动力学的机械抽象

如前所述,这些关系一般通过对肌纤维进行负载力阶跃放松试验来得到。所以,为令上述线性框架与试验结果相吻合,定义测得的半肌小节速度为外部速度(V),相应地,图 2-64 中的滑行(输入)速度 v 为内部速度。这意味着根据稳态条件下的力-速度关系,V 与 v 之间需要一个转换。然而,根据图 2-57 所示的全局力学框架,在肌小节主动等速收缩时,会有黏性阻尼力的作用。虽然某些已有模型[52]将此力忽略,但这却是肌纤维空载或最大收缩速度的重要限制因素[50]。因为半唯象模型需要兼容空载收缩模式,因此必须考虑这个阻尼力。不失一般性,可以认为在主动收缩时,阻尼力与 V 线性相关,而当肌肉被拉伸时,此力可忽略不计。这是因为在主动拉伸试验中,当 V 很大时[54],所测得的力趋于恒定,故阻尼 F_v 力可被写为

$$F_v = \begin{cases} b_c V, & V \leqslant 0 \\ 0, & V > 0 \end{cases} \tag{2-106}$$

式中:b_c 为阻尼系数。另外,值得注意的是当肌小节处于最佳长度时,P1 的黏弹性力不起作用[28]。因此,在等速条件下有

$$F_{\text{ext}} = F_a + F_v \tag{2-107}$$

将式(2-107)与式(2-94)代入式(2-105),并结合图 2-64 系统的稳态条件 $\delta = v\tau$,从 V 到 v 的转换可记为

$$\begin{cases} v = \dfrac{1}{\tau}\left[(1+a)\left(\dfrac{b}{V+b}-1\right)-b_cV\right], & V \leqslant 0 \\[3mm] v = \dfrac{A}{\tau_1}[1-\exp(-qV)], & V > 0 \end{cases} \tag{2-108}$$

式中:τ_1为式(2-104)中肌肉被拉伸时的时间常数,一般小于收缩时的时间常数 $\tau^{[60]}$。为方便应用,模型中所有的速度均以 μm/s 为单位。

在不同的激活程度或胞浆[Ca^{2+}]下,许多研究[61,62]认为力-速度关系以一种近似线形的方式变化,即 β 作为力-速度曲线的缩放因子,如图 2-65 所示。此外,这些研究表明最大收缩速度随 β 的减小而降低。根据式(2-104),使 F_a 为零的内部收缩速度在不同的 β 下均相等(图 2-65,虚线),而由于阻尼力的作用,所测得的空载收缩速度($F_{ext}=0$)的确与 β 呈正相关关系(图 2-65,实线)。此外,当 β 降为零,F_a 也将消失,则肌小节的力学特性自然转变为纯被动模式。

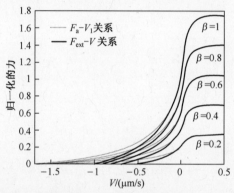

图 2-65 不同激活程度下的 $F_a - V$ 关系与 $F_{ext} - V$ 关系

(在 $\beta = 1$ 时所涉及参数为:$a = 0.333, b = -0.333, A = 0.75, q = 15, b_c = 0.1$)

2. 被动元

被动元由 P1 与 P2 组成(图 2-57),且前一节已阐明了 P2 的力学特性。对于 P1,其显著的非线性黏弹性特征已被放松状态下的正弦拉伸试验所证实[24]。Meyer 等人[63]提出了针对整条肌纤维被动特性的三元伪塑性模型。然而,由于 P1 不包括 AE 的黏弹性,半唯象模型采用了 Denoth 等人[54]提出的更为简单的并联肌联蛋白被动力范式:

$$F_{ve} = f_1(L)f_2(V) \tag{2-109}$$

$$f_1(L) = \begin{cases} 0, & L < L_0 \\ c_1(L-L_0), & L_0 \leqslant L \leqslant L_1 \\ c_1(L-L_0)+c_2(L-L_1)^3, & L > L_1 \end{cases} \tag{2-110}$$

$$f_2(V) = \dfrac{2}{\pi}\arctan(c_3V)+1 \tag{2-111}$$

式中:$f_1(L)$为肌联蛋白的非线性弹性响应;c_1, c_2 与 L_1 均为拟合参数;L_0 为半肌小节的松弛长度($1.1\mu m$)，非线性函数$f_2(L)$表征了肌联蛋白的黏性特性；c_3为拟合参数。式(2-109)很好地描述了在被动正弦拉伸-放松循环下肌小节的滞后响应，如图2-66所示。由此，在任意条件下，总被动力为

$$F_p = F_v + F_{ve} \qquad (2-112)$$

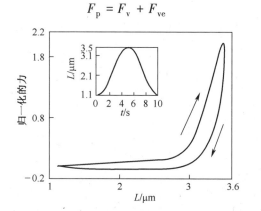

图 2-66　在正弦长度变化下 P1 的黏弹性力
（所涉及参数为 $c_1 = 0.04, c_2 = 2.4, c_3 = 2, L_1 = 2.6$）

2.2.5.2　数值仿真与参数

仿真时间步长设为1×10^{-6}s，这对于康复训练中的外骨骼控制等应用已经足够小。利用4阶龙格-库塔方法来求解如式(2-97)与式(2-104)的微分方程。容易验证半唯象模型是全局稳定的，因为激活动力学以及 AE 的力产生动力学是通过线性框架来建模的，而且所有的输入(f, L, V, F_{ext})都是有限值。仿真中涉及的所有参数值列于表2-4，这些参数均由相关的试验数据拟合而来。详细的参数辨识过程将在后面进行讨论。

表 2-4　模型参数值

参　数	参数值	参　数	参数值
p	5.77	K_1	1132.75
B_1/s	79.55	τ/ms	15.3
τ_1/ms	7.6	a	0.33
$b/(\mu m/s)$	-0.33	A	0.75
$q/(s/\mu m)$	15	$b_c/(s/\mu m)$	0.1
$c_1/\mu m^{-1}$	0.04	$c_2/\mu m^{-3}$	2.4
$c_3/\mu m^{-1}$	2.6		

1. 等长收缩力响应

在不同刺激强度的阶跃输入下，瞬态等长收缩力的仿真结果如图2-67所示。此处，所涉及参数是由图2-59中所示50Hz刺激下的数据拟合，而根据图2-60，令

$f = 1$ 的最大刺激频率被设为 80Hz。辨识得到的 K_1 与 B_1 列于表 2-4 中。由图 2-67 可见,在肌肉力上升的阶段,所预测的瞬态力与实验数据吻合得很好,然而,当刺激停止时,在激活程度下降的阶段,仿真结果与实验结果出现了明显的偏差,特别是当 f 很大时。这是因为模型简化假设了失活与激活时的时间常数相同,并且不依赖于刺激强度。实际上,准确的失活动力学参数也能容易地由等长收缩试验辨识。在这个仿真中,产生一个数据点耗时约 0.58μs。

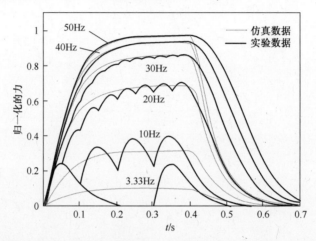

图 2-67 等长条件下的收缩力瞬态响应(电刺激在初始时刻施加,在 0.4s 时停止)

2. 等张收缩力响应与力-速度关系

为了深入考察半唯象模型的预测能力,对确定 F-V 关系的负载阶跃实验进行仿真。首先,由慢收缩型肌纤维的实验数据[64],假设一个 Hill 型的 F_{ext}-V 曲线(图 2-65)。接着,外部速度 V 可由式(2-93)与式(2-112)所描述的瞬时力平衡条件算得,并且对 F_{ext} 施加并维持一个阶跃,则 F_a 的变化可由式(2-104)计算,注意内部速度 v 可用所得的 V 以式(2-108)来算得。所以,V 与 F_a 的数值是以迭代的方式来计算的,初始条件假设为半肌小节处于松弛长度,并且 $F_{ext} = F_a = 1, \beta \equiv 1$。式(2-104)中的时间常数 τ_1 与 τ 是根据等速收缩与拉伸实验所得的力瞬态数据确定[60]。在仿真时,假设 $V = -1μm/s$,并且稳态的 δ 值从等长最大力状态减小 98% 所需的时间为 60ms。此外,当 V 为正时,假设 $\tau_1 = 0.5\tau$。图 2-68 展示了半肌小节的阶跃力从 -0 变化到 0.9 时其长度的瞬态响应,图 2-69 显示了仿真所得的稳态 F_{ext}-V 关系以及相应的实验数据。所得的长度瞬态响应与实验数据[39]以及分子马达 2 态模型的理论结果[98]一致。图 2-69 表明,除了在很小的 F_{ext} 下(如 0.1 或 0),仿真所得的力-速度曲线与实验结果吻合得很好,而相关的偏差是因为在很快的收缩速度下,肌小节的长度很快便离开了最佳范围,并进入到力-长度关系的递增分支(图 2-58)。这意味着在接近空载速度下,很难精确地测量力-速度关系,而这种偏差对于实验数据与理论拟合来说的确非常普遍。上述仿真中单次迭代所需时间约为 3.83μs。

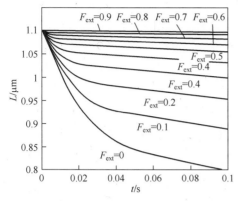

图 2-68　在不同力阶跃的等负载收缩模式下，
半肌小节的长度瞬态响应

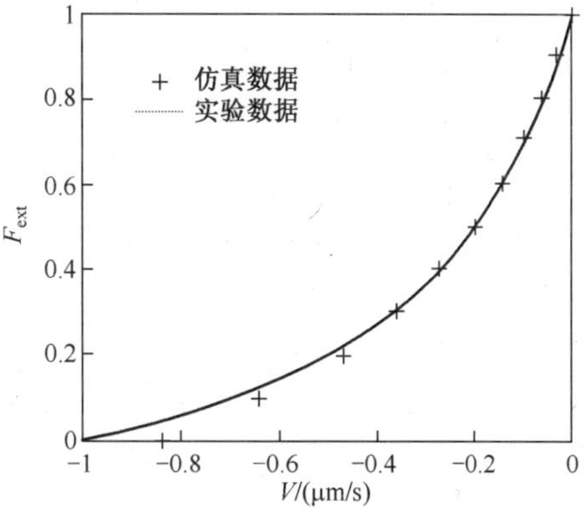

图 2-69　仿真与实验的 F_{ext}-V 关系的比较

3. 激活过程中的阶跃长度响应

为了验证半唯象模型的数值稳定性，采用与文献[51]中类似的方法，在肌小节等长收缩力上升的阶段施加一系列的收缩事件。在松弛长度下，肌小节在 $t=0$ 时被强直激活，到 $t=0.15s$ 时以 $1\mu m/s$ 的速度被拉伸10ms；而后，半肌小节回到等长状态；当 $t=0.25s$ 时，以 $-0.3\mu m/s$ 的速度被放松30ms，并再度回到等长状态。刺激信号在 $t=0.4s$ 时停止。仿真涉及式(2-97)与式(2-104)。值得注意的是，在所规定的长度变化范围内，力-长度关系一直处于最优段，即函数 $G(L)$ 恒为1。预测得到的瞬态力如图 2-70 所示，力变化的关键趋势与 Hatze[51] 所提出的肌肉控制模型所产生的结果一致，但存在几处明显的偏差。在施加拉伸或放松之后，半唯象模型所预测的恢复过程更快，并且当刺激撤销后，力的下降过程也更快。这种不同主要是源自失活与激活时间常数相同的假设，并且半唯象模型与 Hatze 的肌肉控制模型对于速度影响下的力产生动力学建模架构及参数均有所区别。然而，在

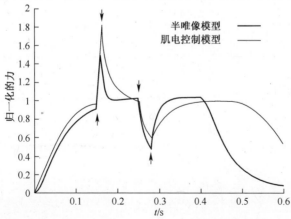

图 2-70　预测得到的瞬态力(激活过程中，半肌小节在连续等速拉伸与放松下的力响应；
箭头标示了长度变化事件的开始与结束；实验数据曲线修改自文献[25])

实际预测应用中,通过参数的调整,两种模型有异曲同工的效果,不过显然半唯象模型的计算架构更为简单。上述仿真中,单次迭代耗时约 $0.69\mu s$。

4. 爆发式激活下的周期性收缩响应

从生理学角度出发,在动物界最普遍的运动形式是肢体的往返运动,例如奔跑(腿)、游动(鳍)、飞翔(翅)。因此,在周期性刺激下的循环收缩行为是肌肉的重要行为之一,而对哺乳动物来说,这类刺激往往是动作电位的爆发式放电。上述收缩形式的机械功输出特性已被广泛研究[67],并且研究表明肌肉功率输出的影响因素复杂,例如,循环收缩频率、往返幅值以及刺激施加的时机。为了进一步测试半唯象模型的有效性及鲁棒性,可以尝试复现在周期性刺激及正弦长度变化下的力响应,并考察所形成的力-长度周期轨是否与实验结果一致。因为在此情况下,所有参数(f,β,F_{ext},L,V)均在动态变化,此仿真可认为是更加综合的模型验证。

长度变化的频率固定为 1Hz,往返幅值设为 $4\% L_0(0.044\ \mu m)$,确保幅值落在实验所用的合理区间内($2.3\% \sim 7.3\%$)[68]。周期性的爆发式刺激由方波序列 f 来模拟(单位脉冲高度,脉宽 100ms)。此脉冲对应于每次爆发 3 ~ 4 个动作电位,这对于哺乳动物肌肉的往返收缩行为来说是合理的。定义:刺激相角 P_S 为最大激活程度时刻与最大肌小节长度的时刻之间的延时与总往返周期的比值,单位为%。图 2-71(a)展示了在 $P_S = 10.4\%$ 的刺激序列下,半肌小节的力与激活程度的响应;图 2-71(b)则显示了几个不同 P_S 下的力-长度轨迹。值得注意的是,对每个P_S,为了令轨道稳定收敛,使用了 5 个刺激周期。当刺激相角变化时,轨道结构的变

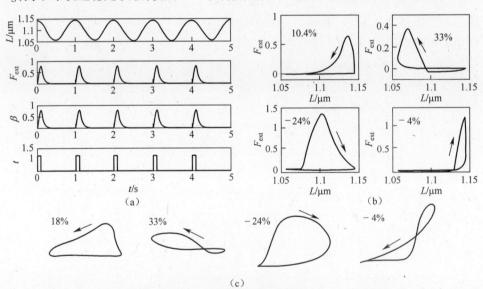

图 2-71 周期性收缩行为仿真

(a) 刺激相角为 10.4% 时,在 5 个刺激周期下变量 f、β、F_{ext} 与 L 的瞬态响应;

(b) 刺激相角分别为 10.4%、33%、-24% 与 -4% 时的力-长度轨迹;

(c) 刺激相角分别为 18%、33%、-24% 与 -4% 时的实验力-长度轨迹,修改自文献[66]。

化趋势以及关键特征均与实验结果一致(图 2-71(c)),而具体形状的差别则是由于肌肉类型或参数的不同,因为文献[66]中用的是昆虫肌肉。上述仿真中,单次迭代所需时间为 0.73μs。

2.2.5.3 半唯象模型的应用价值

半唯象模型是基于基本的实验事实与相关的生物物理学原则,因此其正确性得以保证。由于作了机械元素近似处理,在仔细辨识动力学参数后,模型既精确又高效。如前所述,模型由几个不高于 2 阶的动力学方程构成,且不包含任何偏微分方程或复杂积分,因此具有非常精简的计算结构。所有参数均可由肌肉的标准生物力学实验来辨识,即不涉及到任何的不可测量。

若考察在不同收缩模式下的模型迭代时间,则可发现要产生 1μs 的力学响应,所需时间不会超过 4μs,而在实际的骨骼肌生物力学/生物医学应用中,对运动预测来说,数百微秒甚至数毫秒的时间步长就已足够,因为工业控制计算机的伺服周期约为 400μs,而个人计算机的伺服周期则在毫秒级。因此,半唯象模型完全能够胜任实时工程应用。此外,模型的控制学结构也很容易被定义,如图 2-72 所示(力控制模式)。可见其控制学结构亦非常精简,适合于工程实践。

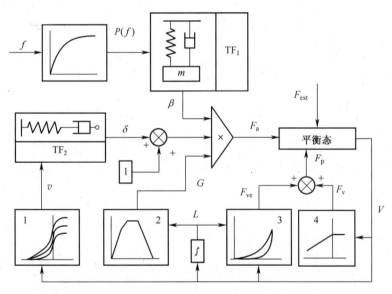

图 2-72　力控制模式下的半唯象模型的控制学结构
1—力-速度关系;2—力-长度关系;3—肌联蛋白的被动力以及胞浆的阻尼力。

虽然本书中是以半肌小节作为建模对象,但实际上半唯象模型可以被推广到更大尺度肌肉行为的描述,只是表 2-4 中的参数需要重新辨识。然而,在将模型扩展到整块肌肉时需要谨慎,因为所描述的肌肉可能是有翼的,并且往往是各向异性与不均匀,而肌小节则一般被当作 1 维系统来处理。因此,在这种情况下,半唯象模型不能直接应用,而应将其嵌入到有限元系统或与张量分析相结合,以便解决诸

91

如肌肉曲率、压缩或拉伸等问题。这意味着模型能够直接应用的大尺度情形仅限于离体实验或者在体单翼肌肉。另外，值得注意的是，当半唯象模型被用于整块肌肉时，刺激强度 f 将具有比动作电位频率更加丰富的含义，它将表征所有相关的运动单元的激活能量，而这往往对应于 EMG 信号的功率[67]。与此类似，其他参数也将具有统计学意义，因为不同类型的肌纤维以及大量具有不同力容量的半肌小节将混合在一起。所以，模型实际上为描述肌小节的动力学元素提供了一个基本的理论框架。虽然模型并非适用于所有动物，但可以认为对哺乳动物来说是通用的，因其快/慢收缩肌的结构、激活与收缩机制几乎相同。在具体动力学特性上，最大的不同应源自于时间常数与响应的幅值，而这都可以通过对模型参数的仔细辨识与调整来复现。综上所述，半唯象模型不仅能满足实时工程应用的需求，而且其精简、参数少以及辨识过程简单的特性还使其非常适合于肌肉力预测或力控制中的模型自适应研究。

参 考 文 献

[1] Hill A V. The heat of shortening and the dynamic constants of muscle[J]. Proc. R. Soc. Lond. B, 1938, 126:136-195.

[2] Zajac F E. Muscle and tendon: properties, models, scaling, and application to biomechanics and motor control[J]. Crit Rev Biomed Eng, 1989, 17:359-411.

[3] Huxley H E, Hanson J. Changes in the cross-striations of muscle during contractions and stretch and their structural interpretation[J]. Nature, 1954, 173: 973-976.

[4] Huxley A F. Muscle structure and theories of contraction[J]. Prog in Biophys and Biophys Chem, 1957,7:255-318.

[5] Huxley A F, Simmons R M. Proposed mechanism of force generation in striated muscle[J]. Nature,1971. 233:533-538.

[6] Uyeda T Q, Abramson P D, Spudich J A. The neck region of the myosin motor domain acts as a lever arm to generate movement[J]. Proc Natl . Acad. Sci. USA, 1996, 93: 4459-4464.

[7] Piazzesi G, Reconditi M, Linari M, et al. Mechanism of force generation by myosin heads in skeletal muscle[J]. Nature, 2002, 415:659-662.

[8] Hernandez-Gascon B, Grasa J, Calvo B, et al. A 3d electro-mechanical continuum model for simulating skeletal muscle contraction[J]. Journal of theoretical biology, 2013, 335: 108-118.

[9] MacIntosh B R, Gardiner P F, McComas A J. 骨骼肌结构与功能[M]. 余志斌,李全,徐彭涛, 等译. 西安:第四军医大学出版社, 2010.

[10] Toyoshima C, Nakasako M, Nomura H, et al. Crystal structure of the calcium pump of sarcoplasmic reticulum at 2. 6 Å resolution[J]. Nature, 2000, 405: 647-655.

[11] Yin C C, D'Cruz L G, Lai F A. Ryanodine receptor arrays: not just a pretty pattern[J]. Cell, 2008, 18: 149-156.

[12] Stern M D, Pizzaro G, Rios E. Local control model of excitation-contraction coupling in skeletal muscle[J]. J Gen Physiol, 1997, 110: 415-440.

[13] Cannel M B, Allen D G. Model of calcium movements during activation in the sarcomere of frog skeletal muscle[J]. Biophys J, 1984, 45: 913-925.

[14] Stuyvers B D, McCulloch A D, Guo J, et al. Effect of stimulation rate, sarcomere length and Ca^{2+} on force generation by mouse cardiac muscle[J]. J Physiol, 2002, 544.3: 817-830.

[15] Edwards R H T, Hill D K, Jones D A. Fatigue of long duration in human skeletal muscle after exercise[J]. J Physiol, 1977, 272: 769-778.

[16] Kandel E R, Schwartz J H, Jessell T M. Principles of neural science[M]. fourth edition. New York: Elsevier, 2000.

[17] Anthony L F, Erickson H P, Rousseau E, et al. Purification and reconstitution of the calcium release channel from skeletal muscle[J]. Nature, 1988, 331: 315-319.

[18] Fortune E, Lowery M M. Effect of extracellular potassium accumulation on muscle fiber conduction velocity: A simulation study[J]. Ann Biomed Eng, 2009, 37(10): 2105-2117.

[19] Piitulainen H, Botter A, Merletti R, et al. Muscle fiber conduction velocity is more affected after eccentric than concentric exercise[J]. Euro J App Physiol, 2010, 111(2): 261-273.

[20] Jayasinghe I D, Cannell M B, Soeller C. Organization of ryanodine receptors, transverse tubules, and sodium-calcium exchanger in rat myocytes[J]. Biophys J, 2009, 97(10): 2664-2673.

[21] Maxwell M H, Kleeman C R. Clinical disorders of fluid and electrolyte metabolism[M]. New York: McGraw-Hill Companies, 1968.

[22] Endo M. Calcium-induced calcium release in skeletal muscle[J]. Physiol Rev, 2009, 89: 1153-1176.

[23] Escobar A L, Monck J R, Fernandez J M, et al. Localization of the site of Ca^{2+} release at the level of a single sarcomere in skeletal muscle fibres[J]. Nature, 1994, 367: 739-741.

[24] Dux L, Martonosi A. Two-dimensional arrays of proteins in sarcoplasmic reticulum and purified Ca2+-ATPase vesicles treated with vanadate[J]. J Biol Chem, 1983, 258: 2599-2603.

[25] Allen D C, Arunachalam R, Mills K R. Critical illness myopathy: Further evidence from muscle-fiber excitability studies of an acquired channelopathy. Muscle Nerve[J], 2008, 37: 14-22.

[26] 郭朝, 殷跃红. 基于分子马达集体运行机制的骨骼肌收缩动态力学模型—基于分子马达运行机制的骨骼肌生物力学原理(I) [J]. 中国科学: 技术科学, 2012, 42(6): 672-679.

[27] Baylor S M, Hollingworth S. Calcium indicators and calcium signalling in skeletal muscle fibres during excitation-contraction coupling[J]. Prog Biophys Mol Biol, 2011, 105: 162-179.

[28] Dorgan S J, O'Malley M J. A mathematical model for skeletal muscle activated by N-let pulse trains[J]. IEEE Trans on Rehab Eng, 1998, 6(3): 286-299.

[29] Tam B K, Shin J H, Pfeiffer E, et al. Calcium regulation of an actin spring[J]. Biophys J, 2009, 97: 1125-1129.

[30] Ikai M, Fukunage T. Calculation of muscle strength per unit cross sectional area of human muscle by means of ultrasonic measurement[J]. Int Z Angew Physiol. 1968, 26: 26-32.

[31] Nordin M, Frankel V. 肌肉骨骼系统基础生物力学[M]. 邝适存, 郭霞, 译. 北京: 人民卫生出版社, 2008.

[32] Linke W A, Ivemeyer M, Mundel P, et al. Nature of PEVK-titin elasticity in skeletal muscle [J]. Proc. Natl. Acad. Sci. USA, 1998, 95: 8052-8057.

[33] Fan Y, Yin Y. Active and progressive exoskeleton rehabilitation using multi-source information fusion from semg and force & position-epp[J]. IEEE Trans Biomed Eng, 2013, 60(12): 3314-3321.

[34] Neptune R R, Burnfield J M, Mulroy S J. The neuromuscular demands of toe walking: a forward dynamics simulation analysis[J]. Journal of biomechanics, 2007, 40(6):1293-1300.

[35] Yin Y H, Fan Y J, Xu L D. Emg and epp-integrated human-machine interface between the paralyzed and rehabilitation exoskeleton[J]. Information Technology in Biomedicine, IEEE Transactions on, 2012, 16(4):542-549.

[36] Chen X, Yin Y. A dynamical system-markov model for active postsynaptic responses of muscle spindle afferent nerve[J]. Chinese Science Bulletin, 2013, 58(6):603-612.

[37] Destexh A, Mainen Z F, Sejnowski T J. Synthesis of models for excitable membranes, synaptic transmission and neuromodulation using a common kinetic formalism[J]. J Comput Neurosci, 1994, 1(3):195-230.

[38] Stern M D, Pizarro G, Rios E. Local control model of excitation-contraction coupling in skeletal muscle[J]. J Gen Physiol, 1997, 110(4):415-40.

[39] Palmer B M, Suzuki T, Wang Y, et al. Two-state model of acto-myosin aatachment-detachment predicts C-process of sinusoidal analysis[J]. Biophysical journal, 2007, 93(3):760-769.

[40] Piazzesi G, Lombardi V. A cross-bridge model that is able to explain mechanical and energetic properties of shortening muscle[J]. Biophysical journal, 1995, 68(5):1966-1979.

[41] Propp M B. A model of muscle contraction based upon component studies[J]. Lectures on Mathematics in the Life Sciences, 1986, 16: 61-119.

[42] Zahalak G I. The two-state cross-bridge model of muscle is an asymptotic limit of multi-state models[J]. Journal of theoretical biology, 2000, 204(1):67-82.

[43] Fan Y, Guo Z, Yin Y. Semg-based neuro-fuzzy controller for a parallel ankle exoskeleton with proprioception[J]. International Journal of Robotics and Automation, 2011, 26(4):450.

[44] Tsianos G A, Rustin C, Loeb G E. Mammalian muscle model for predicting force and energetics during physiological behaviors[J]. Neural Systems and Rehabilitation Engineering, IEEE Transactions on, 2012, 20(2): 117-133.

[45] qbal K, Roy A. Stabilizing pid controllers for a single-link biomechanical model with position, velocity, and force feedback [J]. Journal of biomechanical engineering, 2004, 126(6): 838-843.

[46] Gollee H, Murray-Smith D J, Jarvis J C. A nonlinear approach to modeling of electrically stimulated skeletal muscle[J]. IEEE transactions on biomedical engineering, 2001, 48(4):406-415.

[47] Bobet J, Stein R B, Oguztoreli M N. A linear time-varying model of force generation in skeletal muscle[J]. IEEE transactions on biomedical engineering, 1993, 40(10):1000-1006.

[48] Perreault E J, Heckman C J, Sandercock T G. Hill muscle model errors during movement are greatest within the physiologically relevant range of motor unit firing rates[J]. Journal of biomechanics, 2003, 36(2):211-218.

[49] Dorgan S J, O'malley M J. A mathematical model for skeletal muscle activated by N-let pulse trains[J]. IEEE transactions on rehabilitation engineering, 1998, 6(3):286-299.

[50] Kellermayer M S, Smith S B, Granzier H L, et al. Folding-unfolding transitions in single titin

molecules characterized with laser tweezers[J]. Science, 1977, 276(5315): 1117.

[51] Hatze H. A myocybernetic control model of skeletal muscle[J]. Biological cybernetics, 1997, 25(2): 103–119.

[52] Stoecker U, Telley I A, Stüss E, et al. A multisegmental cross–bridge kinetics model of the myofibril[J]. Journal of theoretical biology, 2009, 259(4):714–726.

[53] Huxley A F. Muscular contraction[J]. J Physiol, 1974,243(1):1–43.

[54] Denoth J, Stüssi E, Csucs G, et al. Single muscle fiber contraction is dictated by inter–sarcomere dynamics[J]. Journal of theoretical biology, 2002, 216(1):101–122.

[55] Ramírez A, Grasa J, Alonso A, et al. Active response of skeletal muscle: in vivo experimental results and model formulation[J]. Journal of theoretical biology, 2010, 267(4):546–553.

[56] Gordon A M, Huxley A F, Julian F J. The variation in isometric tension with sarcomere length in vertebrate muscle fibres[J]. J Physiol, 1966,184(1):170–92.

[57] Chen X, Yin Y, Fan Y. Emg oscillator model–based energy kernel method for characterizing muscle intrinsic property under isometric contraction[J]. Chinese Science Bulletin, 2014, 59 (14):1556–1567.

[58] Ishii Y, Nishiyama M, Yanagida T. Mechano–chemical coupling of molecular motors revealed by single molecule measurements[J]. Curr Protein Pept Sci, 2004, 5(2):8.

[59] Lymn R W, Taylor E W. Mechanism of adenosine triphosphate hydrolysis by actomyosin[J]. Biochemistry, 1971, 10(25): 4617.

[60] Roots H, Offer G, Ranatunga K. Comparison of the tension responses to ramp shortening and lengthening in intact mammalian muscle fibres: crossbridge and non–crossbridge contributions [J]. Journal of muscle research and cell motility, 2007, 28(2):123–139.

[61] Julian F J, Moss R L. Effects of calcium and ionic strength on shortening velocity and tension development in frog skinned muscle fibres [J]. The Journal of physiology, 1981, 311 (1):179–199.

[62] Julian F. The effect of calcium on the force–velocity relation of briefly glycerinated frog muscle fibres[J]. The Journal of physiology, 1971, 218(1): 117–145.

[63] Meyer G, Lieber R, Mcculloch A. A nonlinear model of passive muscle viscosity[J]. Journal of biomechanical engineering, 2011, 133(9):091007.

[64] Sun Y B, Hilber K, Irving M. Effect of active shortening on the rate of atp utilisation by rabbit psoas muscle fibres[J]. The Journal of physiology, 2001, 531(3):781–791.

[65] Josephson R. Contraction dynamics and power output of skeletal muscle[J]. Annual Review of Physiology, 1993, 55(1):527–546.

[66] Josephson R K. Mechanical power output from striated muscle during cyclic contraction[J]. Journal of Experimental Biology, 1985, 114(1): 493–512.

[67] Ko C Y, Chang Y, Kim S B. et al. Linear–and nonlinear–electromyographic analysis of supracutaneous vibration stimuli of the forearm using diverse frequencies and considering skin physiological properties[J]. Journal of biomechanical engineering, 2014, 136(1): 011008.

第3章 基于 sEMG 信号的骨骼
肌激活状态与收缩力估计

人体肌电图(Electromyography,EMG)信号是在骨骼肌纤维膜上传导的动作电位信号,其动作电位发源于人体运动神经元,并先于骨骼肌收缩约 200ms,所以它能够提前反应肌肉的收缩意图及收缩状况,并反应神经和肌肉的功能状态。由于这一特性,在过去的几年中,EMG 信号已经被越来越多的科研机构进行研究,并逐步应用于临床诊断、康复工程中,也被用做外骨骼机器人的人机交互接口,如 HAL 系列机器人、ORTHOSIS 外骨骼机器人以及上肢外骨骼(如日本佐贺大学的上肢外骨骼,以及上海交通大学的假肢)。然而,EMG 信号具有极大的模糊性,甚至对于同一个人重复做同一动作时都会采集到不完全相同的 EMG 信号。因此,需要对 EMG 信号进行进一步的研究,以提高运动识别及预测的准确性,并基于 EMG 信号,结合传统的能够反映精确运动信息的角度、力等信号,开发高效的人机交互接口,实现实时、稳定的人机协调控制。

本章深入介绍了 EMG 信号的基本物理特征,分析其产生机理,进一步了解人体躯体运动中枢信号的信号传递及运动控制机理,研究 EMG 信号与表面肌电图(Surface Electromyography,sEMG)信号的关系,在此基础上初步建立 sEMG 信号与人体运动信息的关系。然后根据 sEMG 信号的时域、频域等特征,探索 sEMG 信号的实时处理及特征提取算法,以满足康复过程中运动意图预测的准确性和实时性要求。

3.1 sEMG 信号的产生机理

EMG 信号是由所有被电激活的肌纤维细胞膜表面上的动作电位(Action Potentials, APs)叠加所形成。肌肉的收缩力与相对应的被激活的 α 运动神经元数量以及相应 α 运动神经元的激活频率密切相关。因此,EMG 信号能够反映人体运动中枢系统的运动意图,其频率、强度虽然是各动作电位分量的叠加后的综合体现,但其频率、强度等统计特性依然能够在很大程度上反映一条肌肉的神经通路状态、肌肉收缩状态以及肌肉收缩力等生理特性。正是因为这一特点,肌电图已广泛应用于人体运动疾病的检测和诊断。

与 EMG 信号类似,SEMG 信号同样是由所有被电激活的肌纤维细胞膜表面上的动作电位叠加所形成,但是通过贴片电极检测到的表面肌电信号是人体各肌肉群的肌电信号经由皮肤滤波并混叠之后的电信号,因此,表面肌电信号反应的是一组肌肉群的神经通路状态、收缩状态、收缩力等生理特性。与 EMG 信号的检测方式不同,sEMG 信号通过粘贴于人体皮肤表面的一组电极进行检测的,而不需要通过肌肉刺入式电极进行检测,因此在检测和使用过程中,对使用者不会产生疼痛等不适,安全性及舒适性相对更高。由于这些特性,sEMG 已广泛应用于临床康复过程中运动情况下的 EMG 信号监测、肌肉疲劳估计、肌肉行为预测及运动识别等应用。

3.2 sEMG 信号实时特征提取与收缩力估计

同大多数的生物信号一样,sEMG 信号具有很强的模糊性,甚至对于同一个人做同一个动作时都无法采集到相同的信号,因此 sEMG 信号的准确处理成为一大难点,科研人员运用各种方法进行了深入的研究[1-4]。人机一体化系统的协调控制对运动控制实时性的要求更高,虽然宏观 sEMG 信号与肌肉收缩存在一定的映射关系,前期的工作也很好地证明了这一点,但这一直接基于宏观信号的非线性映射关系并不十分精确。sEMG 信号是由肌纤维上的动作电位(APs)叠加而成,理论上其频率成分即对应于动作电位的刺激频率,与肌肉收缩力具有直接的对应关系。sEMG 信号是典型的时变信号或者说是非平稳信号,传统的处理方式包括短时傅里叶变换、功率谱估计、小波变换等方法,对信号进行时频分析。虽然这些算法在实际应用中已取得了一定的效果,但下肢康复的实际应用中,需要对信号进行实时准确的分析,而传统方法的实时性较差,无法对短时间内的信号进行量化分析,即无法用较小的时窗分析具有相对较低频率的信号成分。

为提高信号特征提取的实时性,并尽可能地提高特征提取的准确性,本节介绍了基于周期图法,修正周期图法(Welch 法)和 AR 谱估计算法的微分式特征频率算法对信号的频域信息进行实时分析。引入带直流分量的 sEMG 信号,来减小肌肉收缩力较小时,由于 sEMG 信号信噪比较小而导致的特征频率误差。并通过实验比较分析所提出的算法与传统算法在 sEMG 信号特征频率提取过程中的实时性和准确性。

3.2.1 传统提取方法

由于人体骨骼肌收缩力、收缩速度等特性都会体现在 EMG 信号的强度和频率中。因此,传统的 sEMG 信号特征提取方法主要包括时域、频域和时-频域特征法。其中,sEMG 的时域特征提取方法主要包括均方根(Root Mean Square,RMS)、均值、平方和等,其计算过程如式(3-1)~式(3-3)所示,通过时域分析方法,可以得出sEMG 信号的强度等特性。对于长度为 N 的信号,其计算方法如下:

$$\mathrm{RMS} = \sqrt{\frac{1}{N}\sum_{i=1}^{N} v_i^2} \tag{3-1}$$

$$AVE = \frac{1}{N}\sum_{i=1}^{N}v_i \tag{3-2}$$

$$Squ = \frac{1}{N}\sum_{i=1}^{N}v_i^2 \tag{3-3}$$

式中：N 为采样点的数量；v_i 为第 i 个采样点的电压值。

实验中，由于 sEMG 信号的最高频率一般为 500Hz，因此设定采样频率为 2kHz，即采样间隔为 500μm。

为分析 sEMG 信号的频率分布特性，通常采用功率谱估计的方法。功率谱估计最基本的方法是基于傅里叶级数的周期图法（Periodogram），但由于去其方差性能较差，因此出现了改进的周期图法。然而，基于傅里叶级数的经典功率谱估计的分辨率和方差性能仍然不能令人满意，同时还存在着旁瓣泄漏的缺点，因此又出现了基于参数模型和非参数模型的现代功率谱估计法。

同时，由于应用过程中需要保证实时性的要求，所以只能选取较短的时间窗，因此在本节中没有选取需要较长时间序列才能对序列的高低频特性进行准确分析的小波变换等时频分析方法。

根据 sEMG 信号非平稳性的特点，以及实际应用过程中高实时性的要求，选取基于短时傅里叶变换的周期图法，基于 Welch 法的改进周期图法，以及 AR 模型谱估计算法。

3.2.2 微分式提取方法

考虑到 sEMG 信号的频域分布范围约为 10~500Hz，约提前于人体肌肉收缩 200ms 产生，如果以 2kHz 的采样频率对信号长度小于 200ms 的采样信号进行功率谱估计，将产生较低的频率分辨率，同时也无法估计频率较低的分量信号的功率谱。另外，如果选取时间较长的采样信号进行功率谱估计，将降低信号处理的实时性，同时会使所得到的功率谱是较长时间段的频率分布特性，从而无法对 sEMG 这类时变信号进行准确的时频分析。

因此，本节在传统功率谱估计的基础上提出了离散式功率谱估计的方法来改善这一情况。由式（3-4）采样序列的离散时间傅里叶变换为采样序列的线性函数，因此，对于具有相同起点，长度分别为 N 和 $(N+\Delta N)$ 的采样信号 x_1 和 x_2（x_2 可以表示为 (x_1+dx)，其中 dx 既为信号长度为 ΔN 的增量信号），对于长度较短的信号 x_1 在其信号末端进行补零，使其与信号 x_2 具有相同的长度，既 $x_2 = (x_1 + dx)$。由傅里叶级数的线性特性，有如下关系：

$$X_d(\exp(j\omega)) = X_2(\exp(j\omega)) - X_1(\exp(j\omega)) \tag{3-4}$$

式中：$X_d(\exp(j\omega))$ 为增量信号 dx 的傅里叶级数；$X_1(\exp(j\omega))$ 为采样信号 x_1 的傅里叶级数；$X_2(\exp(j\omega))$ 为采样信号 x_2 的傅里叶级数。

即增量信号的傅里叶级数可以通过采样信号 x_1 和 x_2 的傅里叶级数进行求取，根据功率谱的定义，功率谱即为信号序列傅里叶级数的平方和与信号长度的商。

98

因此,增量信号 dx 的功率谱可以通过采样信号 x_1 和 x_2 的傅里叶级数,或功率谱进行求取,可以表示为

$$S_{\mathrm{d}}(\omega) = \frac{1}{\Delta N} \mid X_{\mathrm{d}}(\exp(\mathrm{j}\omega)) \mid^2 = \frac{1}{\Delta N} \mid X_2(\exp(\mathrm{j}\omega)) - X_1(\exp(\mathrm{j}\omega)) \mid^2 \quad (3-5)$$

对于基于参数模型的功率谱估计法相对于理想的功率谱是无偏的,因此可以认为由参数模型得到的功率谱通过式(3-4)可得到与傅里叶级数无偏的值,进而同样可以按照式(3-5)求取增量信号 dx 的功率谱。同样对长度较短的信号进行操作,使其具有相同长度,因此计算得出的傅里叶级数与功率谱的长度和分辨率也相同。将所求得的计算结果代入式(3-10),求取增量信号的特征频率。

由于在收缩力很小或者放松时,信噪比较低,此时特征频率更多的会反映噪声信号的特性,而不是所采集到的 sEMG 信号。为了减小噪声信号在低信噪比时对特征频率提取过程中的干扰,在特征频率的计算过程中,引入信号偏移量,按下式得到修正后的信号:

$$x = x_{\mathrm{EMG}} + x_{\mathrm{offset}} \quad (3-6)$$

式中: x 为加入偏移量后的修正信号; x_{EMG} 为 sEMG 信号; x_{offset} 为所加入的偏移量。

实际应用过程中,肌肉激活时的 sEMG 信号幅值约为 0.1~3V,而噪声信号的幅值约为 0~10mV,因此设定偏移量为 50~100mV。由于偏移量远远小于实际信号,同时又是噪声信号的数倍,因此在肌肉激活时,能够保证所求得的特征频率为实际信号的特征频率,同时在肌肉静息时,能够使所求得的特征频率为偏移直流分量的特征频率,特征频率约为 0。下一节将对真实 sEMG 信号进行特征提取。

3.2.3 信号实时特征提取实验及各方法的效果比较

3.2.3.1 信号的人工合成

为验证上述算法的实时性和准确性性,首先利用人工合成信号对算法进行了实验和分析。信号共分为 4 组:一组频率为 200Hz 幅值为 10 的单一平稳信号与均值为 0 方差为 1 的白噪声信号的合成;一组由频率为 200Hz 和 100Hz,幅值分别为 10 和 5 合成的平稳信号与上述白噪声信号的合成;一组为单一时变频率与上述白噪声信号的合成,频率的变化规律为 200Hz-160Hz-120Hz-80Hz,变化周期为 0.5s;最后一组为单一时变频率与为上述白噪声信号的合成,频率的变化规律为 200Hz-160Hz-120Hz-80Hz,变化周期为 0.25s。

实验中通过式(3-10)分别求取实际特征频率和计算特征频率,并根据式(3-7)求取计算特征频率与实际特征频率的相对偏差。

$$\mathrm{RE} = \frac{\mid f(t) - \bar{f}(t) \mid}{\bar{f}(t)} \quad (3-7)$$

式中: f 为计算得到的 t 时刻的特征频率; $\bar{f}$ 为实际 t 时刻的特征频率。

然后,按式(3-2)求取相对偏差的均方根值,作为比较指标。其结果如表 3-1

和图 3-1 所示,表 3-1 为对四组人工合成信号分别采用不同方法得到的特征频率与实际频率偏差的均方根值;图 3-1 为对四组人工合成信号分别采用不同方法得到的时间-特征频率曲线。

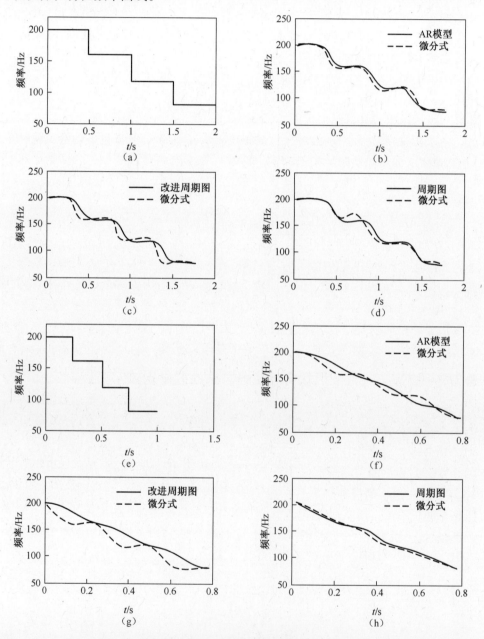

图 3-1　时间-频率曲线

(a)、(e)合成信号的实际频率;(b)、(f)分别为基于 AR 模型的常规及微分式特征频率曲线;
(c)、(g)分别为基于改进周期图法的常规及微分式特征频率曲线;
(d)、(h)分别为基于周期图法的常规及微分式特征频率曲线。

从表 3-1 可以看出,在简单人工合成信号下,除周期图法外,利用微分式特征频率算法的相对偏差的均方根值相比常规算法的相对偏差的均方根值小大约 22.86%,采用微分式方法准确性较高。同时,图 3-1 显示,对于频率时变信号,微分式特征频率算法能够更准确地反映时变信号的变化特性,更有利于分析与 sEMG 信号类似的非平稳信号;微分式特征频率算法能够提前于常规算法判断检测信号的特征频率,因此具有更好的实时性。

表 3-1 对四组人工合成信号分别采用不同方法得到
的特征频率与实际频率偏差的均方根值

人工合成信号 算法	200Hz 信号下的误差/Hz	200Hz+100Hz 信号下的误差/Hz	频率慢时变信号下的误差/Hz	频率快时变信号下的误差/Hz
AR 模型法	2.16×10^{-8}	3.6249	8.5352	12.6786
微分式 AR 模型法	1.82×10^{-8}	2.9251	6.0696	9.1026
改进周期图法	0.1021	13.0889	6.5241	9.7846
微分式改进周期图法	0.1039	13.3745	1.8637	2.3870
周期图法	1.40×10^{-10}	8.28×10^{-11}	29.9483	44.9917
微分式周期图法	3.01×10^{-10}	1.65×10^{-11}	97.3618	109.3405

为进一步验证算法的有效性,将一均值为 0 方差为 5 的高斯白噪声信号通过一个带宽时变的 4 阶巴特沃兹带通滤波器[5]。根据 sEMG 信号的主要频率分布特性,该带通滤波器的初始截止频率为 90~200Hz。随着时间变化,带通滤波器的截止频率线性变化,降低到 45~100Hz,然后截止频率线性增大,重新变回 90~200Hz。从而产生一组带宽时变的人工合成信号。实验过程中,分别生成 10 组时变信号,对每组信号分别采用常规 AR 模型法、改进周期图法、周期图法,以及微分式特征频率算法,计算每一时刻的特征频率,并将 10 组数据的平均特征频率作为计算值。实验结果如图 3-2 所示,分别为不同算法下得到的时间-特征频率曲线。从图中可以看出,微分式特征频率算法所得到的曲线相比常规算法整体左移,表明微分式算法能提前常规算法进行特征频率的计算,具有更好的实时性。

图 3-3 和表 3-2 为通过不同算法对带宽时变的人工合成信号进行特征提取得到的特征频率与实际频率偏差平均误差的平方、方差和相对偏差的误差曲线及数据统计表,其计算过程分别为式(3-8)~式(3-10)。

$$\text{Bias}^2 = \left\{ \frac{1}{l} \sum_{n=1}^{l} \left[f(t) - \bar{f}(t) \right] \right\}^2 \tag{3-8}$$

$$\text{Var} = \frac{1}{l} \sum_{n=1}^{l} \left[f(t) - \bar{f}(t) \right]^2 \tag{3-9}$$

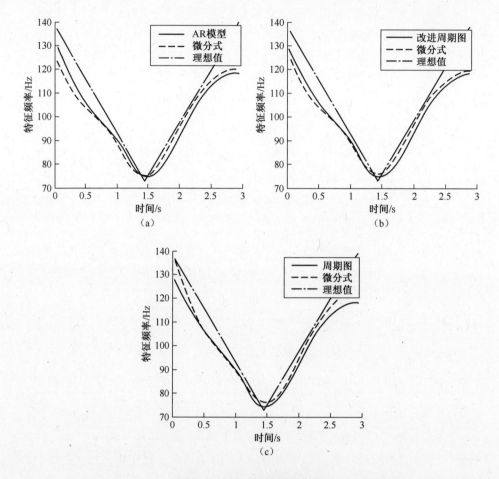

图 3-2　时间-特征频率曲线

（a）、（b）、（c）基于 AR 模型、改进周期图法和周期图法的时间-特征频率曲线。
点划线为实际时间-特征频率曲线，实线为常规算法的时间-特征频率曲线，
虚线为微分式算法得出的时间-特征频率曲线。

$$RE = \frac{1}{l} \sum_{n=1}^{l} \frac{|f(t) - \bar{f}(t)|}{\bar{f}(t)} \qquad (3-10)$$

式中：l 为信号分割的分段数；F 为计算得到的 t 时刻的特征频率；$\bar{f}$ 为实际 t 时刻的特征频率。

　　实验结果表明，微分式特征频率算法相比常规特征频率算法具有较小的统计误差，因此可以认为对于简单合成信号或是时变非平稳信号，这一方法都具有较高的精确度；微分式特征频率算法表现出了较好的实时特性，能够实时进行特征频率计算。因此，对于时变非平稳信号，微分式特征频率算法能够用来提取信号特征频率，并具有较高的精确度和实时性。

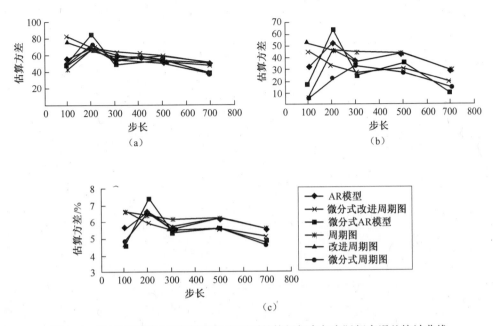

图 3-3　通过不同算法进行特征提取得到的特征频率与实际频率误差统计曲线

（a）平均误差；（b）方差；（c）相对误差。

表 3-2　通过不同算法进行特征提取得到的特征频率与实际频率误差统计结果

算　　法	平均误差/Hz	方差/Hz	相对误差/Hz
AR 模型法	36.19±24.32	54.76±30.06	5.67±2.03%
微分式 AR 模型法	25.08±22.53	48.71±24.15	5.35±1.51%
改进周期图法	37.19±26.72	57.84±30.67	5.80±2.06%
微分式改进周期图法	27.96±20.16	60.53±25.15	5.50±1.83%
周期图法	44.94±33.62	63.81±40.64	6.21±2.22%
微分式周期图法	32.60±32.84	53.82±37.57	5.52±2.17%

3.2.3.2　sEMG 信号实时特征提取与结果比较

分别有五个健康男性受试者进行了实验,年龄分别为 29 岁、26 岁、24 岁、23 岁和 22 岁。实验过程中,实验者的一条腿与外骨骼下肢绑定。与大腿膝关节运动相关的肌肉主要为大腿肱二头肌和股四头肌。为能较好地跟踪监测决定人体膝关节动力学特征的相关骨骼肌,考虑到 sEMG 信号的可衡量性和信号强度等因素,根据人体解剖学相关知识,选取两个通道的肌电信号用来控制膝关节的屈曲和伸展运动,其电极贴片具体位置分别为:大腿肱二头肌肌腹位置(ch1);大腿股四头肌肌腹位置(ch2)。

为尽量避免运动过程对实验结果的影响,方便实验结果的比较分析,设定这一实验过程为肌肉等长收缩测试。实验中外骨骼下肢固定不动,关节角度随机设定为 20~50°,以实验者舒适的角度为宜,实验者下肢通过绑带与外骨骼下肢相互绑定。首先,实验者被要求以最大屈伸力 10% 左右的力进行屈伸运动,然后放松,反复做 15 次左右,然后使用最大的力进行屈伸运动,再次放松,如此再反复做 15 次左右屈伸运动,每次运动周期约 5s,以此为一组采样信号。运动同时采集两个通道的 sEMG 信号,并检测人机交互力。每组实验包括约 30 次屈伸运动,持续时间约 5min。

实验结果如图 3-4 所示,记录了一位受试者单次屈伸实验的实验结果。其中,图 3-4(a)股四头肌的部分原始 sEMG 信号及其特征频率曲线。理论上而言,肌肉收缩力是由动作电位的频率以及所激活的运动神经元的数量所决定的。因此当肌肉收缩力较大时,sEMG 信号的振幅和频率都应该较高。此时,sEMG 信号的信噪比很大,添加幅值较小的偏移直流分量几乎不会影响样本信号的特征频率。相反,当收缩力较小时,信号信噪比较低。由于直流分量的特征频率约为 0,添加幅值略大于噪声信号的偏移直流分量能够将特征频率大大降低,与人体肌肉的实际状况相对应。所以在实验中,当受试者肌肉轻松时,特征频率应当接近于 0。如图 3-4(b)所示,在 sEMG 信号幅值较小时,具有偏移直流分量的特征频率曲线具有较低的特征频率,表明此时肌肉收缩力较小,与实际肌肉收缩力相符。而无偏移直流分

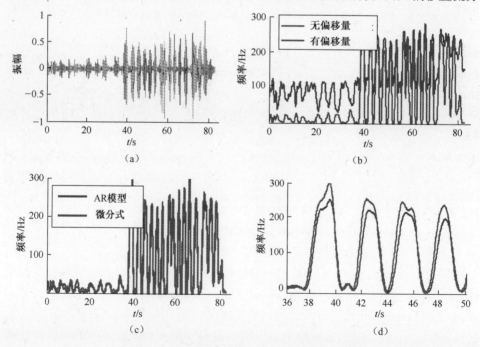

图 3-4　原始 sEMG 信号和时间-特征频率曲线

(a)原始 sEMG 信号;(b)有和没有偏移量得到的时间-特征频率曲线;(c)基于 AR 模型算法和微分式特征频率算法得到的时间-特征频率曲线;(d)(c)图的局部放大图。

量的特征频率曲线具有较高的特征频率,且曲线波动较不规则,与实际肌肉收缩力不符。因此偏移直流分量能够在肌肉力较小时具有较好的分析效果。

另外,比较图 3-4 (c)和(d)中的两条曲线,它们具有相似的趋势。但是,采用了微分式特征频率算法的曲线与 AR 模型算法的特征频率曲线相比整体左移,即判断时间提前约 50ms,同时其最大值比 AR 模型算法提高约 10%。说明微分式特征频率算法在实际 sEMG 信号的特征频率提取应用中,与人工合成信号具有相似的效果,相比 AR 模型算法具有更好的实时性。同时,实验结果表明,通过微分式特征频率算法得到的特征频率的峰值与 AR 模型算法相比增大约 10%,说明微分式特征频率算法能够减轻信号处理过程中由于需要一定长度的信号而造成的平均效应。这一效果,也与处理人工合成信号的过程相似。

3.2.4 基于相图的能量核提取方法与收缩力估计

如前所述,基于 sEMG 信号进行肌肉力估计的研究已大量开展[6],目前大多数方法是基于传统的信号频域分析[7-10],其中经典的谱估计法包括傅里叶变换(FT)与周期图法,以及 AR 谱估计等参数模型谱估计算法;近来,基于 EMG 功率谱的分形分析也已被提出[11]。针对 EMG 的幅频特性,这些算法能够对信号的功率谱密度(PSD)进行渐进无偏估计,在实际应用中已取得了一定的效果。其中均方根(RMS)与平均功率频率(MPF)应用十分广泛,二者分别侧重于信号的幅值特性与频率特性。目前,学界已认可 RMS 与肌肉力之间存在一定的线性关系[12],而对于 MPF 的有效性还尚存争论,因为 MPF 与肌肉力的线性关系只有在很低的自发收缩程度下才得以表现[12, 13]。Gabor 变换[14]、Wigner-Ville 变换[15]与小波变换[16, 17]可对信号进行时频域分析,但所需的时间及信号资源相对较多。对于基于 EMG 信号的运动模式识别与分类,现有的分析手段包括神经网络[18, 19]、分形分析[20]、内核法[21]以及 ICA[22]等一系列方法[23, 24]。上述方法一般从信号处理理论入手,与 EMG 信号本身的物理源头联系不紧密;针对 EMG 信号或肌肉力产生机制的研究[25, 26]以及基于物理建模的信号解析研究也已开展[27, 28],然而,由于 EMG 信号的混叠度极高,又是典型的非平稳信号,从 EMG 信号的源头建模所得的方法包含诸多需要人工调整的参数,故很难实际应用。若能得到一个表征肌肉固有特性的不变量,将对克服以上困难提供很大帮助。

本节所介绍的能量核方法并未直接涉及传统的信号处理,而是旨在建立一个全新的 EMG 信号物理/数学模型。能量核方法将 EMG 信号当作一种抽象运动来处理,并且从常规信号所转变成的相图上抽取共性特征。这样,既避免了从 EMG 的生理学源头进行建模,又赋予了信号合理的物理含义。通过对相图的分析,可将 EMG 信号假设为一种简谐振子,并建立了其能量与肌肉力/冲量或功率之间的关系。能量核方法的另一个目的是找到能够表征肌肉固有特性的物理量,因而,基于振子假设,可以定义一块肌肉 EMG 信号的自然频率。在后文的力估计实验中,比较了能量核方法、RMS 及 MPF 的有效性,并检验了自然频率是否依赖于个体、时间与肌肉类型等因素。

3.2.4.1 EMG 信号的振子模型

EMG 信号是具有零均值的统计波形信号,其幅值表现出携带噪声的往复运动特征[5]。从数学的角度出发,这类行为可被抽象为一种"振子",而一个振子系统可由微分方程组来描述。因此,取 EMG 的幅值作为变量 x,并取 x 对时间的导数(速度)作为变量 y,便可以将 (x, y) 作为一个状态点的坐标,在 x-y 相平面内画出某一段 EMG 信号的相图。图 3-5(a)展示了一段采样频率为 2000Hz 的已滤波的股直肌双极 EMG 信号,在此信号上取三个矩形窗,并分别绘制各窗内信号的相图,如图 3-5(b)所示。在图 3-5(a)中,窗口 1 位于肌肉的静息阶段,窗口 2 与窗口 3 处在肌肉的收缩状态,但窗口 3 内的信号比窗口 2 强烈。图 3-5(b)不但标示了状态点(圆圈),同时也给出了状态点的运动轨迹(直线段),可以看出窗口 3 所对应信号的状态点运动范围最大,其次是窗口 2 的信号,而窗口 1 主要由噪声组成,其状态点覆盖范围最小。值得注意的是,以上三段信号的相图都呈现出椭圆的形状,其对称中心位于原点;椭圆长轴(虚线)的方向偏离了 y 轴。对于一个振子来说,当其位移处于最大值时,其速度必须为零,因此理论上椭圆的长轴应当与 y 轴重合,而此处的偏离是由于数据的离散化造成。

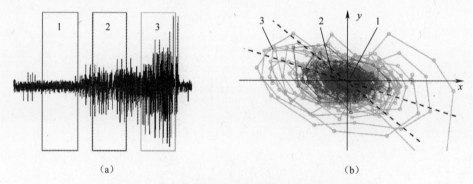

(a)　　　　　　　　　　　　　　　(b)

图 3-5　一段人体股直肌 EMG 信号在不同窗口的相图

另外,若假设一个质量为 m 的简谐弹簧振子,弹簧刚度为 k;同样以变量 x 与 y 表示其幅值与速度,则振子的状态可由以下动力系统来表示:

$$\begin{cases} \dot{x} = y \\ \dot{y} = -\dfrac{k}{m}x \end{cases} \tag{3-11}$$

此系统的实数解可记为

$$x_1(t) = \cos(\sqrt{K}t)\begin{pmatrix} 1/\sqrt{K} \\ 0 \end{pmatrix} - \sin(\sqrt{K}t)\begin{pmatrix} 0 \\ 1 \end{pmatrix}$$

或者

$$x_2(t) = \sin(\sqrt{K}t)\begin{pmatrix} 1/\sqrt{K} \\ 0 \end{pmatrix} + \cos(\sqrt{K}t)\begin{pmatrix} 0 \\ 1 \end{pmatrix} \qquad (3\text{-}12)$$

若画出式（3-12）中两个分量 x、y 的相图，可以发现简谐振子的相图也是一个椭圆，由此，可以进一步将一个时间微元 Δt 内的 EMG 信号近似为一种简谐振子，简称 EMG 振子。此外，在实际处理时，为了方便计算与分析，可对长半轴与短半轴的量级进行缩放。

若将图 3-5（b）中窗口 2 所对应的 EMG 相图单独取出，并只显示状态点，如图 3-6 所示，则可大致画出其椭圆形状的边界。由于 x 与 y 分别代表了振子的幅值与速度，而对于简谐振子来说，x^2 与振子的势能成正比（比例系数为 $k/2$），而 y^2 与其动能成正比（比例系数为 $m/2$），即振子的总能量 E 为

$$E = \frac{1}{2}kx^2 + \frac{1}{2}my^2 \qquad (3\text{-}13)$$

将式（3-13）转化为椭圆形式：

$$\frac{x^2}{2E/k} + \frac{y^2}{2E/m} = 1 \qquad (3\text{-}14)$$

对 EMG 振子来说，其刚度 k 与质量 m 皆未知，可假设其为表征 EMG 固有特性的常数。式（3-14）所表达椭圆的面积为

$$S = \frac{2\pi}{\sqrt{km}}E \qquad (3\text{-}15)$$

由式（3-15）可见，椭圆的面积与 EMG 振子的能量成正比，正因如此，将相图上的椭圆称为能量核（图 3-6）。

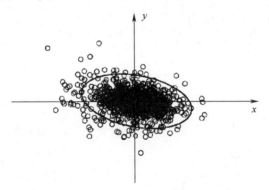

图 3-6　EMG 振子的能量核

另外，EMG 信号是由相关的运动单元动作电位（MUAP）叠加形成[29, 30]，而 MUAP 序列可认为是在肌纤维表面传递的行波[31]。一段 EMG 信号可分解为一系列谐波的叠加，同样，MUAP 包含了不同的谐波分量，而每个分量的作用体现在 EMG 信号中。因此，EMG 振子的能量实际上是各谐波能量的和，即 MUAP 的能量决定了 EMG 振子的能量，这也是 EMG 信号只能在时间 Δt 内近似为简谐振子的原

因。EMG 振子的抽象刚度 k 与质量 m 体现的是 MUAP 传导介质的固有物理特性。对于一列谐波来说,其平均能量密度为

$$\overline{E} = \frac{1}{2}\rho A^2 \omega^2 \qquad (3\text{-}16)$$

式中:ρ 为介质的质量密度;A 为波幅;ω 为振源的角频率。

对 MUAP 来说,占主导作用的频率分量与运动神经元动作电位频率相对应,记此频率为 ω_F,则式 (3-16) 可近似地写为

$$\overline{E} \approx \frac{1}{2}\rho \left(\sum_i A_i{}^2 \right) \omega_F^2 \qquad (3\text{-}17)$$

式中:A_i 为第 i 个分量的幅值。

对特定 MU 来说,其肌纤维膜上 AP 的幅值基本不变,故其能量密度主要由 AP 的频率决定[32]。在肌浆 ATP 浓度恒定,并且 AP 的频率处于非饱和阶段的情况下,肌肉的等长收缩力与 AP 频率近似成正比关系[33]。对于 EMG 信号,肌纤维的募集数量(由信号强度表征)也需要考虑。由式 (3-17)可见,主导发放频率与信号强度都与 $\overline{E}$ 的平方根成正比。值得注意的是,RMS 的表达也包含在式 (3-17)中,这也从一个侧面解释了为何 RMS 可用于肌肉力估计,相应地,RMS 之所以不能用于提取 AP 频率信息的原因也显而易见[11]。实际上,我们已经建立了控制信号(EMG)的能量与肌肉输出能量之间的关系。对等长收缩来说,肌肉并未做功,只产生了冲量,因此,肌肉的等长收缩力与 Δt 内 $\overline{E}$ 的平方根近似成正比。这样,在对肌肉力进行估计时,可选取一个宽度为 Δt 的矩形窗,使其遍历所考虑的 EMG 信号,再结合式 (3-15),对每个窗口内能量核的面积 S 进行计算,进而以 $\sqrt{S}$ 来表征肌肉的收缩力。

图 3-6 中 EMG 信号的状态点散落在能量核的内侧与外侧,即状态点的运行轨迹呈现出一定的随机性,可认为是沿着椭圆边界行进的随机行走,而能量核的面积表征了振子能量的大小。EMG 信号的能量核表现得像实心椭圆。相反,由式 (3-14) 可见,对于非统计性简谐振子来说,其相图是一系列同心的空心椭圆(对应于不同能级),这种显著区别充分体现了 EMG 信号的统计特性,而此特征来源于两方面:信号的噪声,以及 MUAP 的频率变化与随机叠加。需要注意的是,正是由于噪声的作用,在 Δt 内的 EMG 信号才可被近似为简谐振子,而从肌肉的整个收缩过程来看,EMG 振子所经历的实际上是能量随 MUAP 频率变化而改变的受迫振动。既然能量核的形状可近似为椭圆,虽然存在受迫振动,其简谐成分依然是显著的。由图 3-5 可见,在 EMG 的静息阶段(窗口 1),会在相图上的原点周围产生一个致密的椭圆,称为噪声核,其形状与大小体现了信号的底噪特性。一般地,噪声核的形状与能量核的形状会有所不同。在分析等长收缩力时,可将噪声核的面积去掉,即噪声核的作用仅仅是产生了一个面积值的平移,因此也可暂不处理。

对一个振子系统来说,除了其能量之外还有一个非常重要的物理量,即振子的

自然频率(f_{nat})。而由式（3-14），可得到能量核的短轴与长轴之比为

$$\eta = \sqrt{m/k} \qquad (3-18)$$

则f_{nat}可写为

$$f_{nat} = \frac{1}{2\pi\eta} \qquad (3-19)$$

由式（3-19）可见，f_{nat}可通过能量核的短-长轴之比η算得，因此当确定了能量核的形状，便可立刻得到相应 EMG 信号的自然频率。需要注意的是，在计算自然频率时，要用原始（未缩放）的长轴与短轴。为了探究f_{nat}的物理意义，以下几点需要被确定：

（1）对同一个实验者来说，不同骨骼肌的f_{nat}是否存在区别；

（2）对同一实验者的同一块肌肉来说，f_{nat}是否会随时间变化；

（3）对不同实验者来说，其同一类型的骨骼肌的f_{nat}是否存在区别；

（4）振子刚度k与振子质量m可能具有的物理含义。

3.2.4.2 提取算法

现需要找到一种方法来确定能量核椭圆边界的表达。由于相图上的状态点在能量核内应当较密集，而在能量核外较稀疏，因此我们建立了一种"线性围栏法"来确定能量核的边界。首先，为了方便数据处理以及能量核的显示，将相图的y数据与x数据缩放到大致同一个数量级。这里，将y的值统一缩小为 1/1000。而后，在相图上取一条直线L，令L从无限远处向原点逼近，故直线L将不断地扫过相图上的状态点（图 3-7（a）中的圆圈），设一个正整数N作为点数阈值，并规定直线在经过N个点后停止，然后在$[0, 2\pi]$的区间内以大小为$\Delta\theta$的角度间隔不断改变直线的倾角，重复以上过程，若令$M = (2\pi / \Delta\theta) + 1$，便可得到$M$条相互交织的直线$L_1$到$L_M$，则这些直线围出了能量核的椭圆形状，如图 3-7（a）所示。利用线性围栏法，当直线L到达状态点的密集区域时将会迅速停止，因此能够保留合理的能量核形状，接下来需要选择所有直线$L_i (i = 1, 2, \cdots, M)$的交点中最靠近原点的那些点，作为能量核的边界点。选择方法为：依次判断每个交点p与原点的连线段l_{pO}是否被除了生成点p的直线L_k与L_m以外的其他直线L_i穿过，若没有这样的直线L_i，则点p被选择，否则p被排除。这样，可以得到能量核的边界点集U：

$$U = \{ \cup p : p = L_k \cap L_m, l_{pO} \cap L_i |_{i \neq k, m} = \varnothing, i = 1, 2, \cdots, M \} \qquad (3-20)$$

至此，我们已将一段 EMG 波形转变为图。需要注意的是，选取一个合适的N值是十分重要的，若N太小，则无法生成合理的椭圆形状，或者所得的椭圆无法体现出不同时段能量核的特性（表征度不够）。若N太大，会出现同样的问题。不断实验表明，N的取值范围在 10~20 是比较合适的，在本书中，取$N = 15$。此外，对于$\Delta\theta$的选取也存在同样问题，太大的$\Delta\theta$会造成椭圆的边界点数不足，无法显著地勾勒出椭圆形状，而若$\Delta\theta$过小，则会造成不必要的计算成本增加，鉴于以上考虑，取$\Delta\theta = \pi / 10$。

如图 3-7（b）所示，得到了边界点集U（星形）之后，设U的大小为P，依次计

算相邻两个边界点 p_j，p_{j+1} 与原点所组成的三角形 $\Delta p_j p_{j+1} O$ 的面积 A_j，并对所有 A_j 累加以近似地获得能量核的面积 S：

$$S = \sum_{j=1}^{P} A_j \tag{3-21}$$

前面已提到，等长收缩力可以由 $\sqrt{S}$ 来表征，故这里将 $\sqrt{S}$ 称为 EMG 振子的"特征能量"，并记为 E_{ch}。

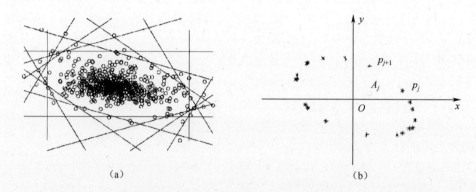

(a)　　　　　　　(b)

图 3-7　确定能量核边界的线性围栏法(a)和能量核面积的计算过程(b)

在利用式 (3-15) 计算 EMG 振子的自然频率时，仍需要用到之前所确定的点集 U，并须将坐标值的量级复原。此外，尽管理论上能量核的中心应当在原点，但由于线性围栏法存在一定的随机性，故而其中心可能会稍微偏离原点。为了计算椭圆的长-短轴，需要重新定义其中心点，这可以通过计算点集 U 质心 MC 的坐标来实现。确定了 MC 的位置后，计算每个点 p_j 到 MC 的距离，并取其中的最大距离作为椭圆的长半轴长度为 a，并由此确定了长轴方向 l_1，如图 3-8 所示，然后将与长轴方向正交的方向 l_2 作为椭圆的短轴方向，并取 p_j 到 MC 的最短距离 b_m 所在的方向为 l_3，由此得到 l_2 与 l_3 的夹角 $\Delta\varphi$，将 b_m 在 l_2 上的投影长度作为椭圆的短半轴

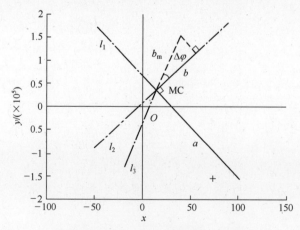

图 3-8　EMG 振子自然频率计算过程

长度 b。根据式（3-19），EMG 振子的自然频率可写为

$$f_{\text{nat}} = \frac{a}{2\pi b} \tag{3-22}$$

下面为了方便叙述，有时将一块肌肉 EMG 的自然频率简称为此肌肉的自然频率。

3.2.4.3 提取效果验证

1. 提取装置与方法

共有 6 名健康男性参与了 EMG 信号的采集（年龄 23~26 岁，平均年龄 24.5 岁），EMG 信号分别采自实验者左侧大腿的股直肌（RF）与股二头肌（BF）。实验采用的是双极一次性 Ag-AgCl 电极，有效面积 5mm×5mm，电极贴于肌腹部位的皮肤表面，中心间距 20mm，且两电极的连线大致平行于肌纤维方向。EMG 信号的采集由本研究组自行开发的数据采集仪完成，采样频率 2000Hz，依次经过 10 倍预放大，500 倍的主放大以及 A/D 转换。

股直肌与股二头肌的收缩力分别通过小腿前侧以及后侧固定的气囊进行采集，而气囊则安装于本研究组自行设计的外骨骼上[34-36]，当股直肌收缩时，前侧气囊受压，而当股二头肌收缩时，后侧气囊受压，气压信号进一步转换为电压信号以反映其受力大小。通过运动学反解，两只气囊的气压读数便表征了对应肌肉的收缩力大小。气囊压力值的采样频率同样为 2000Hz。

如图 3-9 所示，外骨骼具有两个自由度，分别对应髋关节与膝关节，髋关节之后是用于承载实验者的平台。实验者坐在此平台上，其髋关节与外骨骼的髋关节

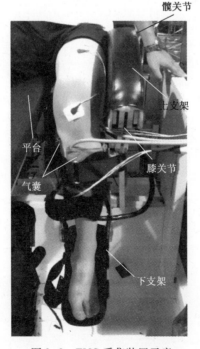

图 3-9　EMG 采集装置示意

靠紧并固定,其大小腿分别与外骨骼的上支架与下支架平行。实验者小腿的前后两侧分别与气囊绑定,并且与气囊一同绑定于外骨骼的下支架上。在实验中,外骨骼的髋、膝关节由伺服电机锁定,因此实验者大小腿的位姿固定不变。当实验者屈伸小腿时,其股直肌与股二头肌将经历等长收缩,使小腿前后挤压气囊,而收缩力由气囊压力反馈。

应用 4 阶 Butterworth 滤波器对采集仪输出的 EMG 信号进行 $10 \sim 500Hz$ 的数字滤波以及 50Hz 的陷波整流(消除工频),对力信号采用 3 阶 Butterworth 滤波器进行 $0.01 \sim 1Hz$ 的数字滤波。预处理后的股直肌 EMG 信号与力信号分别记为 EMG-RF 与 F-RF,而股二头肌的信号相应记为 EMG-BF 与 F-BF。

令实验者自由屈伸其小腿,每组实验持续约 50s。对 EMG-RF 与 EMG-BF,应用 500ms 宽(1000 个采样点)的矩形窗,采用线性插值法计算相应信号对时间的微分,记为 EMG-dR 与 EMG-dB,并以窗口重叠 50% 的方式计算 EMG 的特征能量,记作 E_{ch}-RF 与 E_{ch}-BF。如前面所述,E_{ch}-RF 与 E_{ch}-BF 分别表征了股直肌与股二头肌的等长收缩力。之后,将 E_{ch}-RF 与 F-RF 通过各自的最大值标定,得到 E_{ch}-RFC;对 E_{ch}-BF 与 F-BF 采用同样操作,所得值记为 E_{ch}-BFC。将 E_{ch}-RFC 与 E_{ch}-BFC 作差后,可得到表征两块肌肉合力的 E_{ch}-rst;同样,将 F-RF 与 F-BF 进行运动学反解并作差,得到实际的合力 F-rst,考察 E_{ch}-rst 与 F-rst 之间的吻合程度。

为研究自然频率的特性,首先,对同一个实验者的某一组 EMG 数据,得到能量核边界的表达后,利用式 (3-22) 计算股直肌与股二头肌的 f_{nat}-RF 与 f_{nat}-BF,并分别考察 f_{nat}-RF 与 f_{nat}-BF 是否随 E_{ch}-RFC 与 E_{ch}-BFC 变化,以确定 f_{nat} 是否依赖于 MU 放电频率。除此之外,还应考察同一实验者特定肌肉的自然频率是否随时间变化,包括其不同骨骼肌的自然频率是否存在区别。最后,对不同实验者的同一类肌肉进行 EMG 采集,以确定 f_{nat} 是否因人而异。

对于等长收缩力的估计,采用线性回归分析以判断对每个实验者来说,特征能量 E_{ch}-rst 与收缩力 F-rst 之间是否存在线性关系,以及线性程度的高低,这可由两者之间的线性关联强度 r^2 来表征:

$$r^2 = \frac{\sum\limits_{i=1}^{n} (\hat{x}_i - \bar{x})^2}{\sum\limits_{i=1}^{n} (x_i - \bar{x})^2} \tag{3-23}$$

式中:n 为数据点总数;$\hat{x}$ 为预测值;$\bar{x}$ 为实测数据均值。

对于 EMG 振子自然频率 f_{nat} 的估计,采用方差分析(ANOVA)来判断对同一实验者在不同时间段、同一实验者的不同骨骼肌或者对不同实验者来说,f_{nat} 是否存在显著区别,检验量 F 为

$$F = \frac{MS_o}{MS_i} \tag{3-24}$$

式中: MS_0 与 MS_i 分别为组间与组内均方差。

本书中令显著性水平 $\alpha_F = 0.05$, 且零假设为各组数据无显著差异, 将 F 带入 F 分布表以确定相应 p 值, 若 $p < \alpha_F$, 则认为所考察因素对 f_{nat} 存在显著影响, 否则接受零假设。

2. 基于特征能量的等长收缩力表征

基于特征能量的方法, 图 3-10 展示了一个实验者的等长收缩力预测结果。图中细实线代表 E_{ch}-rst, 即肌肉力的预测值, 粗实线代表实验测得的合力 F-rst, 需要注意的是, 此处并未将 E_{ch}-rst 与 F-rst 进行归一化处理。为了使结果更具有表现性, 直接对原始的 E_{ch}-rst 与 F-rst 之间的关系开展线性拟合, 获得相应的线性关联强度 (r^2值), 并利用拟合结果对原本的 E_{ch}-rst 进行缩放后再与 F-rst 比较, 此外, 为了简单起见, 合力 F-rst 直接采用的是无量纲值。其中图 3-10(a) 展示了实验者相对快速屈伸发力的情况, 图 3-10(b) 则显示了相对慢速屈伸的结果, 在两种情况下, 实验者都可以随意用力, 即 RF 与 BF 可达到所有不同的收缩程度 (MVC 比例)。由图可见, 灰色曲线普遍超前黑色曲线 $200 \sim 500$ms, 即肌肉收缩相对于神经信号存在滞后[37]。E_{ch}-rst 忠实反映了 F-rst 的变化趋势, 包括很微小的跳动; 然而对于幅值, 在某些点上 E_{ch}-rst 相对于 F-rst 出现了不足或超调, 这可能是由于数据的滤波失真、EMG 贴片位置与气囊传感器的受力偏差或深层肌肉募集等因素造成[38]。

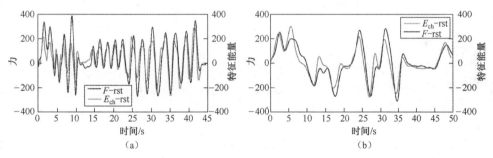

图 3-10 一个实验者的收缩力预测结果
(a) 快速动作; (b) 慢速动作。

对每个实验者 (A~F), 进行 1 组小腿自由屈伸用力实验, 每组采集 4 套数据, 故总共有 24 套数据被记录。在每两套实验之间, 实验者休息 $3 \sim 5$min 以避免肌肉产生疲劳[39]。对每个实验者的 4 套数据, 计算其 r^2 值及其均值与标准差, 为了进一步考察能量核方法对于等长收缩力估计的效果, 对同样的数据分别应用 RMS 方法与 MPF 方法, 并以同样方法处理其 r^2 值。三种方法的处理结果如图 3-11 (a) 所示, 其中能量核方法简称为 EK, 由图可见 EK 的预测结果与力的一致程度可能比 RMS 与 MPF 都高, 或在两者之间, 但几乎不会比两者都低。图 3-11(b) 展示了三种方法下每组数据的 r^2 值均值, 可见对于本文的数据而言, EK 的预测效果与 RMS 接近 (p 值为 0.9046), 但总体上显著地优于 MPF 的效果 (p 值为 0.0445)。众所周知,RMS方法应用简单,主要体现信号强度(即与幅值相关的特性),并可在一定程度上反映肌纤维的募集数量;MPF方法则主要针对信号的频域特性,在较低的MVC比例时,MPF可与动作电位频率存在较好的对应。由以上结果可见,当MPF的预测效果最差时,EK的效果接近于RMS,而当RMS的效果最差时,EK的结果与MPF接近,因此能量核方法融合了RMS与MPF的优势,其实由式(3-17)也可看出,能量核方法同时反映了募集程度与刺激频率。可见此方法的鲁棒性很高,特别适用于涉及大跨度MVC比的肌肉力估计。

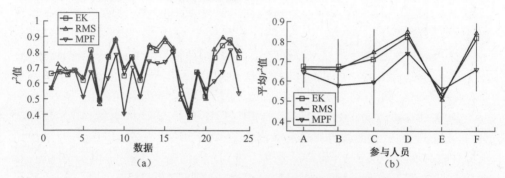

图 3-11　采用 EK、RMS 及 MPF 法所得 r^2 值的比较

(a) 所有数据的 r^2 值;(b) 每组数据的平均 r^2 值。

3. EMG 振子的自然频率

为了便于自然频率的计算以及提高数据的表征度,令实验者进行缓慢屈伸动作,以此得到持续大约 5s 的阶跃力信号。图 3-12 展示了一个实验者的特征能量 E_{ch}-RF(无量纲)与自然频率 f_{nat}-RF 数据。可以看出 f_{nat}-RF 近似呈现脉冲形式变化,其脉宽与肌肉力的持续时间相吻合。另外值得注意的是,E_{ch}-RF 与 f_{nat}-RF 的变化趋势互补(在图 3-12 中用浅色实线标出了 f_{nat}-RF 的变化趋势),即当肌肉

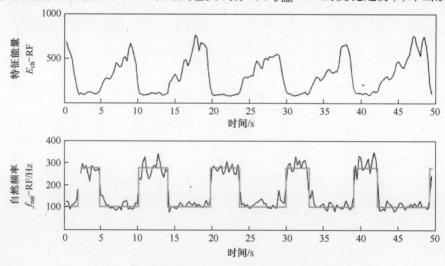

图 3-12　股直肌特征能量与自然频率关系的比较

静息时自然频率较高,而当肌肉收缩时自然频率较低。这是由于在肌肉静息时,相图上的椭圆是噪声核,因此较高的自然频率值表征了噪声的自然频率,而较低的自然频率值则表征了 EMG 的真实自然频率,可见应用我们的方法,能够成功地分离噪声及 EMG 信号的自然频率。从图 3-12 可大致判断,股直肌 EMG 的 f_{nat}-RF $\approx$ 100Hz,而噪声真正的自然频率需要用原始信号来计算。此外,可知当股直肌收缩时,f_{nat}-RF 基本维持在恒定值,即不随特征能量的变化而变化,这更进一步证明了 EMG 振子的简谐成分非常显著。由此可初步判断,f_{nat}-RF 并非反映了 MU 放电频率,而是体现了 MUAP 或传导介质的固有特性。以上结论同样适用于股二头肌。

为了考察 EMG 的自然频率是否依赖于个体或肌肉类型等因素,分别对实验者 D、E 与 F 进行了 10 组实验。每组实验中,对股直肌与股二头肌在 50% MVC 以下进行约 15s 的 EMG 信号采集,对两种肌肉的噪声信号进行同样时长的记录(静息状态下)。第一组实验大约开始于上午 10 时,此后以约 1h 的间隔开展后续实验,最后一组结束于下午 7 时。因此,实验数据也将用于检验同一实验者相同肌肉的自然频率是否随时间变化。对每组数据,计算股直肌、股二头肌以及相应噪声的自然频率,分别记作 f-RF、f-BF、fn-RF 与 fn-BF,其中 fn-RF 与 fn-BF 需在 f-RF 与 f-BF 之前计算,因为需要依赖其结果以确定陷波整流的带宽,用于对 EMG 信号进行滤波,除此之外,信号还经过了 Butterworth(10~500Hz)数字滤波器的处理。实验结果如图 3-13 所示。

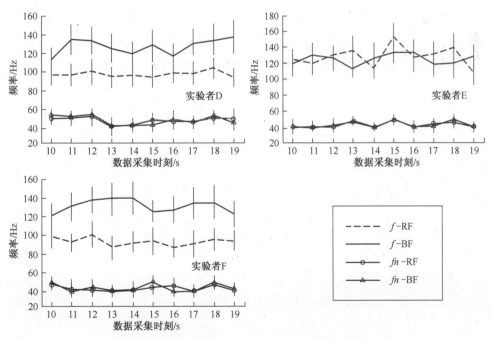

图 3-13　每组数据的 RF、BF 及相应噪声的自然频率平均值

1) 时间因素

由图 3-13 可判断,所有实验者的 f-RF 与 f-BF,包括 fn-RF 与 fn-BF 都随时间变化,表 3-3 列出了各实验者及各自然频率在不同时刻所采集的数据间的 p 值。表 3-3 中的 p 值都小于 α_F(0.05)并且接近于零,因此可以肯定所有自然频率的确被时间因素影响。fn-RF 与 fn-BF 的时间依赖性意味着信号的频域特性可被环境因素显著影响,因为噪声的自然频率所在范围约为 40~50Hz,而这正是工频的范围,但在不同时刻存在约为 10Hz 的涨落。此事实也说明 EMG 信号的采集应在电磁噪声尽可能低的环境中进行。此外,表 3-4 列出了每个实验者 f-RF (f-BF)与 fn-RF (fn-BF)之间的 r^2 值,可见除了实验者 E 的股直肌 r^2 值(0.55,粗体表示)之外,其他实验者的值都小于 0.5,这表明在正常情况下,肌肉的自然频率与噪声不存在关联,而在对实验者 E 进行数据采集时,很可能出现了问题,例如由于实验者大腿脂肪层较厚,EMG 电极的放置可能偏离了正确的位置。这也能够解释为何实验者 D 与 F 的 f-RF 与 f-BF,以及实验者 E 的 f-BF 值相对稳定(不同时刻频率涨落不超过 20Hz),而其 f-RF 值表现出显著的不稳定性。

表 3-3　肌肉与噪声的自然频率对于时间因素的 p 值($\alpha_F = 0.05$)

实验者	实验者 D	实验者 E	实验者 F
f-RF	0.001	5.83×10^{-55}	2.46×10^{-8}
f-BF	1.35×10^{-23}	4.67×10^{-17}	8.07×10^{-20}
fn-RF	4.51×10^{-36}	3.36×10^{-41}	6.15×10^{-25}
fn-BF	1.12×10^{-17}	3.17×10^{-26}	5.76×10^{-20}

表 3-4　肌肉与噪声自然频率之间的 r^2 值

实验者	实验者 D	实验者 E	实验者 F
f-RF 与 fn-RF	0.32	0.55	0.37
f-BF 与 fn-BF	0.11	-0.01	0.22

2)肌肉类型因素

如图 3-13 所示,对实验者 D 与 F 来说,其 f-RF 与 f-BF 差别显著,但对于实验者 E,由于上文所讨论的原因,这种差别不明显。表 3-5 列出了每个实验者 f-RF 与 f-BF 之间的 p 值,同时也给出了 fn-RF 与 fn-BF 之间的 p 值,而这些数据也证实了以上判断(对实验者 E,f-RF 与 f-BF 间的 p 值用粗体显示)。可见,肌肉的自然频率依赖于肌肉类型,并且对健康人来说,f-BF 通常要高于 f-RF。另外,噪声之间的 p 值都远高于 α_F,而这给出了一个合理事实,即噪声的自然频率与肌肉类型无关。

表 3-5　肌肉与噪声的自然频率对肌肉类型的 p 值（$\alpha_F = 0.05$）

实验者	实验者 D	实验者 E	实验者 F
f-RF 与 f-BF	2.03×10^{-9}	0.46	5.52×10^{-11}
fn-RF 与 fn-BF	0.92	0.86	0.74

3）个体因素

图 3-14 分别显示了各实验者的 f-RF 与 f-BF 值，可见对于不同个体，f-BF 的差别并不显著，而 f-RF 却存在明显不同。在个体因素下，f-RF、f-BF、fn-RF 与 fn-BF 的 p 值列于表 3-6 中。可见 f-BF 并不依赖个体，而 f-RF 对个体表现出关联性，同样以粗体表示。然而，实验者 D 与 F 的 f-RF 之间的 p 值可计算为 0.19，所以，如果将实验者 E 的非正常 f-RF 数据排除，可认为对普通人来说，某种肌肉的自然频率差别不显著，或至少十分接近。另外，表 3-6 说明了噪声的自然频率也不依赖于个体。

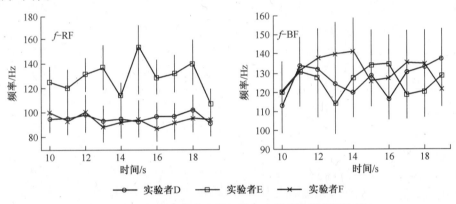

图 3-14　各实验者股直肌与股二头肌自然频率平均值

表 3-6　肌肉与噪声的自然频率对于个体因素的 p 值（$\alpha_F = 0.05$）

f-RF	f-BF	fn-RF	fn-BF
2.89×10^{-10}	0.21	0.27	0.56

4. EMG 振子与 MUAP 行波

通过将信号序列转变为相图，本文对 EMG 信号建立了新的物理/数学模型，提出了表征骨骼肌等长收缩力与固有特性的能量核方法。如前所述，某段 EMG 信号的相图呈现出带有统计特征的椭圆形状，而这与简谐振子的相图相吻合，说明 EMG 中简谐成分占主导作用，因此 EMG 信号可近似为简谐振子的运动。另外，由于 EMG 电极的测量方式，所采集到的信号实际上反映了 MUAP 在空间某点上随时间变化的情况，而 MUAP 本身是在肌纤维膜上传导的行波电位，因此 EMG 可看作是 MUAP 的观察器。此行波的波源是神经-肌肉接头，即行波的频率应当是随运动神经元放电频率变化的，所以严格来说，EMG 振子所经历的应当是频率不断变化的受迫振动。考虑到噪声等因素，本书中将一个时间微元内的 EMG 信号近似为简谐振子,并通过特征能量来表征肌肉的等长收缩力。结果表明,特征能量与肌肉力之间存在良好的线性对应关系,通过与 RMS 及 MPF 方法的比较发现,此方法兼有二者的优点,具有很高的鲁棒性。

5. 自然频率

通过能量核的方法可以得到特定骨骼肌的自然频率,由之前的分析,自然频率 f_{nat} 不随 MUAP 的频率变化,这一方面表明 f_{nat} 的确是肌肉的固有性质,另一方面也为 EMG 信号可近似为简谐振子提供了有力证据,因此, f_{nat} 可在生物医学领域用于判断肌肉的生理健康状况。EMG 的来源是 MUAP 行波,而其本质是 MUAP 的感生电位震荡,因此 f_{nat} 可能与肌纤维组织的固有电学性质有关[40]。对于简谐振子,其刚度 k 决定了振子所受回复力的大小,因而 EMG 振子的刚度 k 可能反映了肌纤维膜上的 K^+/Na^+ 通道密度比例或 MUAP 的形状;而质量 m 决定了简谐振子的加速度,因此对于 EMG 振子,其质量 m 应当反映了肌纤维的膜电容。这里并未讨论"共振"的问题,即 MU 放电频率与 f_{nat} 相等的情况。由于肌肉的高阻尼特性,共振不会产生破坏性作用,可能出现的情况是,在共振条件下,即使放电频率未达到饱和值,肌肉也会出现强直收缩。此外需要注意的是, f_{nat} 的值对 EMG 电极的位置较为敏感,并且对于表贴 EMG 来说,很难精确测量某一块肌肉的 f_{nat},由于不同 MU 之间的交互作用,所得结果一般只能是近似值。

6. 噪声过滤

实际上,在测量自然频率的同时,若对噪声核采用与能量核同样的处理方法,亦能得到噪声的自然频率(图 3-12)。这样,在对某块肌肉的 EMG 信号进行滤波时,可以首先对原始信号计算其噪声的自然频率,得到相应的陷波带宽,并以此带宽对信号进行陷波整流,以改进信号的滤波效果。此方法实际上为 EMG 信噪识别与分离提供了一个新手段,这样,即使不用传统的傅里叶变换,也能实时地抽取信号与噪声的主导频率。

参 考 文 献

[1] Momen K, Krishnan S, Chau T. Real-time classification of forearm electromyographic signals corresponding to user-selected intentional movements for multifunction prosthesis control[J]. IEEE Transactions on Neural Systems and Rehabilitation Engineering, 2007, 15(4): 535-542.

[2] Lauen R T, Sith B T, Betz R R. Application of a neuro-fuzzy network for gait event detection using electromyography in the child with cerebral palsy[J]. IEEE Transactions on Biomedical Engineering, 2005, 52(9): 1532-1540.

[3] Artemiadis P K, Kyriakopoulos K J. An EMG-based robot control scheme robust to time-varying EMG signal features[J]. IEEE Transactions on Information Technology in Biomedicine, 2010, 14(3): 582.

[4] Choi C, Kwon S, Park W, et al. Real-time pinch force estimation by surface electromyography using an artificial neural network[J]. Medical engineering & physics, 2010, 32(5): 429.

[5] Bonato P, Gagliati G, Knaklitzm. Analysis of myoelectric signals recorded during dynamic contractions[J]. Engineering in Medicine and Biology Magazine, IEEE, 1996, 15(6): 102.

[6] Staudenmann D, Roeleveld K, Stegeman D F, et al. Methodological aspects of SEMG recordings for force estimation A tutorial and review[J]. J Electromyopr Kinesiol, 2010, 20: 375-387.

[7] Bigland-Ritchie B, Donovan E F, Roussos C S. Conduction velocity and EMG power spectrum changes in fatigue of sustained maximal efforts[J]. J Appl Physiol, 1981, 51(5): 1300-1305.

[8] Mannion A F, Connolly B, Wood K, et al. The use of surface EMG power spectral analysis in the evaluation of back muscle function[J]. J Rehabil Res Dev, 1997, 34(4): 427-439.

[9] Komi P V, Tesch P. EMG frequency spectrum, muscle structure, and fatigue during dynamic contractions in man[J]. Eur J Appl Physiol Occup Physiol, 1979, 42(1):41-50.

[10] Güler N F, Koçer S. Classification of EMG signals using PCA and FFT[J]. J Med Syst, 2005, 29(3): 241-250.

[11] Talebinejad M, Chan A D C, Miri A, et al. Fractal analysis of surface electromyography signals: A novel power spectrum-based method[J]. J Electromyopr Kinesiol, 2009, 19: 840-850.

[12] Christie A, Inglis G, Kamen G. Relationships between surface EMG variables and motor unit firing rates[J]. Eur J Appl Physiol, 2009, 107: 177-185.

[13] Qi L, Wakeling J M, Green A, et al. Spectral properties of electromyographic and mechanomyographic signals during isometric ramp and step contractions in biceps brachii[J]. J Electromyopr Kinesiol, 2011, 21(1): 128-135.

[14] Gabor D. Theory of communication[J]. J Inst Electr Eng, 1946, 93: 429-457.

[15] Claasen T, Mecklenbrauker W. The Wignerdistribution-a tool for time-frequency analysis, Part I: continuous-time signals[J]. Phylips J Res, 1980, 35: 217 -250.

[16] Wang G, Wang Z Z, Chen W T, et al. Classification of surface EMG signals using optimal wavelet packet method based on Davies-Bouldin criterion[J]. Med Bio Eng Comput, 2006, 44: 865-872.

[17] Michele G D, Sello S, Garboncini M C, et al. Cross-correlation time-frequency analysis for multiple EMG signals in Parkinson's disease: a wavelet approach[J]. Med Eng Phys, 2003, 25: 361-369.

[18] 张清菊, 罗志增, 叶明. 基于功率谱分析和 RBF 网络的表面 EMG 多模式分类[J]. 机电工程, 2005, 22(11): 35-38.

[19] Kukolj D, Levi E. Identification of complex systems based on neural and Takagi – Sugeno fuzzy model[J]. IEEE Trans Syst Man Cybern B, 2003, 34(1): 272 – 282.

[20] Vineet G, Srikanth S, Narender P R. Fractal analysis of surface EMG signals from the biceps [J]. Int J Med Inform, 1997, 45: 185-192.

[21] Holobar A, Zazula D. Multi-channel Blind Source Separation Using Convolution Kernel Compensation[J]. IEEE Trans signal process, 2007, 8(55): 4487-4496.

[22] Azzerboni B, Finocchio G, Ipsale M, et al. A new approach to detection of muscle activation by independent component analysis and wavelet transform[J]. Comput Sci, 2002, 2486: 109-116.

[23] Nair S S, French R M, Laroche D, et al. The application of machine learning algorithms to the analysis of electromyographic patterns from arthritic patients [J]. IEEE Trans Neural Syst Rehabil Eng, 2010, 18(2): 174-184.

[24] Levi J H, Erik J S, Kevin B E, et al. Multiple binary classifications via linear discriminant anal-

ysis for improved controllability of a powered prosthesis[J]. IEEE Trans Neural Syst Rehabil Eng, 2010, 18(1): 49-57.

[25] 殷跃红, 郭朝, 陈幸, 等. 基于分子马达运行机制的骨骼肌生物力学原理研究进展[J]. 科学通报, 2012, 57(30): 2794-2805.

[26] Guo Z, Fan Y J, Zhang J J, et al. A new 4M model-based human-machine interface for lower extremity exoskeleton robot[C]//The 5th International Conference on Intelligent Robotics and Applications, Canada, 2012.

[27] Gabriel D A, Christie A, Greig Inglis J, et al. Experimental and modeling investigation of surface EMG spike analysis[J]. Med Eng Phys, 2011, 33: 427-437.

[28] Merletti R, Conte L L, Avignone E, et al. Modeling of surface myoelectric signals Part I: Model implementation[J]. IEEE Trans Biomed Eng, 1999, 46(7): 810-820.

[29] Day S J, Hulliger M. Experimental simulation of cat electromyogram: evidence for algebraic summation of motor-unit action-potential trains [J]. J Neurophysiol, 2001, 86 (5): 2144-2158.

[30] 杨基海, 杨洪宁. 具有迭加动作电位波形的 EMG 信号自动分解研究[J]. 中国生物医学工程学报, 1999, 18(1): 82-88.

[31] McComas A J, Mrozek K, Gardner-Medwin D, et al. Electrical properties of muscle fibre membranes in man[J]. J Neurol Neurosurg Phychiat, 1968, 31: 434-440.

[32] 殷跃红, 陈幸. 骨骼肌收缩的生物电化学变频调控原理——基于分子马达运行机制的骨骼肌生物力学原理(II) [J]. 中国科学: 技术科学, 2012, 42(8): 901-910.

[33] Kesar T, Chou L W, Binder-Macleod S A. Effects of stimulation frequency versus pulse duration modulation on muscle fatigue[J]. J Electromyopr Kinesiol, 2008, 18: 662-671.

[34] Yin Y H, Fan Y J, Xu L D. EMG & EPP-Integrated Human-machine Interface between the Paralyzed and Rehabilitation Exoskeleton[J]. IEEE Trans Info Tech Biomed, 2012, 16(4): 542-549.

[35] Yin Y H, Fan Y J, Guo Z. sEMG-based neuro-fuzzy controller for a parallel ankle exoskeleton with proprioception[J]. Int J Robot Autom, 2011, 26(4): 450-460.

[36] Fan Y J, Yin Y H. Differentiated time-frequency characteristics based real-time human-machine interface for lower extremity rehabilitation exoskeleton robot[C]//The 5th International Conference on Intelligent Robotics and Applications. Montreal: Springer Berlin Heidelberg, 2012.

[37] Zhou S, Lawson D L, Morrison W E. Electromechanical delay in isometric muscle contractions evoked by voluntary, reflex and electrical stimulation[J]. Eur J Appl Physiol, 1995, 70: 138-145.

[38] Rasmussen J, Damsgaard M, Voigt M. Muscle recruitment by the min/max criterion-a comparative numerical study[J]. J Biomech, 2001, 34: 409-415.

[39] 周前祥, 谌玉红, 马超, 等. 基于 sEMG 信号的操作者上肢肌肉施力疲劳评价模型研究[J]. 中国科学: 生命科学, 2011, 41(8): 608-614.

[40] Lowery M M, Stoykov N S, Dewald J P A, et al. Volume conduction in an anatomically based surface EMG model[J]. IEEE Trans Biomed Eng, 2004, 51(12): 2138-2147.

第4章 基于骨骼肌生物力学模型的人机力交互接口及外骨骼机器人技术

前几章系统性地论述了骨骼肌的生物力学模型研究和基于 sEMG 信号的骨骼肌收缩状态预测与特征提取方法,而这两者都与康复外骨骼机器人的技术进步密切相关。黄毅等人在《中国人口老龄化现状分析》中报道,中国的脑卒中发病率高居世界首位,中风疾病患者拥有近 600 万人,而且以每年新增 200 万人的速度不断增加。对于中风等疾病导致的神经损伤,不及时或不恰当的治疗会引起偏瘫甚至瘫痪。治疗介入时间稍有延迟将严重影响患者运动功能的重建,延长患者的康复周期。对于中风等运动功能损伤患者的早期物理治疗,能够促进患者的运动功能恢复。然而,传统理疗方式大多需要通过理疗师或医护人员进行,需要耗费较大的人力和物力,而且疗效并不显著。目前对于中风及脊髓损伤患者的治疗,早期仅集中于药物治疗,同时对后期的功能训练也不够重视,从而延误了康复的最佳时机,致使部分病人丧失劳动能力和生活能力。

因此,迫切需要一种针对中风及运动功能损伤患者康复的智能化康复医疗系统,在为患者提供安全而有效的康复治疗的同时,降低人力及医疗成本的投入,使更多患者能够享受优质的治疗。随着人机一体化下肢康复机器人密切相关的两个研究领域——外骨骼机器人和微电子技术的飞速发展,对于新一代生机电一体化康复机器人系统的开发提供了有力的技术支撑。现有外骨骼机器人采用了 sEMG 控制和人机一体化的设计思想,然而患者并不能按照"自然"和"本能"的方式进行康复运动,临床康复效果较差。

目前,人体下肢运动神经损伤康复技术主要包括 5 类,即起立床站立训练、减重步行训练、肌电生物反馈与功能性电刺激、复合康复技术以及康复机器人技术,简要介绍如下:

(1) 起立床站立训练:起立床站立训练主要针对康复初期的适应性训练,通过调整康复床身的倾斜角度使被安置在康复床上的患者感受到自身重力作用,对偏瘫患者的作用包括:①帮助患者完成仰卧位到站立位,重心从低到高的过渡,使患者充分适应立位状态。②提高躯干和下肢的负重能力,能维持患者脊柱、骨盆及下肢的应力负荷,对防止骨脱钙、预防压疮和尿路感染等能起到重要疗效,增加颈、胸、腰及骨盆在立位状态下的控制能力,为将来的自主立位及平衡的保持打下良好基础。③通过重力对关节肌肉的挤压,有效刺激本体感受器,对患侧肢体进行促通,并可增加肌张力偏低患者的肌张力。④对下肢肌张力偏高引起的尖足、内翻等异常模式,通过重力对跟腱形成足够强度且较持久的牵拉而起到矫治的作用。起立床以其简单、安全的特性,在临床康复中获得比较广泛的应用,但其功能相对单一,限制了其康复效果。

(2)减重步行训练:减重步行训练是将患者体重对下肢的负荷通过悬挂减重装置进行降低,然后在悬挂装置的辅助下进行步行训练。该训练方法可以减轻负荷过重而导致的肌肉疼挛,同时也能帮助下肢肌肉萎缩支撑能力不足的病人进行步行训练。帮助维持或恢复患者全身各系统的生理功能,并通过反复训练强化中枢系统重塑,以帮助患者建立正常步态。研究证明,反复进行减重步行训练可改善患者的下肢运动功能、步行速度、平衡能力及地面行走耐力,是中风及脊髓损伤疾病后期有效的步态训练技术。

(3)肌电生物反馈与功能性电刺激:肌电生物反馈是将肌电信号经过放大、滤波、双向整流和积分,用积分电压驱动显示器,可以直接观察到肌紧张或松弛的水平。通过反馈的视、听信号,患者可有意识地收缩或放松肌肉从而改善其运动控制能力,达到运动功能恢复的目的。在脑卒中患者偏瘫的治疗中,虽然生物反馈疗法并不能使已经受到损害的脑神经细胞复原,但它可以促进代偿功能,使受抑制的神经通路开通,最大限度地保留那部分神经肌肉组织的潜力,使其重新发挥正常生理功能。功能性电刺激(Functional Electrical Stimulation,FES)是指利用一定强度的低频脉冲电流,通过预先设定的刺激程序来刺激一组或多组肌肉,诱发肌肉运动或模拟正常的自主运动,以达到改善或恢复被刺激肌肉或肌群功能目的的治疗方法。FES系统通过感觉的输入,利用中枢神经的可塑性,促进大脑功能的重组,在脑卒中患者偏瘫的恢复中发挥重要的作用。1961年,Liberson利用FES技术成功矫正了脑卒中慢性期患者偏瘫侧下肢的足下垂,开创了FES在脑卒中患者偏瘫后运动功能恢复的应用先例。后来,一些临床研究表明,FES在加强肌肉力量、提高步行能力,改善膝关节的协调性等方面均可发挥重要作用,被证明是一种良好的脑卒中患者下肢康复技术。

(4)复合康复技术:复合康复治疗方法是指为了改善康复水平,针对中风及脊髓损伤病人的预后情况,综合现有的肌电生物反馈、FES、减重站立及步行训练、机器人辅助治疗等医学治疗方法及辅助康复技术,制订合理的康复策略,进行复合康复治疗,以期获得最理想的康复效果。如Fields在1987年首次提出肌电生物反馈与FES相结合的康复治疗方法(肌电触发式FES),取得了较好康复效果。分析现有的几种治疗方法可以发现,肌电生物反馈需要患者能够有意识地收缩或放松肌肉改善运动控制能力,恢复运动功能,但是部分中风及脊髓损伤病人在康复初期由于神经损伤,难以主动收缩病侧肌肉,因而康复效果不佳。而FES虽然在临床应用中取得一定成功,但是电刺激是一种被动治疗,缺少主动训练,肌力训练效果不佳,在治疗脑卒中患者时,因为中枢失去调控能力,会引发拮抗肌的疼挛,可能导致肌力训练的失败。减重站立及步行训练和现有的康复机器人辅助治疗主要通过减重或助力方式帮助病人运动,主要是一种被动治疗模式,很难按照病人的实际意图进行康复训练。因此,需要建立一种有效的主动式康复策略,并与现有手段相结合,从而减小康复周期,获得更好的康复效果。

(5)康复机器人技术:康复机器人技术利用人机交互接口,通过电机驱动帮助患者完成被动活动、助力运动和步态行走等不同形式的康复训练,可用于中风及脊髓损伤疾病后瘫痪下肢的功能训练。临床研究表明,机器人辅助治疗与传统的康复治疗相比,能更好地促进脑卒中患者偏瘫下肢的运动功能恢复。具有代表性的是瑞士的 Lokomat 外骨骼机器人,它具有外骨骼本体结构、人体体重平衡缓冲和减重装置,能在室内进行人体下肢康复训练。但是该系统占地面积较大,移动不方便,且价格较贵。瑞士 HOCOMA 公司研制的 Erigo 神经损伤早期康复训练系统,使神经系统疾病患者和长期卧床的患者处于倾斜角度可调整的倾斜状态,并使患者下肢关节小幅度运动以加快康复,使并发症减到最少。可通过连续可调的床体和一个机器人踏步系统的结合,实现了早期强化治疗;然而下肢外骨骼关节转角过小,只适合与早期强化治疗,康复功能单一,且价格昂贵。美国芝加哥研制的 Kine-Assist 移动康复机器人,可辅助患者进行移动行走,但是它不能对人体下肢进行助力训练,不具备外骨骼假肢的康复功能。值得一提的是,我国的哈尔滨工业大学、沈阳自动化研究所、北京航空航天大学、国防科学技术大学、上海交通大学等单位在步行机器人和假肢的研制方面也取得了突出的成果,但仍然处于起步阶段,尚未形成成熟的产品。

康复机器人技术可有效地帮助使用者进行助力/助走康复训练,已经成为当今世界竞相研究的热点。然而统计数据表明,机器和人之间难以达到自然和谐,真正走向临床应用的外骨骼机器人康复系统仍不多见,外骨骼技术仍然面临着巨大挑战。究其原因:①功能完整的外骨骼机器人系统仍有待开发,以克服稳定性差、动力不足等缺点;②机器人与人之间的交互接口及控制策略有待完善,外骨骼通过关节运动给人提供动力,人与外骨骼之间必然存在力交互,但是,在人与外骨骼之间的力交互机理的研究上还有待深入。近年来,基于 EMG 信号、力触觉信号的人机交互接口也进行了深入研究和探索,特别是运动捕捉系统、肌电仪、力检测设备等已经成功应用于人体运动学/动力学分析,因此,设计人机交互接口开展人机力交互机理研究,以此推进外骨骼机器人的主动柔顺控制是行之有效的方法。

4.1　下肢外骨骼康复机器人

为了使患者能及早恢复行走等能力,患病后的康复训练十分重要。运动训练可促进肢体疾病患者自发性神经功能恢复及脑功能重塑,加快患者的功能恢复进程。随着科技手段的不断创新,目前出现了多种有效的运动治疗方法。其中包括肌电生物反馈、功能性电刺激、减重步行训练、机器人辅助治疗、虚拟现实技术等。康复机器人技术用于患者下肢的功能训练,与传统的康复治疗相比,能更好地促进患者下肢的运动功能恢复。外骨骼机器人是康复机器人中的典型代表之一,集机械、电子、生物、信息、控制等技术于一体[1-7]。由于相关学科发展所产生的推动作用以及日益增长的社会需求,外骨骼机器人在基础理论和应用技术两方面均取得了较大进展。

4.1.1 发展现状

4.1.1.1 美国国防部高级研究计划局的外骨骼计划

由美国国防部高级研究计划局(DARPA)支持的"增强人体机能的外骨骼(EHPA)"计划极大地推动了机能增强型外骨骼机器人的发展,这一计划的目的是为了提高单兵的地面作战能力[8]。这一方案侧重于提高士兵在重型负载,大体积负载下的运动能力,并降低负载产生的疲劳。该计划开始于 2001 年,在 2008 年被转移到陆军士兵计划执行办公室(PEO)。EHPA 计划中,主要由三个机构进行外骨骼的开发,一些其他的机构进行辅助技术的开发,如便携式电源。

(1)伯克利的外骨骼机器人:伯克利下肢外骨骼机器人(BLEEX)是 DARPA 计划中最著名的外骨骼机器人。它的最为显著的特点是由于其随身配备携带了便携式电源,因而使其具有很强的机动性能。事实上,其开发者将其定义为第一台"能承载且能源自给"的外骨骼机器人设备[9]。

BLEEX 的髋关节具有 3 个自由度,膝盖具有 1 个自由度,踝关节具有 3 个自由度。其中,4 个自由度是有主动驱动的,分别为:髋关节屈/伸,髋关节外展/内收,膝关节屈曲/伸展,踝关节屈/伸。3 个欠驱动的关节中,脚踝背屈/跖屈,髋关节旋转为弹簧连接,踝关节旋转为自由关节[10]。同时,根据体重约 75kg 的人体临床步态分析数据设定其运动学和动力学要求[11]。

其中,外骨骼髋关节的旋转关节被放置在腰背部的两腿之间,两腿共享这一转动关节,从而不仅能满足下肢的运动学要求,同时也避免了与穿戴者髋关节的干涉。同样,踝关节的外展/内收并不是与人体关节的处于同一转动轴,其转动轴位于脚的侧边,从而大大简化了机构的设计。其他 5 个外骨骼的转动自由度都与穿戴者下肢关节的转动轴相重合[10]。

外骨骼通过特别设计的双向线性液压驱动器进行驱动。水平地面行走过程中,BLEEX 需消耗液压功率约 1143W,同时,其电子控制设备需消耗约 200W 的电能。相比之下,一个同样大小的,体重约 75kg 的人体在水平地面行走过程中仅需消耗约 165W 的能量[11]。

在 BLEEX 的控制系统中,最大限度地减少了 BLEEX 系统使用人体-外骨骼之间的由于人机交互而产生的交互力等交互信息,而主要利用外骨骼本身的传感器信息。因此,与双足机器人类似,这一外骨骼可以保持其自身平衡,但佩戴者必须在行走过程中提供一个指向性的力。该控制系统的信号采集部分包括 8 个编码器和 16 个线性加速计,以确定下肢 8 个驱动关节的角度、角速度和角加速度。1 个足底力分布传感器以确定足底与地面的接触状态及力的分布情况,8 个一维力传感器以控制各个驱动器的驱动力,测斜仪来确定背包相对于重力的方向[10]。

穿戴 BLEEX 外骨骼机器人,穿戴者可在负重约高达 75kg 的情况下以 0.9m/s 的速度行走,并可以 1.3m/s 的步速进行无负载行走。目前,伯克利的第二代外骨骼也已经在测试中。由于用电力驱动器替换了原来的液压驱动器,新的设备的重量仅为原来外骨骼的一半(约 14kg[12])。为了将该外骨骼技术推向市场,还成立了伯克利仿生学公司。

(2) Sarcos 外骨骼:Sarcos 研究公司(犹他州盐湖城)曾在 DARPA 的 EHPA 项目资助下,计划尝试完成一个完整的身体"可穿戴式能源自给型机器人(WEAR)"的设计开发。正如它的名字,Sarcos 外骨骼也是能源自给型的,具有可携带的电源装置。与伯克利外骨骼类似,Sarcos 也采用了液压驱动器。不同的是,他们所采用的不是线性液压驱动器,Sarcos 外骨骼采用了旋转液压驱动器直接驱动关节转动。虽然 Sarcos 没有介绍其功率需求,但他们投入了大量的精力来开发电源和伺服阀,希望能大幅提高的液压驱动器的效率[13]。

在 Sarcos 外骨骼的控制系统中,利用人体/外骨骼之间的力传感器信息作为控制信号。穿戴者的脚与外骨骼通过一个包含力传感器的刚性金属板连接,因此,穿戴者的脚不能弯曲。

Sarcos 外骨骼已展示出一些令人印象深刻的特性:其外骨骼机构能够支撑 84kg 的负载;佩戴者可以在背着一个人的情况下用单腿站立;穿戴者在背负 68kg 负载,手持 23kg 负载的情况下能够以 1.6m/s 的速度行走,或在 23cm 厚的泥地中行走,以及完成扭曲,下蹲等动作[13]。在 DARPA 的 EHPA 项目结束后,Sarcos 获得了陆军士兵计划执行办公室持续资助,以继续发展他们的外骨骼技术,并将其开发作为个人的战斗车辆,最终在 2008 年将这一成果交付陆军。不过,只有很少的有关 Sarcos 外骨骼的信息被公布于众。

(3) MIT 外骨骼:在 DARPA 的 EHPA 计划中,美国麻省理工学院媒体实验室的生物机电小组提出了准被动式外骨骼的概念。这个概念是通过利用人体行走过程中的被动动力学特性,开发轻质、高效的外骨骼装置。

MIT 的外骨骼采用准被动设计,不使用任何主动驱动器来为关节提供额外的动力。这一设计完全依赖于在步态过程中对存储与弹簧等储能元件中的能量进行有效合理的释放[14-16]。同时,通过人体行走过程中的运动学和动力学特性,来选择并确定这些弹簧、阻尼器等准被动元件。

MIT 外骨骼髋关节具有 3 个自由度,其屈/伸方向为一个弹簧关节,可以在伸展过程中储存能量,同时在屈曲过程中释放能量。其弹簧通过合理的选取和放置,可以使穿戴者在屈曲时自由地摆动髋关节。髋关节外展/内收方向也是弹簧关节,但只是用来检测背部负载的重量。同时,一个位于髋关节的凸轮机构被用来补偿外展/内收过程中由于关节转动中心偏移而产生的外骨骼大腿长度与穿戴者下肢长度的偏差。此外,在髋关节和踝关节还加入了旋转式弹簧关节,从而满足下肢在非矢状面内运动的要求。MIT 外骨骼的膝关节由一个磁流变变阻尼器构成(屈/伸运动方向),在整个步态过程中,实时控制能量消耗。对于踝关节,分别采用独立的弹簧以分别控制背屈/跖屈过程中能量存储和释放。

这一准被动外骨骼设备由一组位于外骨骼胫骨的全桥应变片和一个位于膝关节的电位器提供控制中所需要的信息。MIT 外骨骼机器人的人机交互接口包括肩带、腰带、大腿护带和特制的鞋子。在空载情况下,外骨骼的质量为 11.7kg,步行过程中只需要消耗 2W 的电能来实时控制膝关节变阻尼装置。这种准被动式骨骼能够使穿戴者在负重 36kg 的情况下以 1m/s 的速度行走,同时,在单腿支撑相,负载的 80% 的重量通过机构被有效传递到地面。然而,通过代谢研究发现,穿戴者在这一负载下行走时的代谢增加了 10%[17]。虽然这是不希望的结果,但它提出了外骨骼辅助行走中的代谢消耗问题。在另一项研究中,美国 Army Natick 士兵中心表明,在负载 20kg、40kg 和 55kg 的情况下使用另一种准被动骨骼,其平均代谢消耗增加了 40%[18]。目前,还没有文献证明,通过外骨骼进行负载行走可以有效降低人体代谢消耗。图 4-1 为 DARPA 计划中的各个外骨骼机器人照片。

(4) 辅助技术:橡树岭国家实验室(Oak Ridge National Laboratory)开发了一套足底力-力矩传感器,以及基于这一传感器的控制策略和电源技术[19]。Arthur D. Little、Honeywell、Quoin 以及 Locust,共同开发了特制的电力系统以满足外骨骼的要求[20]。Boston Dynamics 开展了预测模型方面的研究,同时明尼苏达大学的 Will Durfee 开展了人机物理接口的研究,以尽量减少穿戴者不适感[20]。此外,范德比尔特智能机电一体化中心为 BLEEX 开发了单元动力系统[21]。

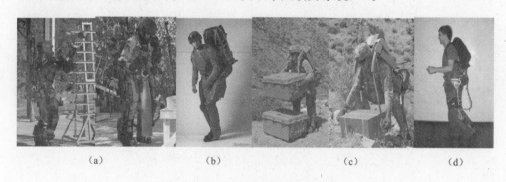

| (a) | (b) | (c) | (d) |

图 4-1　DARPA 计划的外骨骼机器人
(a) Sarcos;(b) BLEEX;(c) HULC;(d) MIT(准被动式)。

4.1.1.2　康复治疗用外骨骼机器人

从应用角度而言,上述外骨骼机器人主要用于增强使用者的力量及耐力,或者进行辅助行走,其系统灵活性和机动性较高,但由于采用串联式机构,因此系统稳定性存在不足,对于身体健全的穿戴者,能够凭借自身的力量维持系统的稳定,但对于下肢运动功能损伤的患者而言,需要外骨骼机器人具有稳定的结构,从而能够支撑患者的身体,避免摔倒。为此,需要对现有的外骨骼机器人进行改造,使其具有较高的稳定性,从而满足下肢运动功能损伤患者的康复治疗的需求。不少科研

126

人员很早便意识到了这点。瑞士的 Lokomat 外骨骼康复机器人[22-34]便是其中最具代表性的设备,它以外骨骼机器人为主体结构,通过身体支撑系统(Body Weight Support System)支撑人体及机构重量并维持系统的高度稳定,辅助以跑步机机构实现瘫痪病人的康复训练,但该系统也存在着一定的不足,如占地面积较大、价格昂贵等,如图 4-2(a)所示。荷兰的 LOPES 步态康复设备[35, 36]同样具有类似的身体支撑系统,其外骨骼机构通过绳驱动的方式实现关节的运动控制,该机构共包括三个自由度,其中膝关节有一个自由度,髋关节有两个自由度,LOPES 可以实现主动运动模式和被动运动模式两种模式,如图 4-2(b)所示。另外,还有具有座式及床式辅助支撑机构的康复外骨骼机器人系统,如具有座椅式结构的 MotionMaker 康复系统[37](图 4-2(c)),以及具有床式结构的瑞士 HOKOMA 公司研制的 Erigo 神经损伤早期康复治疗系统[38](图 4-2(d))。

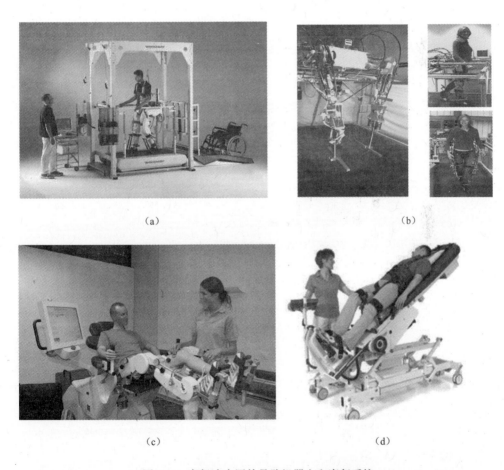

(a)　　　　　　　　　　　　　　　　(b)

(c)　　　　　　　　　　　　　　　　(d)

图 4-2　康复治疗用外骨骼机器人和康复系统

(a) Lokomat 外骨骼机器人;(b) LOPES 康复机器人;

(c) MotionMaker 康复系统;(d) Erigo 神经损伤早期康复治疗系统。

相较于国际上对外骨骼康复机器人的广泛研究，我国虽然起步相对较晚，但已获得了越来越多的重视，并取得了巨大的进展。如浙江大学的杨灿军教授及其所带领的科研团队通过对人机一体化理论的深入研究，提出了人机智能柔性外骨骼技术，并基于这一研究成果，开发出了一系列适用于上肢或下肢运动康复训练的外骨骼机器人系统[39-41]。其中，所开发的下肢外骨骼机器人如图4-3（a）所示，以外骨骼下肢为主体，通过身体减重机构进行辅助支撑，利用跑步机机构进行辅助步行训练；上海大学的冯治国教授及其科研团队开发了具有髋、膝、踝3个关节，每条下肢共3个自由度的外骨骼下肢康复机器人[42]，如图4-3（b）所示；中科院合肥智能机械研究所的科研团队也开发出了具有家底压力传感器的外骨骼下肢康复机器人[43,44]，如图4-3（c）所示。同时，国内的其他几所大学的科研团队，如西安交通大学、哈尔滨工业大学、清华大学等都对下肢康复外骨骼机器人及其临床应用开展了深入而广泛的研究，相信在不久的将来定能取得丰硕的成果。

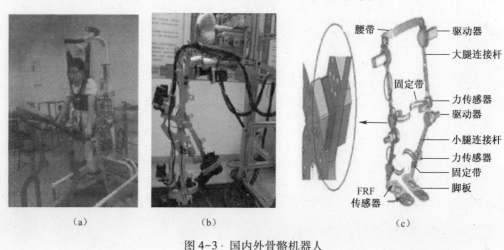

图4-3　国内外骨骼机器人

（a）浙江大学外骨骼机器人；（b）上海大学外骨骼机器人；（c）中国科技大学外骨骼机器人。

4.1.2　关键技术

4.1.2.1　外骨骼控制系统

有效、实用的外骨骼机器人控制器是实现人体-外骨骼系统主动柔顺控制的关键问题之一，也是外骨骼技术真正走向应用的难点，对此，科研人员进行了长期而深入的研究。根据现有的外骨骼机器人控制系统，可分为以下几类：基于模型的控制系统、分层式控制系统、基于物理参数的控制系统以及基于用途的控制系统[45]。

1. 基于模型的控制系统

一般情况下，根据外骨骼设备所使用的模型，可以将其控制系统分为两种类型：基于动力学模型的控制策略以及基于肌肉模型的控制策略[46]。

基于动力学模型的外骨骼控制策略将人体骨骼等效为刚性部件，以人体关节作为转动副,进行连接,同时结合惯性力、重力、科里奥利力和离心力的作用[46]进行用力学建模和计算。该动力学模型可通过三种方法进行建模:数学模型、系统辨识和人工智能等方法。通过基于物理特性的数学模型可以得到理论上的外骨骼模型系统。运用这一控制系统的典型案例是 BLEEX[10]。BLEEX 没有通过任何的力-力矩传感器来检测人机之间的交互力而仅依赖建立的动力学模型来控制机构以辅助穿戴者运动[47, 48]。其控制目标是系统具有较高的灵敏度。然而,这种控制的目的是要求精确的动态模型。为实现这一目标,项目组为 BLEEX 开发了三种不同的动力学模型:单腿支撑模型、双腿支撑模型、双腿冗余支撑模型,不同的模型是根据步行周期中的不同阶段来确定,每个动力学模型都有其不同的控制机制[49]。第二种获得动力学模型的方法是系统识别法。这种方法往往在难以通过理论方法建立准确的数学模型时被选用。BLEEX 的研究人员在步态摆动相的控制中引入了最小二乘法来通过输入输出数据对估计动力学模型参数[49]。此外, Aguirre-Ollinger 等也采用了递推式最小二乘法来估计单自由度外骨骼的动力学模型[50]。另一种获取动力学模型的方法是人工智能法,这一方法被广泛应用于解决非线性问题。Yang 等人使用小波神经网络来识别外骨骼的动力学模型[51]。他们利用小波神经网络建立机构图逆动力学模型来进行虚拟关节力矩控制。其输入为外骨骼关节的转角,关节角速度和关节角加速度,输出为关节转矩。利用系统的输入输出数据对网络参数进行训练,以获取较好的效果。

除了动力学模型,肌肉模型也被用于外骨骼的控制策略中。不同于动力学模型,肌肉模型通过建立肌肉收缩力与运动神经信号和关节运动学的关系,来预测人体关节各相关肌肉的收缩力[52]。其输入是肌电图(EMG)信号,输出为肌肉收缩力估计值。其肌肉模型可以通过参数化或非参数化的肌肉模型获得。参数化的肌肉模型通常是基于 Hill 肌肉模型[52, 53]来建立。基于 Hill 模型的参数化肌肉模型可以被看作是四肢骨肌系统的生物学和力学模型。它由三个元素构成:收缩元件(CE)、串联元件(SE)和一个并联元件(PE)[52]。此外,它的输出可以表示为一个关于 EMG 信号和肌肉长度的关系式。Rosen 等人采用 Hill 模型来估算肘关节的主动力[53]。并将这一估计方法用于 2 自由度上肢外骨骼机器人的控制。Cavallaro 等人结合了遗传算法来搜索 Hill 模型的最优参数,在 Rosen 等人的工作基础上,控制 7 自由度上肢骨骼机构[54]。与参数化的肌肉模型不同,非参数化的肌肉模型并不需要肌肉和关节动力学的信息[55]。Kiguchi 等人利用模糊神经网络来调整决定肌电信号与关节输出转矩之间关系的相关参数[56]。这一关系体现在肌肉模型矩阵中,其参数既决定了模糊神经网络的输出。这一控制策略在 7 自由度的上肢外骨骼机器人控制中得到了应用,可以帮助肌力虚弱的患者完成肩关节垂直和水平方向的前屈/后伸,肩关节的外展/内收,肘关节的前屈/后伸,前臂的外旋/内旋,腕关节的屈曲/伸展和腕关节桡侧/尺侧偏移等动作[56]。

2. 分层式控制系统

从分层式理论的观点来看,外骨骼控制系统可以被归纳为三个层级:任务级、高级和低级。任务级控制器是控制系统中最高级别的控制器,会根据任务要求进行协调控制。其下一等级的控制器是高级控制器,它根据任务级控制器所提供的相关信息来控制人机间的交互力。低级控制器是最低层次的控制单元,它的任务是控制外骨骼关节的转角和转矩。

3. 基于物理参数的控制系统

基于物理参数的外骨骼控制系统可以被分为位置、转矩/力和人机交互力三种控制策略。

(1) 位置控制模式。它通常用来确保外骨骼关节按照目标转角进行运动。ARMin III 机器人的 PD 控制器就是其中一个典型例子[57],在实际康复应用中,一些外骨骼的关节需要设定在一个固定的位置,对于这些轴,PD 位置控制器能够使关节转角较好地稳定在预先设定的转角值。位置控制器常被用于作为低级控制器。如 MGA 上肢外骨骼就使用 PD 位置控制作为低级控制器[58],RUPERT IV 采用 PID 位置控制器作为内环控制器,UTS 外骨骼、HAL 和 L-Exos 都采用了 PD 控制器进行位置控制[59, 60]。此外,Tsai 等人使用了 LQ 位置控制器[61],Gomes 等人提出了 H∞ 控制器[62]。

(2) 转矩/力控制器。它是基于物理参数的外骨骼控制系统中的另一种形式。同样经常被作为低级控制器,如 ARMIN III 中也采用了转矩/力控制器作为其低级控制器。L-Exos、Pnue-Wrex[63]、WOTAS[64]、Lokomat[65]、LOPES[66] 以及 AN-dROS[67] 也都采用了转矩/力控制器作为其低级控制器。

(3) 人机交互力。除了位置和力矩/力控制器,人机交互力也被用于外骨骼机器人的控制,并常作为高级控制器。其主要目的是帮助穿戴者完成特定的任务,同时使人机之间的交互力接近于零。这一人机交互力可以通过阻抗控制或者导纳控制器进行控制。阻抗控制是通过调整位置来产生并控制力。而导纳控制正好与之相反,它通过调整力来产生并控制位移。

① 阻抗控制器是位置控制的一个拓展,它不仅可以用于控制位置和力,同时也可以用于控制力-位间的相对关系,以及人机间的交互力[68]。阻抗控制器的结构包括阻抗模型和力矩/力控制器。其中,阻抗模型根据关节的位置误差计算生成下一伺服周期中外骨骼关节所需要控制的力的大小。力矩/力控制器根据这一参考力控制外骨骼驱动机构产生相应的力矩/力。SUEFUL-7[56]、Pnue-Wrex[63]、WOTAS[64]、Lokomat[65]、LOPES[66] 以及 ANdROS[74] 等系统就采用了类似的控制器。

② 除了阻抗控制,导纳控制也常用于控制人机交互力[54]。导纳控制器包括导纳模型和位置控制器。导纳模型与阻抗模型正好相反,它根据关节转矩和人机交互力计算生成下一伺服周期中外骨骼所需要控制的关节转角值。位置控制器根据这一参考位置控制外骨骼机构到达相应的转角。MGA 上肢外骨骼机器人应用的就是导纳控制器,还有 EXo-UL7[69, 70]、iPAM[71]、UTS[58]、单自由度下肢外骨骼机器人[72, 73] 等外骨骼控制系统中应用的也是导纳控制器。

在大多数情况下,阻抗/导纳模型的参数是固定不变的。但是在一些情况下,需要能够对这些参数进行调整,以适应在不同环境下的应用,如适应不同病情不同身体条件的使用者的控制需求。Kiguchi 等人提出采用模糊神经网络的方法来调整阻抗模型的内部参数[74]。

4. 基于用途的控制系统

外骨骼控制系统也可以根据其应用的类型进行分类,如虚拟现实控制器,远程操作控制器,步态控制器等。大多数上肢外骨骼在进行康复治疗的过程中经常会使用虚拟现实控制器。这种控制器(如 RUPERT 外骨骼控制器[75])能够指导并帮助患者完成虚拟物体的抓取等任务。ARmin 的虚拟任务包括通过虚拟手臂来移动虚拟物体,一个虚拟的球类游戏以及一个迷宫游戏[57, 76]。MGA 采用了一个虚拟墙面绘画的任务[58],L-Exos 同样采用了一种虚拟环境中的移动任务[77]。在这些应用中,外骨骼机器人通常作为触觉设备。

(1)虚拟现实控制器。ARmin 所描述的虚拟现实控制器中,患者需要抓取从倾斜的虚拟桌面上滚落的虚拟小球。其虚拟控制器会自动生成一个参考轨迹,当患者的运动偏离这一轨迹时,系统会给予患者适当的辅助。这类控制器是作为高级控制器的阻抗控制器和作为低级控制器的力控制器的很好的补充[76]。RUPERT III 通过自适应标准信号发生器(Adaptive Reference Generator)提高了轨迹生成的准确性[75]。

(2)远程操作控制器。它类似于主从控制器。由操作者穿戴的外骨骼系统为主机,在另一端的操作机器人为从机,从机会实时跟随主机运动。EXOSTATION[78]和 ESA[79]就采用了这种类型的控制器。远程操作控制器与其他控制器的区别在于它控制的是从机与环境间的交互力,而不是人机之间的交互力。

(3)步态控制器。它常用于下肢外骨骼机器人。LOPES[66]的控制系统是这种控制策略中较为典型的一个。它包括三个层级的控制器。第一层级是观测器,用来判断虚拟模型控制器(Virtual Model Controller, VCM)中患者所处的步态相位并确保患者的安全。第二个层级就是虚拟模型控制器,这一控制器通过基于弹簧的阻抗控制器应用与干预训练中[66]。第三层级是力矩/力控制器。这一控制器确保外骨骼机构每个关节所产生的力能够与通过虚拟模型控制器得到的目标力矩/力相等或接近。Vanderbilt 外骨骼机器人采用了有限状态机(Finite State Machine)来描述从一个状态到另一个状态的跃迁[80]。为提高步态相位及模式识别的准确性,LOKOMAT[65]利用逆动力学模型实现了步态模式的自适应识别;Gomes 等人提出了基于人工神经网络的步态模式自适应方法[62]。

4.1.2.2　人机交互接口技术

1. 基于多源信号的运动识别技术

外骨骼机器人的需要确定有效的控制信号源,才能对机构进行快速、有效的运动控制。而从外骨骼机器人的功能来看,是对人体运动的一种辅助设备,作为典型的人机一体化系统,应当以人体作为控制信号源[81]。

目前,常用的运动控制信号源主要由关节角度/角速度仪、力传感器、加速度仪等构成,这些信号能够较精确地反映人体当前的关节角度/角速度、人体与外骨骼之间的交互力、人体/外骨骼与地面间的接触力及其分布、运动加速度等人体运动信息。这些方法也已应用于外骨骼机器人的运动控制中。如 BLEEX 在动力学模型的基础上,利用位于足底的力传感器检测人机系统对地面的压力分布,判断人体的运动状况,并以此作为控制信号源,控制机构进行稳定运动[10]。

交互力[82]、关节转角等信息仅能反映静态的滞后的运动信息,由于外骨骼机器人本身存在着一定的机械延迟,加上信号采集的时间及控制的延迟,因此会造成外骨骼机构在实时运动控制上的延迟,对人体-外骨骼系统的协调控制运动产生不利影响。为解决这一问题,一些开发人员以人体生理信号为控制信号源,并基于相关生物学模型,建立人体系统的实时控制策略。如 Hommel 教授研制的 Orthosis 外骨骼;Kiguchi 教授等利用 sEMG 信号作为运动控制信号源[83],通过建立 sEMG 信号与肌肉收缩力、关节转矩、关节转角的关系,来控制外骨骼机构进行人体控制下的随意运动[28, 56]。

但是诸如 sEMG 信号的人体生理信号具有很强的模糊性,仅仅用生理信号作为运动控制信号的精度和可靠性仍然较低。因此,一些科研人员将传统信号与生理信号相结合,提出基于多源信号的人机交互接口,并取得了较好的效果。如 HAL 外骨骼机器人采用了关节角度信号,肌肉 sEMG 信号,足底压力分布等信号作为控制信号源,来实现人机系统的协调控制[23]。

2. 信息反馈技术

对于健全的人体而言,关节、肌肉中的感知器官会实时检测整个运动过程中的力和位置信息并将信息传送到中枢神经系统。然而,通常情况下瘫痪、中风、截肢患者的感知通路受到损伤,只能依靠残存的感知能力来感知相关的信息[84]。与健康人相比,这种信息感知能力的改变会致步态失调和平衡能力下降[85]。

人工感知反馈技术在手术和工业机器人,虚拟现实,视频游戏等领域已得到了普遍的应用[86, 87]。他们的信息反馈机制包括视觉[88]、听觉[89]、电刺激[90]以及触觉刺激等方法[90]。在这些方法中,电和触觉刺激被证明具有最好的效果[90]。电刺激的优点是精度高,可重复性强,并在实验室级的感官反馈中体现了较好的效果[91, 92]。然而,用于电刺激的表面电极容易受到皮肤中的水分含量和机械变形的影响,这可能会引起皮肤表面瘙痒或者烧灼感[90]。神经植入式的功能性电刺激(FES)技术也被开发用于感知反馈,这种方法不会受到皮肤表面变化的影响。目前已有实验证明,FES 电极可以被安全植入人体,在利用 EMG 信号控制假手的同时反馈感知信息[93]。然而,由于生物相容性的问题可能导致植入性电机在长期使用过程中产生排斥,同时也可能引起周围纤维组织对于电刺激的长期阻抗效应[94]。此外,这种电极需要通过手术进行植入,如果在术后测试中检测出位置的误差,还将需要通过额外的微创手术进行校正[95]。鉴于这些原因,非植入式感知反馈方法的研究对于克服现有直接植入式技术的一些缺陷具有至关重要的意义[96]。

因此,科研人员提出了一些基于力触觉反馈方案的非植入式方法来进行感知反馈,这些方法包括电机驱动式[97],振动触觉反馈式[90],压电元件驱动式[98],形状记忆合金驱动式[99],磁流变、电流变驱动式[100, 101]以及气压驱动式[102-104]。这些系统都是通过在皮肤表面施加静态或动态的机械形变,来刺激皮肤内的感觉器官。这些触觉系统对于大部分的应用领域是有效的,但是也存在着一些缺陷和不足,如:适应时间长,输出力低,长期效应对身体感知器的损伤,设计复杂、机构笨重等。尽管有这些挑战,振动触觉反馈系统仍然取得了长足的发展。这些振动触觉系统中都会有一个通过电压控制的换能器。振动触觉刺激已被集成在假肢系统中,为下肢截肢患者提供感知反馈[105]。虽然振动触觉反馈系统具有非常高的空间分辨率,但是长期感受这些外部振动刺激会对人体感受器官产生一定的有害影响[97]。因此,尽管已有许多成功的振动触觉反馈系统[88],但都没有在临床中得到广泛而长期的使用。为了克服这些缺点,提出通过非振动式的力触觉刺激的方法来减小对人体感受器官的损害,如:气动式气囊反馈系统,被用在机器人手术过程中提供触觉反馈。这种充气气囊反馈系统具有输出力大,与人体贴合紧密,响应速度快,质量轻,隐蔽性好等优点[106]。

4.1.2.3 基于物联网技术的康复系统

物联网(Internet of Things, IoT)这一概念最早由麻省理工学院自动化ID中心(MIT Auto-ID Center)的创始人K. Ashton[107]和D. L. Brock[108]分别于1999年和2001年提出,主要用于电子产品的编码。之后,由IBM公司将这一概念引入并拓展出智慧地球(Smart Planet)和智慧城市(Smart City)的概念[109],旨在建立一个无处不在的,能够实时感知、信息交互,低能耗,且高效的网络。物联网技术通过无线通信技术、传感器技术、无线射频识别技术、便携式终端技术、全球定位技术等一系列技术的融合将城市中的所有公共资源,包括物与物、人与物、人与人紧密联系,从而使"无处不在的连接"成为可能。物联网技术被认为将在不久的将来引领下一次技术革命[110]。通过物联网的实时智能感知能力,可以对城市或企业的运营架构和公共服务进行有效的规划布置,并对紧急情况做出快速、及时的响应。由于这一优势,物联网技术已经被应用于工业调度系统[111]、公共汽车调度系统[112]等中。

而对于日益增长的医疗需求和日益紧张的医疗资源,物联网技术能够有效提高医疗资源的利用率,为社区化治疗提供了有利的技术支持,为解决医疗资源紧缺问题提供了可能。与传统的在医院进行的本地化治疗相比,基于物联网的社区化治疗旨在为患者提供便捷、有效的医疗服务,建立医生与患者间的紧密联系,并通过对医疗资源的快速、有效的配置及再分配,实现医疗资源利用率的最大化[113]。基于这一构想,物联网技术逐渐被应用于医疗康复系统中[114],并出现一些智能医疗系统的雏形。其中,具有代表性的系统包括:BodyMedia、Google Health和HomeRF系统。BodyMedia通过物联网技术进行生理数据实时采集并建立了一个庞大的生理信息数据库,为医生治疗肥胖症、糖尿病等疾病提供准确的生理代谢数据及治疗解决方案[115];Google Health 本质上是个人生理信息记录终端,通过具有联网功能的智能传感器对生理信息进行采集并记录在网络终端,且在远程治疗过程中提供数据同步和共享[116];HomeRF 系统利用物联网技术将普通家庭中的计算机、电话、音响、电视相互连接,实现信息共享和互通操作,为生活不便的患者提供日常生活辅助[117]。虽然这个系统还未得到广泛应用,但吸引了众多的关注,并为下一步的发展提供了极其有益的指导和借鉴。

综上所述,随着医疗技术和科学技术(尤其是机器人技术)的飞速发展,为改进传统的康复治疗手段和提高康复治疗效果提供了技术上的支持,产生了结合外骨骼康复机器人等先进技术的康复手段,用来帮助下肢疾病患者更好地进行基本运动功能的康复,改善他们的生活质量。然而,基于外骨骼机器人的康复技术仍然面临着巨大的挑战。一方面,外骨骼康复机器人应具有较好的可穿戴性和较高的系统稳定性,以克服患者在使用过程中行动不便造成的影响;另一方面,要实现外骨骼机器人与患者组成的人机系统的协调控制,需要建立有效的人机交互接口,实时提取人体与外骨骼之间交互信息,并在此基础上确定外骨骼机器人系统的主动柔顺控制策略;同时,需要根据临床康复需求,建立适当的康复策略,使外骨骼机器人康复系统真正得到应用。在本章余下篇幅中将详细讨论外骨骼机器人康复系统的研究。

4.1.3 人体下肢解剖学结构与步态特征

人体下肢运动系统主要由骨骼、关节和骨骼肌组成(图4-4)。下肢关节主要有髋关节、膝关节和踝关节,骨骼构成中间坚硬的支架,骨骼肌附着于骨骼上,在神经系统支配下收缩和舒张。肌肉收缩时,以关节为支点,牵引骨骼改变位置,产生运动。因此,在人体下肢关节运动过程中,骨骼肌是动力源,拉动骨骼绕关节运动,

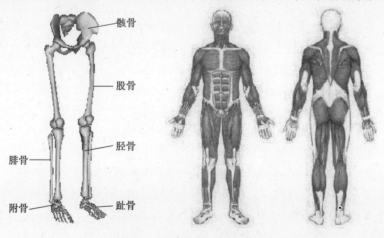

髋骨

股骨

胫骨

腓骨

跗骨

趾骨

图 4-4 下肢骨骼、关节与肌肉

多关节协调可完成人的行走、跑步、跳跃、下蹲等动作。以下关于下肢关节的解剖学知识来源于文献[118,119]。

4.1.3.1　人体基本平面与基准轴

通常规定三个相互垂直的基准平面来描述人体运动(如图4-5所示),它们分别为矢状面(Sagittal Plane)、冠状面(Frontal Plane)、横切面(Transverse Plane),它们相互垂直的三条轴线为:矢状轴 X、额状轴 Y、垂直轴 Z。矢状面为:沿身体前后径所做的与地面垂直的切面,此面将人体分为左右两部分;冠状面为沿身体左右径所做的与地面垂直的切面,此面将人体分为前后两部分;水平面为横切直立身体与地面平行的切面,此面将人体分为上下两部分;矢状轴为在矢状面内且垂直于额状面的轴,它是矢状面与水平面的交线;额冠状轴为在冠状面内且垂直于矢状面的轴,它是冠状面与水平面的交线;垂直轴为垂直通过水平面的轴,它是冠状面与矢状面的交线。

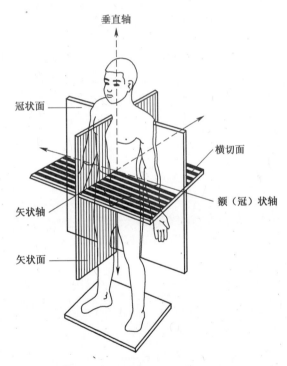

图 4-5　人体基准平面和基准轴

4.1.3.2　人体运动步态特征

步态是人类步行的行为特征。步行运动是日常生活中最常见的动作[121]。步行过程是人体下肢多块肌肉协调完成,人行走的过程和行走的姿态中包含了人的运动系统及神经控制系统极为丰富的信息,精确测量和分析人体在运动过程中的位移、速度、力及 EMG 信号,并对其进行处理和分析,是对下肢外骨骼机器人进行控制的必要前提。步行是一个复杂的过程,主要通过双脚的交互动作移动人体,步

135

行需要全身肌肉的参与,包括人体重心移位,骨盆倾斜旋转,髋、膝、踝关节的伸屈和内外旋等。步行是下肢外骨骼机器人的主要模拟目标,人体运动步态特征,也是外骨骼机器人设计的参考依据之一。图4-6为矢状面内正常人平地行走的步态周期。

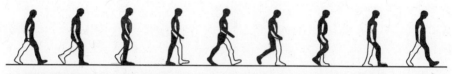

右双支撑(10%)	右单支撑 (40%)	左双支撑(10%)	左单支撑 (40%)
左步(50%)		右步(50%)	
右支撑相(60%)		右摆动相(40%)	

图4-6 步态周期

一个步态周期从下肢一条腿的足跟触地开始,到同一足跟再次触地结束。根据每条腿在一个步态周期中的运动,步态可以分为摆动相和支撑相(图4-7),支撑相是足跟接触地面和承受重力的时相,约占步行周期的60%;摆动相是下肢在空中向前摆动的时相,约占步行周期的40%,另外根据两条腿的相互姿态,整个步态周期又可以分为单腿支撑相和双腿支撑相。与步态相关的时/空参数还包括步频、步幅、步长、步宽、步行周期等[121]。

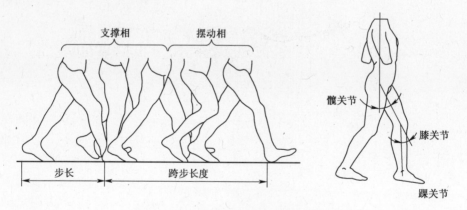

图4-7 步态时相划分及关节角度定义

为获取人体运动步态信息,利用上海第六人民医院康复科的三维步态分析仪进行人体步态分析(Gait Analysis),动态测量下肢运动数据和地面反作用力,获取人体关节运动特征数据[122]。

(1)实验对象:A 男性,身高 170cm,体重:65kg,无神经和骨肌疾病史。

(2)实验设备:Vicon V612 三维运动捕捉系统和足底测力系统。Vicon V612是 OMG(Oxford Metrics Group)公司用于运动捕捉的专业产品。系统包括 6 台激光摄像头(图 4-8(a))、荧光反射球和软件处理系统(图 4-8(b))。系统根据同一采样时刻不同摄像机对扫描空间内运动的反射球进行运算,得出反射球在该时刻的三维坐标,根据这些坐标进行运动学和动力学分析,可以得到研究对象的位移、速度、加速度等物理量。测量时在人体下肢关节处安装反射球,通过摄像头捕捉反射球的空间位置,获取人在正常行走的步态信息。足底测力系统用来测量步行时的足底反力,测力平台置于实验室中间,上表面与地面平行,用于测量步行中地面对足的反力[122]。

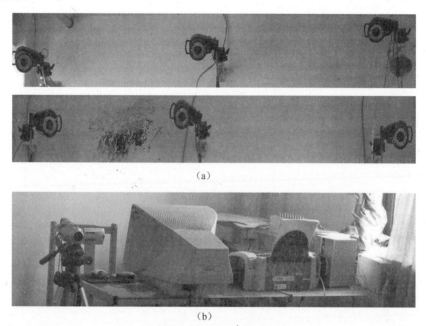

(a)

(b)

图 4-8　步态分析实验设备

　　(3)实验过程:①实验前,对实验对象进行标记点反射球固定,将反射球贴在测试者相应的各个支段,大腿、小腿、足部标记点位于各肢段外侧。跟踪骨盆运动的反射球固定于骶骨处。②对实验对象的基本形态指标进行测量,包括身高、体重、大腿长度、小腿长度等。③定义捕捉系统坐标系,设置前进方向为 x 轴,竖直方向为 z 轴,横向为 y 轴。④设置三维捕捉系统空间标记点的位置和足底力测量平台的采样频率分别为 50Hz 和 1000Hz。⑤采集一条人体静态站立的数据用来定义下肢模型。实验对象进行正常步态行走练习,要求两眼目视前方,避免故意踏上测力台。⑥实验对象进行多次步态行走,采集人体运动数据。

　　(4)结果分析:利用 Vicon 步态分析系统,可得人体正常行走时的运动学/动力学特征数据。人体步速 1.3m/s 以下,图 4-9、图 4-10、图 4-11 分别对应髋关节、膝关节和踝关节的转动角度、关节力矩和功率,关节力矩和功率用人体质量进行归一化处理。从图中可知,在一个步态周期内,髋关节在矢状面的角度变化在 $-20°\sim25°$,在脚后跟着地步态摆动相后期,关节的前屈角度最大达 25°,在后跟离地时,后伸角度达到最大,髋关节产生的最大力矩在摆动相初期,达 55N·m;膝关节在矢状面的角度变化在 0°~60°,在开始站立相的足跟着地和站立相结束时足趾离地之前,膝关节近似伸直,在摆动相中期,屈曲角最大,可到 60°,膝关节所受最大力矩在支撑相中期,人脚着地时,可达 52N·m;踝关节在支撑人体下肢的运动中起着极为重要的作用,从图中可以看出,踝关节背屈/跖屈运动范围在 −20°~15°,虽然踝关节的背屈/跖屈角度要小于髋关节和膝关节,但是其关节力矩和消耗功率要远大于髋关节和膝关节,并在站立相后期达到最大值 96N·m 和 156W。此外,踝关节的康复训练往往需要实现在额状面内的内翻/外翻运动,上述数据可作为外骨骼设计的参考依据。

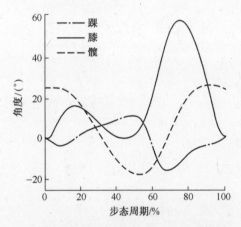

图 4-9 步态周期内髋、膝、踝三个关节角度

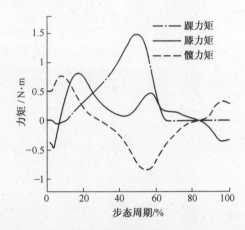

图 4-10 步态周期内髋、膝、踝三个关节力矩

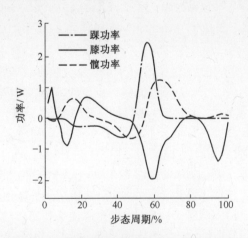

图 4-11 步态周期内髋、膝、踝三个关节功率

人体重心:在步行过程中,人体重心会随着人体前进而上下波动。在一个步态周期中,矢状面内重心的上下偏移量变化规律可通过正弦函数进行描述。偏移量随不同人体身高的改变而改变。

138

人体下肢长度与质量分布:人体下肢各环节的长度、质量分布和质心位置是外骨骼机械设计的重要参考依据,也是进行外骨骼机器人系统动力学分析的必要数据。根据国家标准《中国成年人人体尺寸》(GB/T 10000—1988)[123]和《成年人人体质心》(GB/T 17245—1998)[124]上所测定的数据,人体实际尺寸和质量分布情况如下表所示。表4-1为相关人体参数,在外骨骼的设计过程中将按照其中标准进行机构设计,将这些参数作为最终机构性能优劣评判的重要参照对象之一。

表4-1　参照对象人体参数[123,124]

参　　数	参　数　值	参　　数	参　数　值
身高	1.76m	脚长	0.25m
大腿长度	0.46m	大腿重量占总重比例	14.19%
小腿长度	0.48m	小腿重量占总重比例	3.67%
脚高度	0.1m	脚重量占总重比例	1.48%
脚宽度	0.07m	正常步速	95~125 步/min

4.1.4　下肢外骨骼机器人本体仿生设计

外骨骼机器人采用穿戴式设计理念,集成了目前许多先进技术,能够对病人进行辅助康复治疗。但是,从现有的外骨骼式康复机器人研究成果来看,能够满足人体生理运动要求并成功应用于临床的外骨骼机器人系统仍不多见,外骼机器人系统仍有很多技术难点需要突破,功能有待进一步完善。

本章将首先通过分析下肢瘫痪或偏瘫患者的病理特点来确定患者的康复需求,然后根据康复需求,并参照人体下肢步态特征,来设计下肢康复外骨骼机器人本体结构,并对其进行相关的静力学及运动机构学分析,验证机构是否能满足下肢康复的需求,接着结合传统治疗方法的优缺点,确定并设计下肢康复外骨骼机器人系统的各个组成功能模块,完成人机交互接口及运动控制器的硬件设计和调试;同时,根据所设计的外骨骼下肢康复系统,开发相应的操作软件和控制程序。下面将从这几个方面展开论述。

4.1.4.1　下肢康复需求与设计要点

从临床医学角度来看,脑卒中是由于供应到大脑的血液迅速流失从而导致大脑功能紊乱。这可能由脑梗死(血栓形成,动脉栓塞)或大出血引起的缺血(血流量不足)造成。其结果往往可能会造成暂时性或永久性神经损伤和死亡,使受影响的大脑区域丧失其原有的功能,从而导致患者的一个或多个肢体无法移动,丧失理解能力或语言能力,或使视觉、听觉能力受到严重影响。对于神经损伤患者,康复时机与抢救生命其实是同样重要的。因为人的神经细胞一旦死亡,就目前的医疗水平而言,是不可再生的,能够抢救的是没有坏死的、受损轻重不等的神经细胞。神经细胞的康复是有时限性的,1 个月之内恢复 25%,3 个月之内恢复 50%,6 个月之内恢复 75%,6 个月至 3 年神经细胞的恢复已经基本定性,很少再有神经功能的恢复。

因此,脑卒中病发后 1 个月内是康复治疗的黄金时期,应根据病情的不同,尽早开始介入康复治疗。不及时或者不恰当甚至不充分的康复治疗的介入将大大增加下肢瘫痪或偏瘫的可能性。而随着中国乃至世界人口老龄化的趋势愈加严重,脑卒中的发病率也随之大大提高,而一旦脑卒中导致下肢瘫痪或偏瘫,将极大地影响患者的日常生活,使他们无法外出自由行走,不仅从生理上而且从心理上给患者造成极大的打击,同时为照料下肢瘫痪患者还会给患者的家属造成极大的生活负担。因此,脑卒中的康复治疗得到了越来越多的关注和重视,成了亟待解决的问题之一。

根据中枢神经损伤患者的 Brunnstrom 分期,可主要分为三个阶段:①早期阶段(即 I 期),患者处于软瘫阶段,不能运动,该阶段患者需要通过按摩等理疗手段促进血液循环,同时,通过被动运动的方法防止关节挛缩,促进肌张力正常化,并辅助以心理、药物治疗;②中期阶段(即 II 期、III 期、IV 期),患者肌肉功能小部分恢复,已具有一定的主动收缩力,但收缩力较小,无法完成行走等日常行为,该阶段患者需要接受主被动结合的运动康复治疗,同时结合高频、低频电刺激等手段,使神经肌肉易化,诱发肌肉活动,防止肌肉挛缩,并通过协同和随意运动控制强化训练,耐力训练,最终使患者能够独立完成一些简单的日常活动;③后期阶段(即 V 期、VI 期),患者的肌力已有一定程度的恢复,但由于长期卧床或借助辅助器具进行行走和锻炼,其动作协调性和平衡能力较差,该阶段患者需要接受进一步的肌力恢复训练和耐力训练,以进一步增强肌肉的肌张力,同时进行随意运动控制训练,以增强患者的平衡能力和动作协调性。

如综述部分所述,传统的治疗脑卒中引起的下肢瘫痪或偏瘫的手段包括起立床站立训练,减重步态训练,结合了高低频电脉冲刺激、肌电生物反馈、机械理疗、心理治疗等手段的复合康复方法,以及最新的利用康复机器人技术康复方法。这些方法对于在实际的临床康复中已得到了广泛的应用,都起到了一定的效果,但同时也存在着一些各自的缺陷,从而导致康复治疗无法取得最好的效果。其中,起立床结构简单,具有较高的机构稳定性和安全性,利用这一设备进行站立训练可以帮助长期卧床的中风、瘫痪患者逐渐重新适应自身重力,并通过重力挤压下肢关节肌肉,增强肌张力,刺激肌肉感受器等,但其功能比较简单,造成康复效果单一,仅适合康复初期的功能训练;减重步态训练可以帮助下肢肌肉萎缩支撑能力不足的病患进行步行训练,从而改善下肢肌肉肌张力,提高患者的平衡能力,帮助患者逐步恢复下肢的行走功能,然而这种设备同样功能单一,无法满足中期康复时主被动结合式康复治疗的需求,也不适用于以适应性和安全性为主的初期康复治疗。基于上述讨论,可总结外骨骼机器人设计要点如下:

(1)外骨骼机器人机械结构应尽可能满足人体关节的运动要求,实现关节屈伸、正常行走等多种运动。机械结构应该考虑通用性,由于不同人的身材不同,其肢体的几何尺寸也不尽相同,因此,所设计的机械结构尺寸应在一定范围内可调,满足大多数人的使用要求,同时实现机构高度以及对人体重心的调整。

（2）外骨骼机器人机械结构应保证人佩戴外骨骼行走时的稳定性,因此可考虑外骨骼假肢本体与辅助支撑机构结合。

（3）由于外骨骼机器人的机械结构需要承载机器人自身和穿戴者的重量,因此机械结构必须具有足够的刚度和强度。

（4）病人康复训练过程中必需考虑使用的安全性,需要系统无论在正常和故障情况下,均能保证穿戴者的人身安全。机器人系统应在主要的运动关节设置安全防护装置,包括机械限位和电气限位。

（5）机械结构应充分考虑医学伦理学因素,需综合医生的指导意见进行优化设计。

驱动方式选择:传统的驱动方式包括液压元件、气动元件以及电机驱动。现有的外骨骼机器人中各种驱动方式均有采用,如 UC Berkeley 的 BLEEX 外骨骼机器人采用液压驱动,可提供较大的驱动力,但是需要提供较大的液压源,携带不方便,液压驱动噪声大,其主要为军方服务,在临床病人应用上有局限性。气动元件驱动也有应用,如神奈川科技学院研制的"动力辅助服",存在系统构成复杂、气动元件控制精度不高等缺点。主流的驱动方式还是采用电机驱动,本书考虑机构设计的紧凑性,以及推动人体关节运动需要较大力矩,采用交流伺服电机驱动。

4.1.4.2 外骨骼机器人构型设计

由人体下肢运动特征可知,骨骼肌收缩实现关节运动,其功能如同单作用的直线驱动器。因此,可以利用直线式驱动器来模拟肌肉收缩。在本文的设计方案中,外骨骼髋关节和膝关节采用曲柄滑块机构实现两个关节在矢状面的屈伸运动,而曲柄滑块机构的直线运动通过电动缸实现。此外,相对于用串联机构来设计单关节,并联机构具有刚度、集成度高等优点,更符合外骨骼的设计要求,因此,采用 3-RPS(3-Revolution Prismatic Spherics) 并联机构实现踝关节的多自由度运动,其中 3-RPS 机构的 2 个转动自由度实现踝关节的背曲、趾曲以及内翻、外翻运动,而沿 z 轴的移动自由度实现不同小腿长度的人使用[125]。图 4-12 所示为外骨骼髋、膝、踝关节的设计构型图。

目前,现有的外骨骼机器人中关节的驱动方式也各不相同,如加州大学伯克利分校的 BLEEX 采用液压驱动器,其优点是能够提供较大的驱动力,能够很好地满足军事用途中大负载力的要求,确定是需要配备相应的液压源,便携性较差,液压驱动噪声大,因此在临床康复应用上有其局限性。神奈川科技学院研制的"动力辅助服"采用了气动元件驱动器,但是同样存在便携性较差、控制精度不高等不足。使用较多的驱动方式是电机驱动,如日本筑波大学的 HAL 系列机器人、新加坡南洋理工大学的外骨骼机器人、瑞士 Lokomat 康复机器人等,电机驱动具有结构紧凑、控制精度高等优点。因此综合考虑机构的紧凑性、推动人体关节运动的驱动力矩以及关节控制精度,系统采用交流伺服电机作为驱动器。

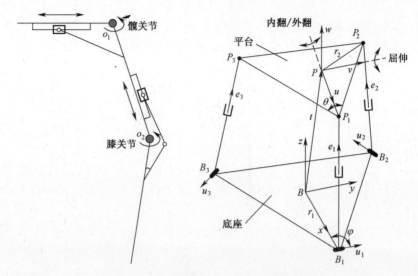

图 4-12　外骨骼髋、膝、踝关节的构型设计

外骨骼机器人主要用于下肢瘫痪或肌力不足的患者进行屈伸、行走等下肢康复治疗,根据病人下肢支撑能力弱的特点,因此要求外骨骼机器人具备以下几个必要特点:①外骨骼机器人应保证人穿戴者在使用或行走过程中保持极高的稳定性,使患者摔倒的可能性降到最低,因此本系统采用外骨骼假肢与辅助支撑机构相结合的方案。②由于外骨骼机器人在使用过程中需要承载机器自身以及穿戴者的重量,因此机械结构必须具有良好的刚度和强度,以避免零件损坏断裂等情况发生。③外骨骼机器人需要能够适用于下肢瘫痪、肌力不足、关节病人等不同患者不同阶段的康复需求,因此本系统采用外骨骼假肢在采用相同外骨骼假肢的基础上设计了床式、站立式、座椅式等辅助支撑机构,以满足患者康复时所需的各种运动要求,实现关节屈伸、正常行走等多种康复功能。

根据以上分析,本文所提出的外骨骼康复机器人系统机构主要包括:外骨骼下肢和辅助支撑平台。其中,外骨骼下肢为两条左右对称的下肢机构,分别包括膝关节和髋关节两个主动自由度,以及小腿处由连杆机构构成的单自由度被动机构,以适应不同患者的不同身体特征的需求。由于连杆机构具有结构紧凑,机构刚性大等特点,因此传动机构采用四连杆机构。髋关节通过双模片联轴器将位于躯干部位的伺服电机轴与滚珠丝杠轴相连,将电机转动转换成丝杠螺母平动,推动滑块前后移动,经由连接外骨骼机器人躯干与大腿的四杆机构,使髋关节产生旋转位移;膝关节通过同步带轮将位于大腿部位的伺服电机轴与滚珠丝杠轴相连,将电机转动转换成丝杠螺母平动,推动滑块前后移动,经由连接外骨骼机器人大腿与小腿的四杆机构,从而使膝关节产生旋转位移。其机构模型如图 4-13 所示,为外骨骼下肢单条腿的机构模型。

根据人体下肢平均统计数据,确定外骨骼机构的关键尺寸,得到实际机构的关键尺寸：$l_1 = 70$mm，$l_2 = 108$mm，$l_3 = 60$mm，$l_4 = 95.5$mm，$l_5 = 350 \sim 450$mm，$l_6 = l_5/2$，$l_8 = 400$mm，$l_7 = L_8/2$，$h_1 = 9.5$mm，$h_2 = 8$mm。其尺寸分别对应图4-14中各参数。

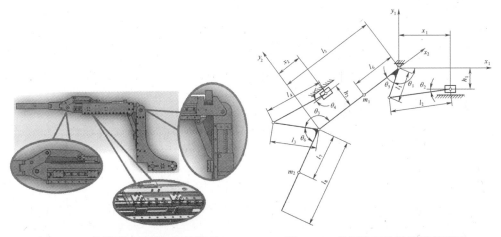

图4-13　外骨骼下肢单腿机构模型　　　　图4-14　外骨骼下肢机构原理简图

外骨骼康复机器人系统的另一个主要构成部分为辅助支撑平台。通过辅助支撑机构，支撑外骨骼下肢的重量，同时在患者使用过程中起到一定或全部的减重效果。根据不同患者的不同需求，课题组分别开发了床式、座椅式和站立式等机构的辅助支撑平台，其机构模型图如图4-15所示。其中，床式外骨骼康复机器人将起

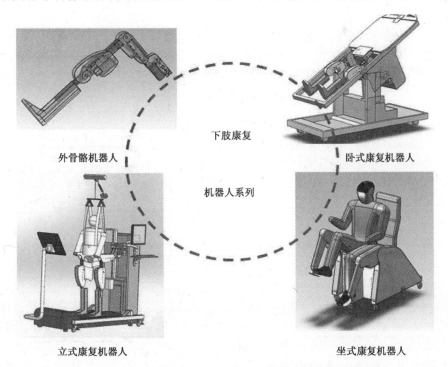

图4-15　具有不同辅助支撑机构的下肢康复外骨骼机器人模型

立床机构与外骨骼下肢结合,使康复系统不仅能进行康复机器人辅助下的康复治疗,还能进行起立床相关的辅助治疗。患者能够从卧床的姿势逐渐过渡到站立姿势,进行逐步递进式的康复训练。由于卧姿相对轻松、省力,因此适合肌力较弱、年龄较大或病症较重的患者使用。站立式康复机器人将减重步态训练器、跑步机与外骨骼下肢相结合,使患者能够在康复系统的辅助下,进行自主、安全的步态训练。由于站立姿势对下肢肌力要求相对较高,因此适合有一定肌力,但步态异常或病症较轻、年纪较小的患者使用。座椅式康复机器人将座椅与外骨骼下肢相结合,使患者能够坐着进行康复训练,提高患者在康复过程中的感受。同时,座椅椅背能够进行翻转,向下翻转后既与床式机构类似,从而实现坐姿、半卧姿和卧姿的康复训练。其功能介于站立式与床式外骨骼康复机器人之间。

我们课题组根据所设计的外骨骼下肢以及床式、座椅式和站立式等机构的辅助支撑平台的模型,共同设计并加工制作了床式、座椅式和站立式下肢外骨骼康复机器人,其原型机如图 4-16 所示。下面以立式康复机器人为例,全面展示其机构设计过程。

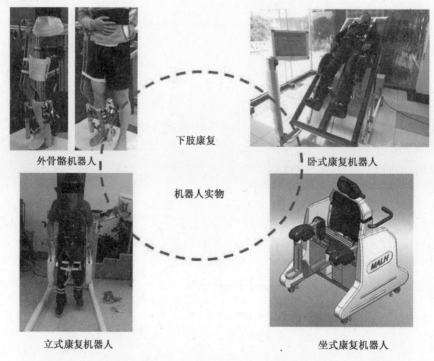

图 4-16　具有不同辅助支撑机构的下肢康复外骨骼机器人原型机

（1）外骨骼机器人机构整体:如图 4-17 所示,外骨骼机器人机构包括外骨骼假肢关节、身体支撑机构、移动平台、悬挂支架、保护套。悬挂支架固定设置在移动平台上,骨骼关节与悬挂支架相连接构成外骨骼机器人,控制系统置于移动小车上的控制柜内。各模块的设计思路如下。

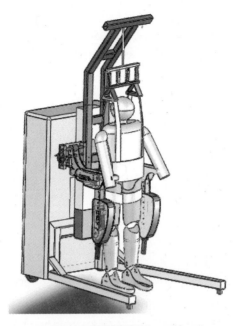

图 4-17　外骨骼机器人三维图

（2）外骨骼髋/膝关节：人体关节主要通过内外侧拮抗肌群协调收缩使得关节运动,如前面所述,膝关节的屈伸运动主要由一对拮抗肌(股四头肌和股二头肌)实现,因此,在外骨骼本体结构设计上,采用偏心的曲柄滑块机构原理,通过内置伺服电机和滚珠丝杠直线运动单元,将丝杆螺母的直线运动转化为绕关节中心的旋转运动。主要利用连杆推动大腿骨骼和小腿骨骼转动,从而实现外骨骼髋、膝关节设计。并经过尺寸优化,使得外骨骼假肢结构紧凑、各关节转动范围大,膝关节摆动范围:0°~110°,髋关节摆动范围:-26°~56°,满足人体实际运动要求。另外,每

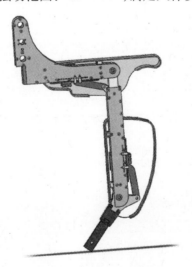

图 4-18　外骨骼髋、膝关节

根腿杆可调节内外骨骼大腿的相对位置,通过锁紧销轴实现腿部长度尺寸的调节,满足不同腿长人使用。

(3)外骨骼踝关节:从关节运动的原理来看,驱动人体关节运动的多块肌肉本质上是以并联的方式作用于关节之上,因此采用并联机构设计外骨骼关节具有一定的仿生学意义。下肢外骨骼假肢采用3-RPS的空间3自由度并联机构对踝关节进行运动模拟。该外骨骼踝关节结构紧凑,能实现绕定点的2个自由度转动,且具有很高的刚性,因而完全能够满足人体对踝关节背屈/跖屈、内翻/外翻动作和高负载要求。机械设计及实现如图4-19所示:由于所设计外骨骼踝关节体积较大,需同外骨骼髋、膝关节系统分开使用,主要用于患者的踝关节康复训练。

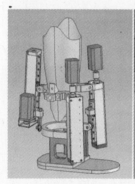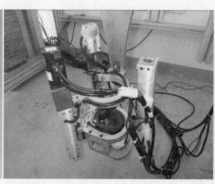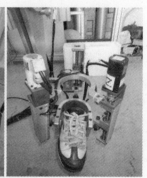

图4-19　外骨骼踝关节机构及实物图

(4)矫形器:按照康复医生的要求,针对不同类型的患者设计并制作满足其要求的矫形器。矫形器和外骨骼内侧相连,矫形护具用于保护人体下肢,并带动人体关节运动。

(5)身体支撑机构:分析现有的外骨骼机器人系统发现,Lokomat机器人的身体支撑机构主要通过减振弹簧来缓冲人体行走时的上下位移偏差,不足之处是所需弹簧刚度较大,机构设计比较复杂,人体下肢需要被动适应外骨骼假肢,因此,为了更好地模拟人体重心运动轨迹,我们采用直线伺服电动缸驱动,使外骨骼假肢随电动缸上的滑块一起运动实现对人体重心的实时调整。同时,身体支撑机构上的吊带与矫形器相连,可将人体上身支撑起来。滑块调整悬挂支架的高度,适合不同身高的人使用,在对患者进行步态康复训练时,可对人体重心进行主动调整,符合人体随着步态交替而上下波动的特征,悬挂支架上的吊带用于支撑人体躯体,防止人行走时摔倒,保证整体的稳定性。在腰部上,左右两端设计了螺纹丝杠,通过手柄可以实现下肢外骨骼宽度的调节,适应患者的胖瘦体形。

(6)车载平台(图4-20):由电机驱动的车载式移动平台构成,具有较高的爬坡能力和移动速度,可通过控制小车车轮,带动外骨骼假肢一起移动,满足患者步行训练的要求。另外,也可以在平台下安放跑步机,使人的行走速度与跑步机履带的速率匹配,使患者实现步态康复及矫正训练。

(7)安全限位保护装置:生理上人体关节的活动范围有限,外骨骼关节的设

146

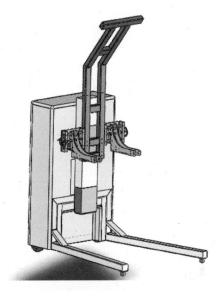

图 4-20 车载平台及身体支撑机构

计在满足人体关节运动范围的情况下,还必须采取安全措施保护患者。因此,外骨骼关节一方面与人体关节的活动范围尽可能保持一致,另外还要提供限位约束外骨骼关节活动度,以避免由于误操作或系统故障对使用者造成的伤害。外骨骼设计中主要通过机械、电气的硬限位以及软件限位等多重措施来保证患者安全。

4.1.4.3 外骨骼机构静力学分析、运动学分析和动力学分析

1. 系统简化与坐标系定义

仍然以立式康复机器人为例,建立外骨骼机器人系统模型(不考虑并联关节式外骨骼踝关节),进行运动学/动力学分析,既是对外骨骼结构设计、驱动器选择的校验,也是外骨骼控制的必要组成部分。由上所述,当对患者进行康复训练时小车保持不动,外骨骼机器人系统具有 5 个自由度,包括左右两腿的髋关节、膝关节转动副以及调整重心的移动副,系统简化模型如图 4-21 所示。

(1)坐标轴定义:

基坐标系:$O-X_0-Y_0-Z_0$,在车载平台上,相对地面不动;

移动坐标系:$O-X_1-Y_1-Z_1$,身体支撑机构相对车载平台的移动副;

转动坐标系:$O-X_{ir}-Y_{ir}-Z_{ir}$,$i=2$、3,右侧大腿髋、膝关节的转动副;

转动坐标系:$O-X_{il}-Y_{il}-Z_{il}$,$i=2$、3,左侧大腿髋、膝关节的转动副;

(2)机构各参数定义:

θ_{2r}:右侧髋关节的转动角度,也就是在矢状面内大腿骨胳相对垂直轴 Z_{2r} 的角度;

θ_{3r}:右侧膝关节的转动角度,也就是在矢状面内小腿骨胳相对大腿外骨骼的角度;

147

θ_{21}：左侧髋关节的转动角度，也就是在矢状面内大腿骨胳相对垂直轴 Z_{21} 的角度；

θ_{31}：左侧膝关节的转动角度，也就是在矢状面内小腿骨胳相对大腿外骨骼的角度；

a_{2r}：右侧髋关节轴 Y_2 到移动滑块轴 Y_1 的距离；

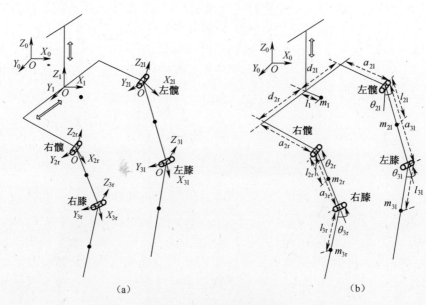

图 4-21　系统简化模型

(a) 坐标系定义；(b) 机构各参数定义。

a_{3r}：右侧髋关节轴 Y_2 到右侧膝关节轴 Y_3 的距离；

a_{21}：左侧髋关节轴 Y_2 到移动滑块轴 Y_1 的距离；

a_{31}：左侧髋关节轴 Y_2 到左侧膝关节轴 Y_3 的距离；

d_{2r}：移动滑块到右侧外骨骼的距离；

d_{21}：移动滑块到左侧外骨骼的距离；

m_1：关节支撑系统的质量；

m_{2r}：右侧大腿外骨骼质量；

m_{3r}：右侧小腿外骨骼质量；

m_{21}：左侧大腿外骨骼质量；

m_{31}：左侧小腿外骨骼质量；

l_1：支撑系统质心到移动平台之间距离；

l_{2r}：右侧大腿外骨骼质心到髋关节轴心的距离；

l_{3r}：右侧小腿外骨骼质心到膝关节轴心的距离；

l_{21}：左侧大腿外骨骼质心到髋关节轴心的距离；

l_{31}：左侧小腿外骨骼质心到膝关节轴心的距离。

2. 机构静力学分析

如前所述,由于外骨骼康复机器人是给运动功能损伤的患者康复用,使用过程中需要支撑自身及患者身体的重量,因此,对机构的强度有较高的要求。作者课题组用 ANSYS 分析软件,对康复系统中最重要的外骨骼下肢进行了静力学分析。图 4-22 为外骨骼下肢静力分析中外部负载力设定示意图,其中 A 处实际使用中与机构躯干固定,因此分析过程中作为固定点,B、C、D 处于人体下肢通过绑带相连,根据人体下肢统计重量及关节屈伸力,设定外部负载力为 90N。图 4-23 为外骨骼下肢设定负载下的变形结果。从图中可以看出,下肢机构的最大形变位置为机构末端,最大变形量约为 1mm,在康复应用过程中,其形变量相对较小,能够基本满足临床康复应用的要求。

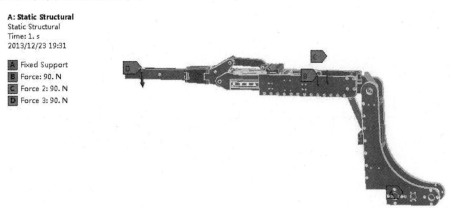

图 4-22　外骨骼下肢静力分析中外部负载力设定示意图

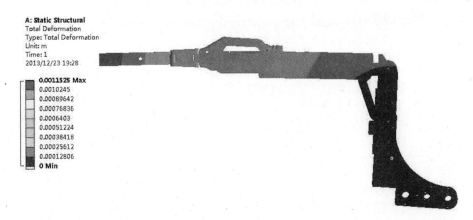

图 4-23　外骨骼下肢设定负载下的变形结果

3. 机构运动学分析

采用 D-H 方法进行机器人运动学分析,坐标系如图 4-21 所示,并为每个坐标系计算 4×4 齐次变换矩阵,以小腿骨骼作为系统末端。由于左右两侧外骨骼对称分布,以右腿的运动支链来进行运动学分析。表 4-2 为外骨骼机器人部件的坐标

149

参数,机器人运动学运算与求解都以此为依据。

表 4-2　外骨骼机器人部件的坐标参数

关节 i (1,2,3)	θ_i	a_i	d_i	变量范围
移动滑块 1	0	$a_1 = 0$	$d_1 = 0$	0
右髋 2r	$90° - \theta_{2r}$	$a_{2r} = 11$	$d_{2r} = 11$	$-30° \sim 50°$
右膝 3r	θ_{3r}	$a_{3r} = 111$	0	$-120° \sim 0°$
左髋 2l	$90° - \theta_{2r}$	$a_{2l} = 11$	$d_{2l} = 11$	$-30° \sim 50°$
左膝 3l	θ_{3l}	$a_{3l} = 111$	0	$-120° \sim 0°$

采用 D-H 方法计算转移矩阵时,须注意表 4-2 中各参数意义,并和前面所定义的参数相对应,具体如下[126]:

θ_i:绕 Y_{i-1} 轴(按右手规则)由 X_{i-1} 轴转向 X_i 轴的关节角,其中下标 2、3 分别表示髋、膝关节角度;

a_i:Y_{i-1} 和 Y_i 两轴间的最小距离。

d_i:从第 $i-1$ 坐标系的原点到 Y_{i-1} 轴和 X_i 轴的交点沿 Y_{i-1} 轴的距离。

根据坐标系及参数定义,即可确定各关节坐标系之间转换矩阵。相邻坐标系之间的转换矩阵分别为:

沿 Z 轴方向移动 Z_1,其转移矩阵 $\mathrm{Trans}(0,0,z_1)$

$$^0A_1 = \begin{bmatrix} 1 & 0 & 0 & 0 \\ 0 & 1 & 0 & 0 \\ 0 & 0 & 1 & z_1 \\ 0 & 0 & 0 & 1 \end{bmatrix} \tag{4-1}$$

同理:$^1A_2 = \mathrm{Trans}(0,d_{2r},0)\,\mathrm{Trans}(a_{2r},0,0)\,\mathrm{Rot}(y,\pi/2 - \theta_{2r})$

$$^1A_2 = \begin{bmatrix} \sin\theta_{2r} & 0 & \cos\theta_{2r} & a_2 \\ 0 & 1 & 0 & d_{zr} \\ -\cos\theta_{2r} & 0 & \sin\theta_{2r} & 0 \\ 0 & 0 & 0 & 1 \end{bmatrix} \tag{4-2}$$

$^2A_3 = \mathrm{Trans}(a_{3r},0,0)\,\mathrm{Rot}(y,\theta_{3r})$

$$^2A_3 = \begin{bmatrix} \cos\theta_{3r} & 0 & \sin\theta_{3r} & a_3 \\ 0 & 1 & 0 & 0 \\ -\sin\theta_{3r} & 0 & \cos\theta_{3r} & 0 \\ 0 & 0 & 0 & 1 \end{bmatrix} \tag{4-3}$$

各个坐标系相对于基坐标的转换矩阵:

$$^0T_i = {}^0A_1\,{}^1A_2 \cdots {}^{i-1}A_i, \qquad i = 1,2,3 \tag{4-4}$$

由以上坐标系转换矩阵,可以建立外骨骼机器人正向运动学方程:

150

$$^{0}[X,Y,Z,1] = {}^{0}T_i \cdot {}^{i}[x,y,z,1] \tag{4-5}$$

式中：${}^{i}[x,y,z,1]$ 为某位置在第 i 个关节坐标系中的坐标矢量；${}^{0}[X,Y,Z,1]$ 为该位置在基坐标系中的坐标矢量。根据某关节坐标系中某一位置的坐标，可以求得该位置在基坐标中的坐标。利用正向运动学方程（4-5），计算各质心对应在基坐标系中的坐标值：

$$m_1:[l_1,0,z_1] \tag{4-6}$$

$$m_{2r}:[a_{2r} + l_{2r}\sin\theta_{2r},d_{2r},z_1 - l_{2r}\cos\theta_{2r}] \tag{4-7}$$

$$m_{3r}:[a_{2r} + a_{3r}\sin\theta_{2r} + l_{3r}\sin(\theta_{2r} - \theta_{3r}),d_{2r},z_1 - a_{3r}\cos\theta_{2r} - l_{3r}\cos(\theta_{21} - \theta_{31})] \tag{4-8}$$

$$m_{21}:[a_{21} + l_{21}\sin\theta_{21},d_{21},z_1 - l_{21}\cos\theta_{21}] \tag{4-9}$$

$$m_{31}:[a_{21} + a_{31}\sin\theta_{21} + l_{31}\sin(\theta_{21} - \theta_{31}),d_{21},z_1 - a_{31}\cos\theta_{21} - l_{31}\cos(\theta_{21} - \theta_{31})] \tag{4-10}$$

令左右两边外骨骼髋、膝关节角度为零，计算各质心位置坐标，发现与初始位置情况完全一致，说明运动学建模的正确性。在确定各关节的运动轨迹后，还需要计算推动各关节转动的丝杆滑块位移量，用于外骨骼关节的位置控制，外骨骼康复机器人假肢关节原理图如图4-24所示，电机通过联轴器带动滚珠丝杠转动，从而使固定于丝杠螺母上的髋关节滑块2和膝关节滑块5移动，滑块移动带动髋关节推杆3和膝关节推杆6运动使得大腿杆4和小腿杆7摆动。

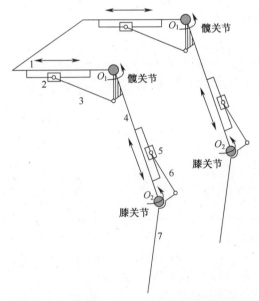

图4-24　外骨骼康复机器人假肢关节原理图

定义大腿骨骼和小腿骨骼相对于水平面垂直位置为外骨骼的初始零位（图4-25），大腿相对于零位向前摆动为正角度，向后为负角度；膝关节相对于零位向后摆动为正角度。L_1 为髋关节处于零位时髋关节滑块相对于髋关节中心的距离。L_2 为膝关节处于零位时膝关节滑块相对于膝关节中心的距离。

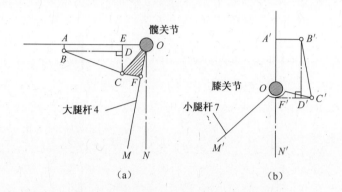

图 4-25 髋关节连杆和膝关节连杆几何关系
(a) 髋关节连杆几何关系;(b) 膝关节连杆几何关系。

(1) 髋关节角度与髋关节滑块位移量的几何关系:

如图 4-25 (a)所示,$\angle MON = \theta_h$ 为髋关节转动角度,$\overline{AB}$、$\overline{BC}$、$\overline{OC}$、$\angle COF$ 为机构设计参数,大小始终保持不变,由图中几何关系可知:

$$
\begin{cases}
\overline{AO} = \overline{AE} + \overline{EO} = \sqrt{\overline{BC}^2 - \overline{CD}^2} + \overline{OC} \cdot \cos(\angle COE) \\
\angle COE = 90° - \angle COF - \theta_h \\
\overline{CD} = \overline{CE} - \overline{ED} = \overline{OC} \cdot \sin(\angle COE) - \overline{ED}
\end{cases} \tag{4-11}
$$

利用机构设计尺寸,可求出髋关节滑块位移量与髋关节转动角度关系:

$$
\begin{aligned}
l_h &= L_1 - \overline{AO} \\
&= L_1 - \sqrt{l_{BC}^2 - \left[l_{OC} \cdot \sin(60° - \theta_h) - l_{AB} \right]^2} - l_{OC} \cdot \cos(60° - \theta_h)
\end{aligned} \tag{4-12}
$$

(2) 膝关节角度与膝关节滑块位移量的几何关系:

如图 4-25 (b)所示,$\angle M'ON' = \theta_k$ 为膝关节转动角度,$\overline{A'B'}$、$\overline{B'C'}$、$\overline{O'C'}$、$\angle C'OM'$ 为机构设计参数,同理,由图中几何关系可知:

$$
\begin{cases}
\overline{A'O} = \overline{A'F'} - \overline{OF'} = \sqrt{\overline{B'C'}^2 - \overline{C'D'}^2} - \overline{OC'} \cdot \cos(\angle C'OF') \\
\angle C'OF' = \angle C'OM' - \theta_k = 120° - \theta_k \\
\overline{C'D'} = \overline{C'F'} - \overline{A'B'} = \overline{OC'} \cdot \sin(\angle C'OF') - \overline{A'B'} \\
\overline{OF'} = \overline{OC'} \cdot \cos(\angle C'OF')
\end{cases} \tag{4-13}
$$

膝关节滑块位移量与膝关节转动角度量关系:

$$l_k = L_2 - \overline{A'O}$$

$$= L_2 - \sqrt{l_{B'C'}{}^2 - [l_{OC'} \cdot \sin(120° - \theta_k) - l_{A'B'}]^2} + l_{OC'} \cdot \cos(120° - \theta_k)$$

$$(4-14)$$

4. 机构动力学分析

外骨骼机器人系统动力学建模分析,一方面计算关节运动所需力矩和功率,选取合适的电机参数,使之能够驱动负载;另一方面为机器人的主动控制提供理论基础。机器人动力学正问题是根据各关节的驱动力(或力矩),求解外骨骼的运动,包括关节位移、速度和加速度,主要用于系统仿真;动力学逆问题是已知关节的位移、速度和加速度以及系统质量、惯量等参数求解所需要的关节力(或力矩),可用于驱动器选型及机器人实时控制[126]。建立机器人动力学模型,主要有两种方法:①牛顿-欧拉方法;②拉格朗日方法。牛顿-欧拉方程求解时需要从运动学出发求得加速度,并对各个构件分别进行建模,计算比较复杂。本文采用拉格朗日方法求取系统整体的动力学特性,可不计系统各个构件之间的内力。拉格朗日方程:

$$F_i = \frac{\mathrm{d}}{\mathrm{d}t} \frac{\partial L}{\partial q_i} - \frac{\partial L}{\partial q_i}, \qquad i = 1, 2, \cdots, n \qquad (4-15)$$

式中:L 为拉朗格朗日函数,$L = K - P$,K 为系统动能,P 为势能;q_i 为机器人系统的广义坐标,由直线坐标或角坐标决定;F_i 为广义力或力矩;n 为系统自由度,$n=5$。

外骨骼机器人系统包括支撑单元、右髋、左髋、右膝、左膝五个部分,如图 4-26 所示。

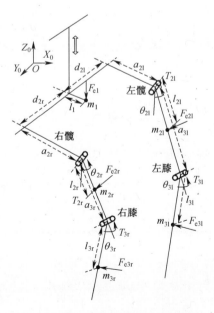

图 4-26　外骨骼机器人系统简化模型

力学参数定义如下：

F_{e1}：外负载对支撑系统的作用力；

F_{e2r}：外负载对右侧大腿外骨骼的作用力；

F_{e3r}：外负载对右侧小腿外骨骼的作用力；

F_{e2l}：外负载对左侧大腿外骨骼的作用力；

F_{e3l}：外负载对左侧小腿外骨骼的作用力；

F_1：支撑机构的广义力；

T_{2r}：右侧髋关节的广义力矩；

T_{3r}：右侧膝关节的广义力矩；

T_{2l}：左侧髋关节的广义力矩；

T_{3l}：左侧膝关节的广义力矩。

由各单元质心在基坐标上的位置坐标(式(4-6)~式(4-10))，计算各单元的动能与势能如下：

（1）支撑单元的速度、动能和势能：

$$v_1 = \dot{z}_1$$

$$\begin{cases} K_1 = \dfrac{1}{2}m_1\dot{z}_1^2 \\ P_1 = m_1 g z_1 \end{cases} \tag{4-16}$$

（2）右侧大腿骨骼的速度、动能和势能：

$$\begin{cases} \dot{x}_{2r} = -l_{2r}\dot{\theta}_{2r}\cos\theta_{2r} \\ \dot{z}_{2r} = \dot{z}_1 + l_{2r}\dot{\theta}_{2r}\sin\theta_{2r} \end{cases} \tag{4-17}$$

$$\Rightarrow v_{2r}^2 = \dot{x}_{2r}^2 + \dot{z}_{2r}^2$$

$$\begin{cases} K_{2r} = \dfrac{1}{2}m_{2r}v_{2r}^2 \\ P_{2r} = m_{2r}g(z_1 - l_{2r}\cos\theta_{2r}) \end{cases} \tag{4-18}$$

（3）右侧小腿的速度、动能和势能：

$$\begin{cases} \dot{x}_{3r} = a_{3r}\dot{\theta}_{2r}\cos\theta_{2r} + l_{3r}(\dot{\theta}_{2r} - \dot{\theta}_{3r})\cos(\theta_{2r} - \theta_{3r}) \\ \dot{z}_{3r} = \dot{z}_1 + a_{3r}\dot{\theta}_{2r}\sin\theta_{2r} + l_{3r}(\dot{\theta}_{2r} - \dot{\theta}_{3r})\sin(\theta_{2r} - \theta_{3r}) \end{cases} \tag{4-19}$$

$$\Rightarrow v_{3r}^2 = \dot{x}_{3r}^2 + \dot{z}_{3r}^2$$

$$\begin{cases} K_{3r} = \dfrac{1}{2}m_{3r}v_{3r}^2 \\ P_{3r} = m_{3r}g(z_1 - a_{3r}\cos\theta_{2r} - l_{3r}\cos(\theta_{2r} - \theta_{3r})) \end{cases} \tag{4-20}$$

（4）左侧大腿骨骼的速度、动能和势能：

$$\begin{cases} \dot{x}_{21} = -l_{21}\dot{\theta}_{21}\cos\theta_{21} \\ \dot{z}_{21} = \dot{z}_1 + l_{21}\dot{\theta}_{21}\sin\theta_{21} \end{cases} \tag{4-21}$$

$$\Rightarrow v_{21}^2 = \dot{x}_{21}^2 + \dot{z}_{21}^2$$

$$\begin{cases} K_{21} = \dfrac{1}{2}m_{21}v_{21}^2 \\ P_{21} = m_{21}g(z_1 - l_{21}\cos\theta_{21}) \end{cases} \tag{4-22}$$

（5）左侧小腿的速度、动能和势能：

$$\begin{cases} \dot{x}_{31} = a_{31}\dot{\theta}_{21}\cos\theta_{21} + l_{31}(\dot{\theta}_{21} - \dot{\theta}_{31})\cos(\theta_{21} - \theta_{31}) \\ \dot{z}_{31} = \dot{z}_1 + a_{31}\dot{\theta}_{21}\sin\theta_{21} + l_{31}(\dot{\theta}_{21} - \dot{\theta}_{31})\sin(\theta_{21} - \theta_{31}) \end{cases} \tag{4-23}$$

$$\Rightarrow v_{31}^2 = \dot{x}_{31}^2 + \dot{z}_{31}^2$$

$$\begin{cases} K_{31} = \dfrac{1}{2}m_{31}v_{31}^2 \\ P_{31} = m_{31}g(z_1 - a_{31}\cos\theta_{21} - l_{31}\cos(\theta_{21} - \theta_{31})) \end{cases} \tag{4-24}$$

机器人系统有 5 个自由度，其总动能和总势能：

$$\begin{cases} K = \dfrac{1}{2}m_1v_1^2 + \dfrac{1}{2}m_{2r}v_{2r}^2 + \dfrac{1}{2}m_{3r}v_{3r}^2 + \dfrac{1}{2}m_{21}v_{21}^2 + \dfrac{1}{2}m_{31}v_{31}^2 \\ P = P_1 + P_{21} + P_{2r} + P_{31} + P_{3r} \end{cases} \tag{4-25}$$

拉格朗日函数：

$$L = K - P$$

$$= \frac{1}{2}m_1v_1^2 + \frac{1}{2}m_{2r}v_{2r}^2 + \frac{1}{2}m_{3r}v_{3r}^2 + \frac{1}{2}m_{21}v_{21}^2 + \frac{1}{2}m_{31}v_{31}^2 - P_1 - P_{21} - P_{2r} - P_{31} - P_{3r}$$

$$\tag{4-26}$$

分别对 L 求偏导数和导数，并代入动力学方程（4-15），求得各单元的广义力/力矩方程。由于计算结果比较复杂，这里不一一列出。仅列出计算公式：

$$\begin{cases} F_1 = \dfrac{\mathrm{d}}{\mathrm{d}t}\dfrac{\partial L}{\partial \dot{z}_1} - \dfrac{\partial L}{\partial z_1} \\[2mm] T_{ir} = \dfrac{\mathrm{d}}{\mathrm{d}t}\dfrac{\partial L}{\partial \dot{\theta}_{ir}} - \dfrac{\partial L}{\partial \theta_{ir}}, \qquad i = 2,3 \\[2mm] T_{il} = \dfrac{\mathrm{d}}{\mathrm{d}t}\dfrac{\partial L}{\partial \dot{\theta}_{il}} - \dfrac{\partial L}{\partial \theta_{il}} \end{cases} \tag{4-27}$$

考虑外负载对外骨骼的作用，各关节运动所需的主动力和力矩分别为

155

$$\begin{cases} F_{\text{al}} = F_1 + F_{\text{el}} \\ T_{\text{air}} = T_{\text{ir}} + F_{\text{eir}} \times r_{\text{eir}}, \qquad i = 2,3 \\ T_{\text{ail}} = T_{\text{il}} + F_{\text{eil}} \times r_{\text{eil}} \end{cases} \qquad (4\text{-}28)$$

根据机器人运动要求,还需将各关节所需力矩转换为电机的驱动力矩,以膝关节为例进行分析。

首先推导小腿外骨骼上滑块的推力 F_{t} 与关节力矩之间关系,根据图 4-27 中几何特征,滑块推力转换到曲柄 OC' 上的作用力:

$$F_{\text{k}} = \frac{F_{\text{t}}\sin\theta_2}{\cos\theta_1} \qquad (4\text{-}29)$$

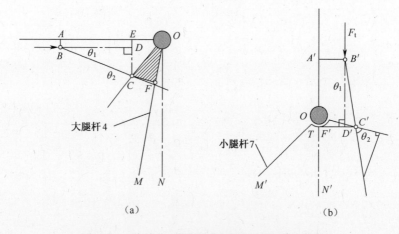

图 4-27　髋关节、膝关节曲柄滑块机构受力分析
(a) 髋关节;(b) 膝关节。

转换为作用在膝关节的力矩:

$$T_{\text{k}} = F_{\text{k}} \cdot L_{OC'} \qquad (4\text{-}30)$$

式中:$L_{OC'}$ 为作用力臂,即 C' 到膝关节转动中心的长度。

若已知膝关节运动所需的转动力矩 T_{k},可以反求出推杆的推力 F_{t},并由丝杆螺母的力矩转换公式,计算电机所需的力矩:

$$T_{\text{mk}} = \frac{F_{\text{t}}P_{\text{h}}}{2\pi\eta i_{\text{c}}} \qquad (4\text{-}31)$$

式中:P_{h} 为螺距;η 为丝杆螺母的传动效率;i_{c} 为传动比。

外骨骼髋关节的电机驱动力矩计算方法同上文,而支撑单元是丝杆螺母直接驱动,通过式(4-31)可直接计算电机所需力矩。根据外骨骼动力学方程,编写 MATLAB 计算程序进行仿真分析,机器人系统的相关物理参数如下:

$a_{2\text{r}} = 0.338\text{m}$, $a_{3\text{r}} = 0.422\text{m}$, $a_{2\text{l}} = 0.338\text{m}$, $a_{3\text{l}} = 0.422\text{m}$, $d_{2\text{r}} = 0.25\text{m}$, $d_{2\text{l}} = 0.25\text{m}$

$m_1 = 35.16\text{kg}$, $m_{2\text{r}} = 4.3\text{kg}$, $m_{3\text{r}} = 0.56\text{kg}$, $m_{2\text{l}} = 4.3\text{kg}$, $m_{3\text{l}} = 0.56\text{kg}$

$l_1 = 0.08\text{m}$, $l_{2\text{r}} = 0.26687\text{m}$, $l_{3\text{r}} = 0.055785\text{m}$, $l_{2\text{l}} = 0.26687\text{m}$, $l_{3\text{l}} = 0.055785\text{m}$

当病人进行被动步态康复时,病人跟随外骨骼关节运动,计算患者在步态运动模式下各外骨骼关节所需要的主动力和力矩,作为外骨骼的控制提供参考。令步态周期时间为 2s,左、右两条腿的髋、膝关节的角度如图 4-28(a)、(b)所示,左、右两条腿的步态相差半个时相,数据为步态分析仪采集的标准步态,并计算出相应的角速度和角加速度。人体重心偏移的最大位移量为 15mm,其轨迹采用余弦函数 $z_1 = -0.015\cos(2\pi t)$ 进行描述,重心位移如图 4-28(c)所示。

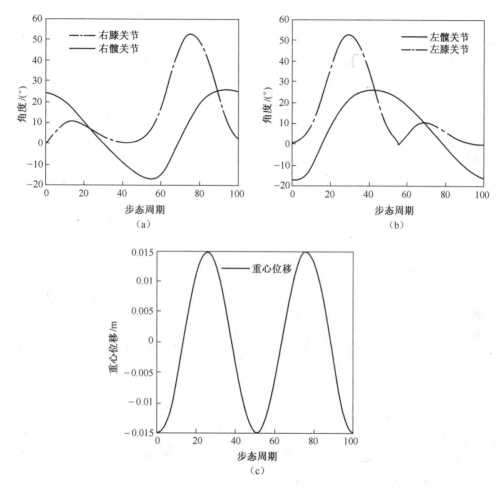

图 4-28 一个步态周期内,右腿髋、膝关节、左腿髋、膝关节角度变化和重心位移变化
(a)一个步态周期内右腿髋、膝关节角度变化;(b)一个步态周期内左腿髋、膝关节角度变化;
(c)一个步态周期内重心位移变化。

当人穿戴上外骨骼,身体各部位将对外骨骼关节产生作用力,在不考虑人体肌肉主动收缩情况下,人体跟随外骨骼运动,因此,身体各部重量作用于外骨骼关节及支撑机构上,按照人体各环节的重量计算对外骨骼的负载力。考虑一定的设计余量,假设人体体重为 100kg,参见表 4-2 中人体各环节占总体重的比值,各部分

对外骨骼的作用力分别为 F_{e1} = 613.2N，F_{e2r} = 142N，F_{e3r} = 51.5N，F_{e2l} = 142N，F_{e3l} = 51.5N。在一个步态周期下，由式(4-26)计算各驱动单元的主动力及力矩如图 4-29 所示，其中支撑机构所需驱动力随外骨骼及人体的运动而上下波动，最大驱动力需 1250N；髋关节的所需的驱动力矩最大值约 50N·m，膝关节的驱动力矩最大值约 4N·m，由于外骨骼小腿及人体小腿重量较小，膝关节转动需要的驱动力矩较小，上述数据可作为外骨骼电机选型参考。

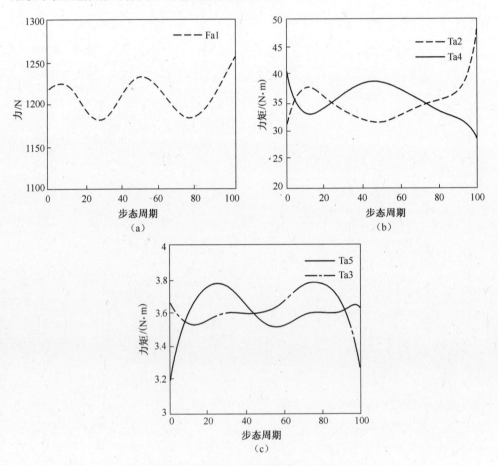

图 4-29　各驱动单元的主动力及力矩

(a) 支撑平台运动所需驱动力；(b) 髋关节运动所需驱动力矩；(c) 膝关节运动所需驱动力矩。

将其转换为电机所需转动力矩，一个步态周期下，计算电机所需力矩如图 4-30 所示：支撑机构的电机力矩最大值约 1.1N·m，髋关节电机所需最大值为 0.75N·m，膝关节电机所需最大力矩为 0.031N·m。

此外，肌肉收缩使人体关节运动时，人体对外骨骼的作用力比被动模式大，根据图 4-19 的人体步态周期的关节力矩信息，以体重 100kg 的人为例，髋关节运动所需的主动力矩达到 85N·m，膝关节主动力矩可达 80N·m，此数据可作为外骨

158

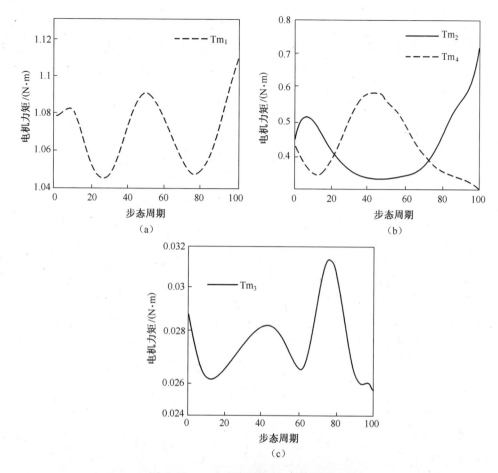

图 4-30　一个步态周期下,电机所需力矩

(a) 支撑机构电机所需力矩;(b) 髋关节电机所需力矩;(c) 膝关节电机所需力矩。

髋关节驱动力矩的参考值。为了满足人体下肢训练要求,根据动力学分析结果,确定机器人系统的电机功率,其中膝关节、髋关节的交流伺服电机功率分别 200W、400W,支撑机构的电机功率为 750W,上述电机的额定扭矩分别为 0.64N・m、1.3N・m、2.4N・m;最大扭矩分别为 1.9N・m、3.8N・m、7.1N・m,由于外骨骼关节中采用同步带轮传动,髋关节、膝关节传动比分别为 1:1、11:18,计算滚珠丝杆上推杆最大推力分别为 4341N、5308N、8022N,转换到外骨骼膝关节、髋关节上的最大转矩分别为 269N・m、362N・m,电机工作在额定范围内,可以满足人体关节主动和步态被动训练要求。

4.1.5　下肢外骨骼机器人硬件系统

根据预先设定的需求及功能,下肢康复外骨骼机器人系统的硬件主要包括肌电信号放大器、肌电信号采集仪以及运动控制器构成。其中,肌电信号放大器用于对通过 AgCl 贴片电极采集到的原始表面肌电信号进行放大,增强其输出阻抗,以便进行下一步的采集和记录;肌电信号采集仪用于采集、记录、处理、传递及显示经由肌电信号放大器放大的表面肌电信号;运动控制器则将上位机的指令转换为电机控制脉冲,发送给电机驱动器,驱动电机按要求运动,同时对外部数字 I/O 进行相应或控制。

4.1.5.1 EMG 信号放大器

EMG 信号放大器电路包括:预放大(增益为 10,以增强信号抗干扰能力,减小噪声的影响),电路原理图如图 4-31 所示;二阶巴特沃兹高通滤波器(截止频率为 10Hz),电路原理图如图 4-31 所示;三阶巴特沃兹低通滤波器(设定其截止频率为 500Hz,与高通滤波器配合,使信号频带控制在 10～500Hz 范围内),电路原理图如图 4-32 所示;主放大(增益为 500),电路原理图如图 4-33 所示;比例平移(由于所采用的信号采集卡输入为 0～3V,需根据要求对信号进行比例平移),低通 RC 滤波(滤除运放芯片、外部干扰等造成的高频噪声),和电压跟随器(增大输入阻抗,减小输出阻抗),电路原理图如图 4-33 所示。其中预放大和主放大都采用了具有较高共模抑制比的 AD8221 芯片,因而能很好地抑制宽带干扰和线性失真;同时,该芯片工作噪声低,在工作频率为 1kHz 时,AD8221 放大器的最大输入电压噪声为

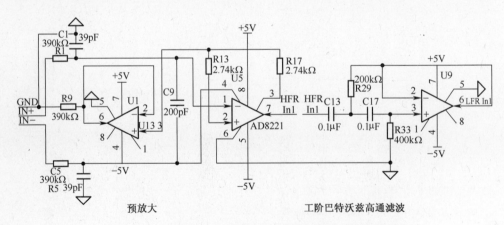

图 4-31　预放大及二阶巴特沃兹高通滤波器电路原理图

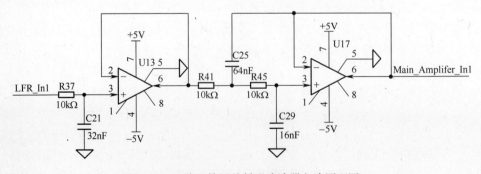

图 4-32　三阶巴特沃兹低通滤波器电路原理图

160

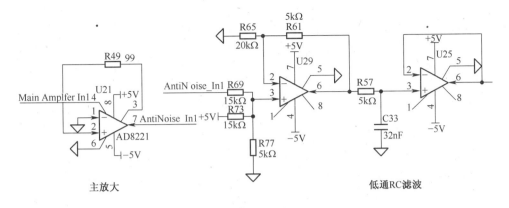

图 4-33　主放大及低通 RC 滤波器电路原理图

$8nV/Hz^{1/2}$:而在频率为 0.1~10Hz 时,AD8221 仅存在 $0.25\mu V$ 的点对点输入噪声,其增益范围为 1~1000V/V,能满足使用的要求。其他运放芯片主要用于滤波电路,对精度要求较低,因而采用成本相对较低的 OP27 运放芯片。图 4-34 为根据原理图设计并制作的 EMG 信号放大器样板。

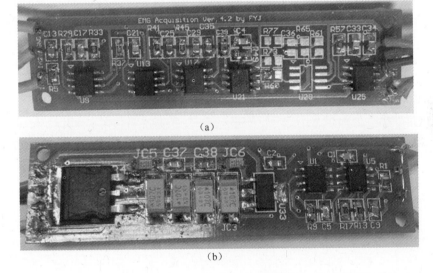

(a)

(b)

图 4-34　EMG 信号放大器样板
（a）正面;（b）反面。

4.1.5.2　EMG 信号采集仪

EMG 信号采集仪系统框图如图 4-35 所示,该系统主要包括采集仪基板、信号采集卡和 PC/104 接口的嵌入式电脑构成。

采集仪基板主要用于信号放大器与信号采集卡之间的信号转接,外部数字信号的输入与输出,同时给各个模块提供电源。其板上资源主要包括:2 路×8 信号放大器 IDE 接口（含±12V 电源,GND,信号线,IDE 接口分别连接航空接头,通

161

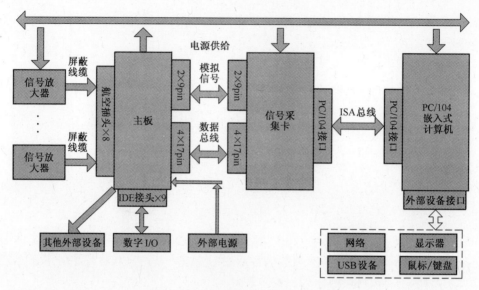

图 4-35　EMG 信号采集仪系统框图

过航空接插头连接信号放大器),9 对数字 I/O 口(通过外部 I/O 实现对外界信
号放大器电源的通断控制),PC104 直插式接口,两组 2×17pin 接头(与信号采集
卡连接,将外部数字信号转接至卡内),2×9pin 接头(与信号采集卡连接,将外部
模拟信号转接至卡内,其中包括模拟地),以及 ±12VDC/DC 电源模块和
+5VDC/DC 电源。

　　信号采集卡采用 DSP 芯片为主控芯片,芯片型号为 TMS320F28335,该芯片
具有 32 位浮点处理单元,从而能够进行更快速的数字信号处理;12 位 16 通道
ADC,能够满足 EMG 信号模拟量的采集;6 个支持 ADC 的 DMA 通道,从而实现
A/D 信号的快速转换、读取和传输;以 CPLD 为辅助芯片,利用 CPLD 的可编程
功能以及平行处理的特性,进行 ISA 控制总线与芯片控制总线的逻辑计算与转
换,并进行外部数字 I/O 的扩展,CPLD 芯片选用 EPM1270T144C5,具有 116 个
I/O 口以及 1270 个逻辑块,能够完全满足采集卡的逻辑运算及 I/O 需求;为满足
非实时性的上位机操作系统能够快速的、没有遗漏的接收采集卡的数据,并保证
DSP 能够在未执行完前一次任务时,仍然有足够空间存储之后的命令,系统选用
双口 RAM 作为旋转缓存区,存储未被及时读取的采样数据或命令,利用其内部
仲裁逻辑控制来分配存储单元数据块的访问权限,双口 RAM 芯片选用
IDT70V25,该芯片为具有 8KB 容量的 16 位高速双口 RAM;考虑到数据传输的速
率,系统开发周期的长短,以及成熟度,数据采集卡采用 ISA 总线与上位机进行
信号传输。根据 DSP 的数据处理能力以及双口 RAM 的存储容量,并根据所需
采集的 EMG 信号的频率分布特性,设定数据采集卡的最高采样频率为 2kHz,由
于 sEMG 信号的频率范围为 20~500Hz,因此该采集卡能够满足 sEMG 信号的实
时数据采集,其硬件系统框图如图 4-36 所示。

PC/104 接口的嵌入式计算机选取了集成 Intel Aotm N450 芯片组的 PH-4501，其具有功耗低、稳定性高、性能较高的特点，能够满足实时控制、数据采集、信息记录、视频显示、可视化操作以及联网等额外功能。

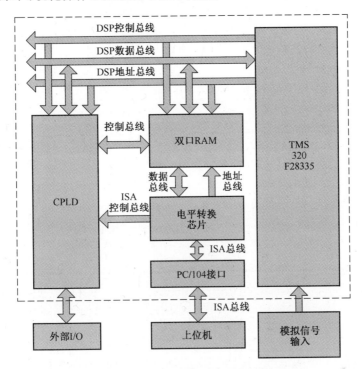

图 4-36　基于 ISA 总线的信号采集卡系统框图

图 4-37 为根据原理图设计并制作的信号采集卡样板。

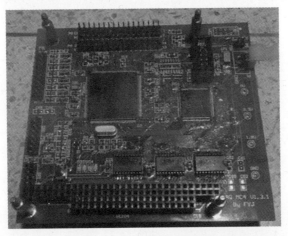

图 4-37　基于 ISA 总线的信号采集卡样卡

　　根据 EMG 信号采集仪的系统结构电器原理图，设计并制作 EMG 信号采集仪。

图 4-38 和图 4-39,分别为 EMG 信号采集仪样机和 EMG 信号采集仪样机内部结构。

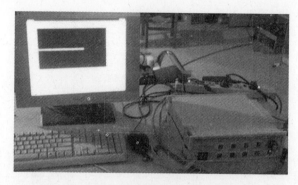

图 4-38　EMG 信号采集仪样机

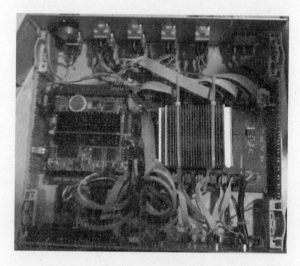

图 4-39　EMG 信号采集仪样机内部结构

4.1.5.3　运动控制器

运动控制器系统框图如图 4-40 所示,主要包括信号转接板、运动控制卡和计算机主机。

其中,信号转接板主要用于运动控制卡与伺服驱动器之间的信号转接,外部限位开关信号的输入,外部数字信号的输入与输出,同时给各个模块提供电源。板上资源主要包括:6 路 DB15 接口(含驱动器电源、脉冲信号线、编码器信号线、伺服使能、伺服报警、模拟信号线,其中脉冲信号是通过 26ls31 芯片将单路信号转化得到的差分信号,编码器信号线通过 TLP2631 芯片将差分信号转换为单根信号再传入运动控制卡,模拟信号是通过积分电路将 PWM 信号转换得到的电压信号),每个轴配置各 3 个限位(包括正限位、负限位和零位,共 18 个限位),以及每个轴配置一对 I/O 口(满足外部 I/O 的扩展),PC104 直插式接口,两组 2×17pin 接头(与运动

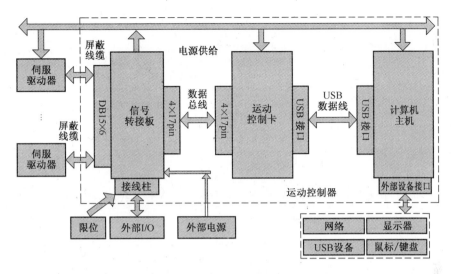

图 4-40　运动控制器系统框图

控制卡连接,实现运动控制卡与信号转接卡的数据传输),ATX 电源接口和电源接线柱(提供不同形式的电源输入)。

运动控制卡同样采用型号为 TMS320F28335 的 DSP 芯片作为主控芯片,采用型号为 EPM1270T144C5 的 CPLD 芯片进行逻辑运算和数字 I/O 扩展。与信号采集卡不同的是,由于 ISA 总线接口相对传输速度较慢,具有该接口的工业设备已逐步淘汰,因此运动控制采用目前广泛应用的 USB 接口,其传输速度快,传输误差率低,传输协议成熟,开发也相对简单。运动卡中选用型号为 CY7C68013A 的 USB 芯片进行数据传输,该芯片支持 USB2.0 传输协议,最高信号传输比特率为 480Mb/s,支持 8 位或 16 位外部数据接口,内嵌增强型 8051 微处理器,以及 16Kb RAM,完全能够满足运动控制卡与上位机数据传输的要求。并配以型号为 24LC64 的 EEPROM (Electrically Erasable PROM),基于 I^2C 总线,具有 64Kb 存储空间,为 USB 芯片加载启动程序。同时,为扩展 DSP 芯片的 RAM 空间,配置存储容量为 16 ×256Kb 的 SRAM – IS61LV25616。在运动控制卡使用过程中,上位机通过 USB 接口将包含电位、速度等信息的运动轨迹数据以及控制命令发送至运动控制卡,并存储与 USB 芯片的 RAM 中,同时由 CPLD 控制信号进行逻辑运算,并转换为 USB 芯片控制信号,完成 DSP 芯片对 USB 芯片的 RAM 数据的读取,DSP 根据数据内容生成相应反馈数据,通过 CPLD 生成 USB 控制信号,控制 USB 芯片将 DSP 反馈数据传递回上位机,从而实现上位机⇔运动控制卡数据通信;DSP 根据上位机的轨迹数据进行插补运算,转换成对应的指令脉冲,通过 CPLD 以 PWM 脉冲波的形式完成脉冲指令的输出,同时伺服驱动器将电机编码器的输出 A/B 相脉冲通过转接卡输入到 CPLD 中,经由鉴相分频模块进行计算解码,实现电机轴位置的反馈。此外,通过 DSP 对 CPLD 的访问,实现对各个轴的正负限位以及零位、电机驱动器报警信号的实时监测,以及普通 I/O 等功能。由于 USB 接口运用广泛,因此上位机可以选择嵌入式计算机,如集成 Intel Aotm N450 芯片组的 PH-4501,也可选择普通个人计算机作为上位机。基于 USB 接口的运动控制卡系统框图和样板分别如图 4-41 和图 4-42 所示。

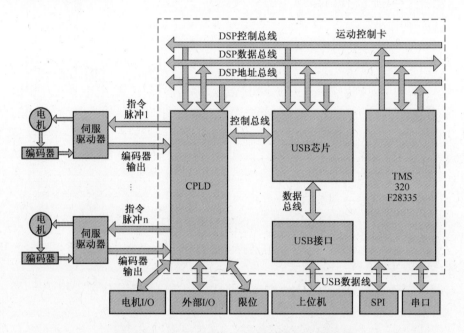

图 4-41　基于 USB 接口的运动控制卡系统框图

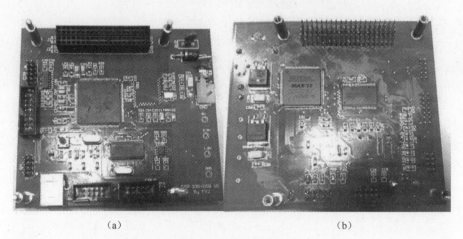

图 4-42　基于 USB 接口的运动控制卡样板
(a) 正面;(b) 反面。

4.1.6　下肢外骨骼机器人软件系统

我们根据所设计的运动控制卡和数据采集卡的硬件结构,协同开发编写了

166

DSP、CPLD 和 USB 芯片的程序,对于上位机编写了 API 函数库,并利用 Microsoft Visual Basic 6.0 在上位机调用运动控制卡的 API 函数库,编写了外骨骼机器人康复训练系统软件和 EMG 信号采集仪软件,开发了人机交互控制界面,以方便医生进行操作和控制。

4.1.6.1　EMG 信号检测仪应用软件

EMG 信号检测仪应用软件结构如图 4-43 所示,包括复合治疗模式和信号检测模式。其中,复合治疗模式负责 EMG 信号以与外骨骼协调工作,通过权限管理模块对使用权限进行认定,进而按外骨骼控制器要求进行信号检测和信息交互。信号监测模式为 EMG 信号仪独立工作模式,同样通过权限管理模块,确认使用者的使用权限,并开放对应的功能模块。该模式主要由信息管理模块、信号检测模块、信息显示模块和信息交互模块构成。其中,信息管理模块用于对患者基本信息、治疗信息等相关信息的录入、查询、修改等操作;信号检测模块用于 sEMG 信号、交互力信号、关节角度信号的检测;信息显示模块用于将 sEMG 信号、交互力信号、关节角度信号及设备状态等信息通过可视化的方式显示给操作者和使用者;信息交互模块用于数据存储,以及为远程信息操作提供有效接口,并在紧急情况下进行安全警报。

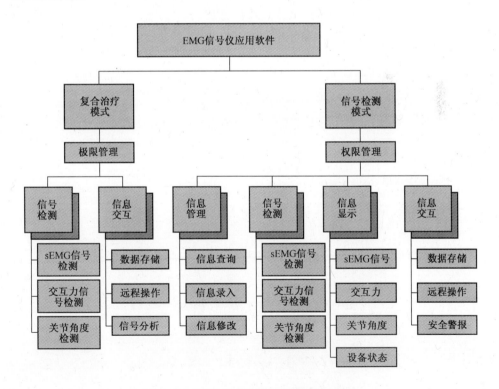

图 4-43　EMG 信号检测仪应用软件结构图

图 4-44 所示为 EMG 信号检测仪应用软件界面。

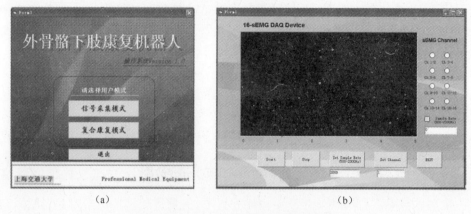

(a)   (b)

图 4-44　EMG 信号检测仪应用软件界面
(a) 进入界面；(b) 信号采集及显示界面。

4.1.6.2　下肢康复系统应用软件

外骨骼机器人康复应用软件结构图如图 4-45 所示，该软件分为医生模式和治疗模式两种。其中，医生模式主要用于医生进行病人基本信息或病症的录入、查询等操作，并根据对患者的诊断结果，开具对应的处方，通过软件进行处方的读取、录入等相关操作。治疗模式主要用于下肢运动疾病患者（包括关节病人、截瘫病人、脑卒中病人、中枢神经损伤病人等）根据医生所开具的处方，进行康复训练，使病人下肢关节活动范围恢复正常、促进肌力恢复避免肌肉萎缩、从而使患者逐步恢复自

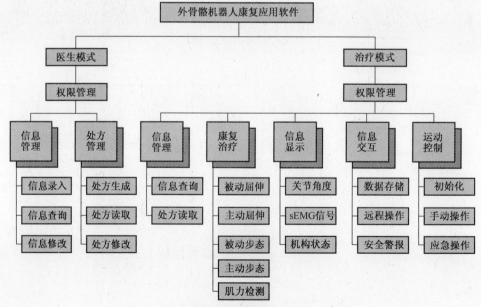

图 4-45　外骨骼机器人康复应用软件结构图

168

主行走能力。治疗模式主要包括以下功能模块：①康复训练功能，包括4种康复训练模式（主/被动屈伸模式、主/被动行走训练模式）和肌力检测模式。训练过程中可由医生随病人的实际情况与需求对训练时间、训练强度和幅度等训练参数进行修改。②信息管理功能：对病人的基本信息进行查询，以及对应病人的相关处方、病例等信息进行查询。③数据显示功能：负责在训练过程中将sEMG信号、人机交互力信息、关节角度及速度曲线通过可视化的方式实时显示给医护人员及使用者。④信息交互功能：对训练过程中的相关数据进行存储，并提供远程数据操作的接口。⑤运动功能：对机器人和康复床姿态的手动控制功能，以及在紧急情况下的紧急操作功能。

图4-46为下肢康复外骨骼应用软件界面。其中，图（a）为登录界面，使用者通过此界面选择模式进入系统；图（b）为信息管理界面，使用者通过此界面进行信息录入、查询、修改等操作；图（c）为处方管理界面，使用者通过此界面进行处方录入、查询、修改、确认等；图（d）为信息显示界面，使用过程中，通过此界面将sEMG信号、关节角度等信息显示给患者和医护人员。

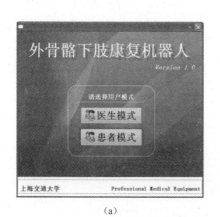
（a）

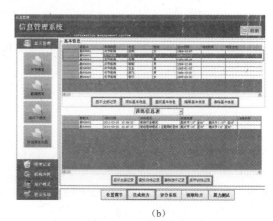
（b）

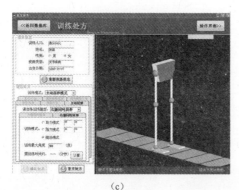
（c）

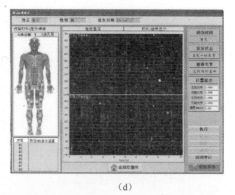
（d）

图4-46　外骨骼下肢康复机器应用软件界面
（a）登录界面；（b）信息管理界面；（c）处方管理界面；（d）信息显示界面。

4.2 基于多源信号的生机电一体化人机
交互接口与主动柔顺控制

主动康复,即在康复设备的辅助下,患者通过自身的运动能力完成诸如屈伸、行走等动作。主动康复能够使患者充分调动自身潜在的运动能力,使肌肉得到充分的锻炼,因此能够加速康复进程,提高康复效果。然而,主动康复存在着一个最关键的问题:人体运动意图的准确识别。只有对人体的运动意图进行实时、准确的预测和判断,才能控制康复设备在康复运动过程中施加适当的辅助,更有效地帮助患者顺利完成康复动作。因此,选取合适的信号源,建立有效的人机交互接口,是实现外骨骼与人体协调运动,为患者提供实时、稳定、恰当的辅助运动的关键点。

目前,常用的人机交互接口信号源主要由关节角度/角速度仪、力传感器、加速度仪等构成,这些信号能够较精确地反映人体当前的关节角度/角速度、人体与外骨骼之间的交互力、人体/外骨骼与地面间的接触力及其分布、运动加速度等人体运动信息,但这些信息仅能反映静态、滞后的运动信息,无法对人体运动做出提前的预测和判断。然而外骨骼机器人本身存在着一定的机械延迟,加上信号采集的时间及控制的延迟,通过这些传统信息源进行外骨骼机构的实时控制将产生约200ms 的延迟,将对人体-外骨骼系统的协调控制产生不利的影响。因此,需要引入能够提前反映人体运动意图的信号源。

EMG 信号能够提前反应肌肉的收缩意图及收缩状况,并反应神经和肌肉的功能状态。由于这一特性,在过去的几年中,EMG 信号已经被越来越多的科研机构研究,并逐步应用于临床诊断,康复工程中,也被用做外骨骼机器人的人机交互接口,如 HAL 系列机器人,ORTHOSIS 外骨骼机器人,以及一系列上肢外骨骼,如日本佐贺大学的上肢外骨骼,以及上海交通大学的假肢。然而,EMG 信号具有极大的模糊性,甚至对于同一个人重复做同一动作时都会采集到不完全相同的 EMG 信号。因此,需要对 EMG 信号进行进一步的研究,以提高运动识别及预测的准确性,并基于 EMG 信号,结合传统的能够反映精确运动信息的角度、力等信号,开发高效的人机交互接口,实现实时、稳定的人机协调控制。

人机交互接口是连接人与外骨骼机器人之间"纽带",是人与外骨骼信息交互的平台。利用人机交互接口,可实时获取人体关节运动状态,为外骨骼机器人控制提供信息源,为了对患者进行有效的康复训练,外骨骼机器人应具有智能性,因此,一个良好的交互接口是实现机器人智能控制的前提[127]。

事实上,人与外骨骼的相互作用过程中存在力交互,该交互力与人的运动意图密切相关,当人主动运动时,骨骼收缩产生收缩力并使关节运动,与外骨骼绑定的腿部会对外骨骼产生作用力,在肌肉收缩力不足时,外骨骼可部分补偿人体肌力以完成其所想实现的动作;而当人完全被动时,外骨骼可完全提供人体关节运动所需

170

的力。因此,当人的最终运动目的确定时,自身的肌肉收缩力、外骨骼对人提供的力需要准确预测出来。所以,开发人机交互接口显得十分重要。从骨骼肌的力生成原理可知,通过采集人体皮肤表面的 EMG 信号,可表征肌肉的激活程度,从而为利用 EMG 信号计算骨骼肌收缩力奠定了基础。Lloyd 等人[128,129]曾经通过采集 EMG 信号进行信号处理,在 Hill 模型基础上预测肌肉力和关节力矩,该方法值得借鉴,但是他们没有考虑建立肌肉激活与收缩完整的数学模型,存在着预测准确性不足等问题。因此很有必要在人机交互接口中引入接触力信息,由于人与外骨骼之间的交互力可由相应的力传感器测量,人机交互接口中应该包括:EMG 信号采集仪、压力传感器、角度传感器、数据采集卡、处理器等硬件设备。而人体的实际状态及关节力矩信息需通过人体动力学分析计算实现。

　　为了分析人体肌肉收缩对外骨骼产生的作用力矩,需结合人机交互接口开展人体下肢动力学分析,同时验证骨骼肌力学模型。研究方法根据人体正向动力学,测量人体关节运动时参与收缩的肌肉 EMG 信号,用来表征出肌肉的激活水平,利用基于分子马达集体特性的骨骼肌力学模型计算肌肉力,并由几何解剖学得到的关节力臂,计算出肌肉收缩产生的关节主动力矩;另外,通过检测人与外骨骼之间的交互力,采用人体逆向动力学反求关节力矩,该力矩信息和正向动力学计算结果进行比较,验证肌肉力学模型的有效性,并为进一步开展人机接口在外骨骼机器人中控制应用奠定基础。

4.2.1　研究对象

　　现在以人体膝关节为对象,进行膝关节动力学建模。膝关节是下肢运动的最大关节之一,主要运动模式是关节屈伸运动[119]。负责膝关节运动的肌肉主要是大腿肌群,其中使膝关节曲屈的作用肌为后群的股二头肌、半腱肌、半膜肌(图 4-47),使膝关节伸长的作用肌是前群的股四头肌,包括股直肌、股中肌、股外肌和股

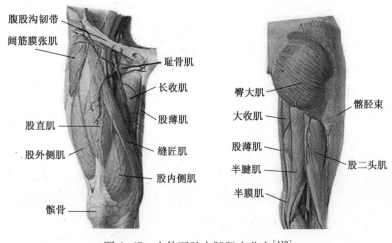

图 4-47　人体下肢大腿肌肉分布[119]

171

内肌。它们互为拮抗肌,当其中一组肌肉主动收缩,则另一组被动拉伸,协调关节运动。大腿侧面还有缝匠肌、阔筋膜张肌等肌肉,主要辅助膝关节转动。

各块肌肉的几何尺寸参数如表 4-3 所列,标本为男性,身高 168.4±9.3cm;体重 82.7±15.2kg。

表 4-3 各块肌肉的部分几何参数[130]

肌肉名称	最佳长度 /cm	佩恩角 /(°)	肌腱松弛长度 /cm	肌肉横截面积 /cm²
半膜肌(Semimembranosus,SM)	8.0	15	35.9	19.1
半腱肌(Semitendinosus,ST)	20.1	5	26.2	4.9
股二头肌长头(Biceps Femoris(lh),BFLH)	10.9	0	34.1	11.6
股二头肌短头(Biceps Femoris(sh),BFSH)	17.3	23	10.0	5.2
股直肌(Rectus Femoris,RF)	8.4	5	34.6	13.9
股外肌(Vastus Lateralus,VL)	8.4	5	15.7	37
股内肌(Vastus Medialus,VM)	8.9	5	12.6	23.7
股中肌(Vastus Intermedius,VI)	8.7	3	13.6	16.8
缝匠肌(Sartorius,SR)	57.9	0	4.0	1.9
阔筋膜张肌(Tensor Fasciae Latae,TFL)	9.5	3	42.5	2.5

由第 3 章的骨骼肌收缩力学原理可知,肌肉的最大主动收缩力与肌肉的横截面积成正比,从表 4-3 中各块肌肉的横截面积来看,相对于股四头肌,缝匠肌、阔筋膜张肌的横截面积较小,可产生的最大等长收缩力也较小,对膝关节运动的影响较小,可不计它们的作用。本书主要考虑半腱肌、半膜肌、股二头肌、股四头肌(股直肌、股外肌、股内肌、股中肌)在膝关节屈伸的作用。

4.2.2 膝关节骨肌系统

4.2.2.1 肌肉几何参数计算

如图 4-48 所示,设 A、B 为单块肌肉的起止点,O 为关节的转动中心。

肌肉力臂是指关节中心到肌肉作用线的垂直距离,即图中 O 点到直线 AB 的距离为肌肉力臂,第 i 块肌肉的力臂计算公式如下:

$$r_i = \frac{|\overrightarrow{AO} \times \overrightarrow{AB}|}{|\overrightarrow{AB}|} \tag{4-32}$$

某一块肌肉两个附着点的距离包含了肌肉与肌腱的长度,该长度随髋、膝关节角度变化,两个起止点之间的长度:

$$l^{\mathrm{mt}} = |\overrightarrow{AB}| \tag{4-33}$$

相对于肌肉,肌腱的刚度很大,当肌肉处于最大激活状态下肌腱的应变率仅为 3.3%;在人体正常活动条件下,肌腱所承受的应力只是极限的 1/3,应变在 2% ~

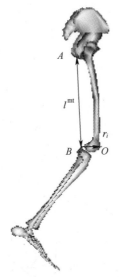

图 4-48　肌肉力臂定义

5%之间;因此,肌肉肌腱长度的变化主要取决于肌肉收缩变化量,忽略肌腱长度变化的影响,认为肌腱均等于其松弛状态下的长度:

$$l^t = l^t_s \qquad (4-34)$$

肌肉在收缩过程中,长度变化使得肌肉与肌腱之间的夹角发生变化,并且满足:

$$l^m \sin\phi = l^m_o \sin\phi_o \qquad (4-35)$$

式中:l^m_o、ϕ_o 分别为肌肉静息状态下的最佳长度与佩恩角,具体数据见表 4-3。

因此,单块肌肉长度:

$$l^m = \sqrt{(l^m_o \sin\phi_o)^2 + (l^{mt} - l^t_s)^2} \qquad (4-36)$$

肌肉与肌腱之间夹角:

$$\phi = \arcsin(l^m_o \sin\phi_o / l^m) \qquad (4-37)$$

由肌肉静息状态下的 l^m_o、ϕ_o 及 l^t_s,并根据髋、膝关节角度可计算每块肌肉的长度及变化量。

根据各块肌肉的起始点坐标,计算肌肉力臂值如图 4-49 所示。

4.2.2.2　膝关节动力学分析

膝关节动力学示意图如图 4-50 所示。

1. 膝关节正向动力学

人体膝关节屈伸是人的中枢神经系统发出运动指令,通过动作电位在肌纤维表面传递,使肌肉产生收缩驱动关节转动。膝关节正向动力学研究是通过采集 EMG 信号表征肌肉的激活程度,根据肌肉力学模型计算肌肉主动收缩力,并利用人体关节解剖学信息,计算关节主动力矩。

由骨骼肌肌力计算公式(2-79)可知,被动力取决于肌肉变化量 Δl^m 和收缩速

173

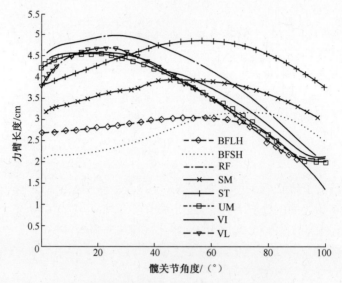

图 4-49　各块肌肉力臂随膝关节角度变化

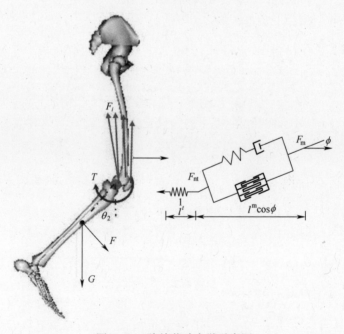

图 4-50　膝关节动力学示意图

度 v ,肌肉的收缩速度等于收缩量与肌肉收缩时间 Δt 比值。肌肉主动力与肌肉激活程度、肌肉物理参数等因素相关,其中激活程度 β 由 EMG 信号表征,用式(2-81)表示,当 $\beta=1$ 时,肌肉力处于最大值 F_{ma} 。肌肉沿肌腱方向的作用力由式(2-92)计算,因此,每块肌肉作用在关节中心的总力矩:

$$T = \sum_{i=1}^{8} F_i^{\mathrm{mt}} r_i \tag{4-38}$$

式中：F_i^{mt} 为第 i 块肌肉力,利用每块肌肉解剖学的数据,并实时测量肌肉的 EMG 信号及关节角度,可以由肌肉力学模型计算关节力矩。

2. 膝关节逆向动力学

逆向动力学是通过测量膝关节的转角,计算出相应的角速度及角加速度,并通过气囊压力传感器测量小腿与外骨骼之间的交互力,建立小腿逆向动力学方程计算关节力矩：

$$T' = J_\omega \dot{\omega}_k + G \times r_g + F \times r_f \tag{4-39}$$

式中：J_ω 为膝关节绕 Z 轴的转动惯量；$\dot{\omega}_k$ 为膝关节角加速度；G 为小腿重力；F 为小腿与压力气囊之间的交互力；r_g、r_f 分别为重力与压力的作用力臂。

肌肉主动力矩应该与关节反力矩相等,满足平衡条件：

$$T - T' = 0 \tag{4-40}$$

3. 肌肉力学模型参数求解

理论上,通过正向动力学计算的关节力矩等于逆向动力学测量的力矩值,但是由于个体的差异性,每个人的解剖学数据会不相同,因此需要对肌肉模型中的参数进行具体量化。人体在控制肌肉收缩时,遵循一定的生理学准则,应采用优化方法进行计算,并将力学指标(如总能耗、机械功等)限制在最低量域[114],本书将力矩误差平方和作为目标函数,采用最小二乘法求解模型参数。

$$\min: \left(\sum_{i=1}^{8} F_i^{\mathrm{mt}} r_i - T' \right)^2 \tag{4-41}$$

$$\sigma_i = \frac{F_i^{\mathrm{mt}}}{A_i} \tag{4-42}$$

式中：A_i 为第 i 块肌肉的横截面积；σ_i 为单位面积肌肉收缩力(肌肉主动应力)。

4.2.3 基于力交互的多源信号融合

人机交互接口采集的信号包括肌肉的 EMG 信号、人与外骨骼关节之间的交互作用力,通常人机交互接口由传感器、数据采集单元、处理器等单元构成。主要有 EMG 信号采集仪、压力传感器、角度传感器、数据采集卡、DSP 处理器等硬件设备。交互接口集成在外骨骼机器人控制系统平台中。数据采集卡可实时采集人与外骨骼的交互信息,并对模拟信号进行 A/D 转换,传递给运动控制器和上位机进行处理。由于 sEMG 信号实际上是人体运动中枢控制信号与人体肌肉感知器官(如肌梭和腱器官等)反馈信号叠加合成后得到的电信号,不能直接反映人体运动意图,具有很强的模糊性。另外,sEMG 信号特性与肌肉疲劳程度高度耦合,随着肌肉疲劳程度的不同,身体状态的不同,以及周围环境的不同,对于同一个人做同样的动作时,其 sEMG 信号都会有所差异。因此,仅通过 sEMG 难以对人体运动意图及关节运动过程进行实时精确的预测,需要结合其他的信号源,进行多源信号的融合,从而进行准确的运动意图识别。

4.2.3.1 多源生物信号采集

传统的通过角度编码器检测的关节转角/角速度以及通过力传感器检测的交互力等信号能够实时、准确地反映人体关节的角度信息以及人体与外骨骼之间的交互力信息,但这些信息只有当人体完成动作之后才能进行信息的检测,因此仅能反映滞后的准静态的人体运动信息,而无法对人体运动意图进行超前而准确的运动预测。而人体运动意图的提前预测,能够为外骨骼机器人提供有效的运动控制信息,对于人体外骨骼机器人系统的协调控制具有重要的意义,进而能进一步推动外骨骼机器人在人体辅助运动、辅助物理治疗等方面的应用。

sEMG 信号是人体肌肉控制信号的直观反映,提前于肌肉收缩约 200ms 产生,是进行人体运动意图预测的合适信号源之一。与脑电信号相比,是 sEMG 信号更易检测,混叠度相对较低,但其仍然具有很强的模糊性,还与环境、身体状态等因素相耦合,无法仅通过 sEMG 信号进行准确的运动意图识别和预测。因此,需要与传统的角度信号及力信号结合,从而对人体运动意图进行更准确的预测识别。

如图 4-51 所示,这里选取能够提前反映人体意图的 sEMG 信号、能够准确反映人体运动信息的关节角度、角速度及交互力信息,分别通过 AgCl 贴片电极及自制 sEMG 信号采集仪进行 sEMG 信号采集,根据所建立的基于 sEMG 信号的骨骼肌主动收缩力生物力学模型进行主动收缩力的求取,通过角度传感器监测关节角度运动信息,通过位于小腿的气囊式力传感器检测人机交互力。通过模糊神经网络[137]进行信息融合、运动意图的解码,通过控制器进行运动学解码和外骨骼机器人的运动控制,从而构成外骨骼机器人的模糊神经网络控制器。

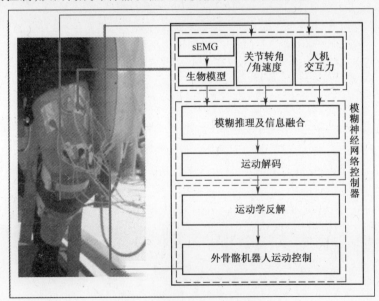

图 4-51 模糊神经网络控制器框图

值得一提的是,交互力检测装置由气囊、充气管、充气气泵、压力传感器、控制器组成。该力检测装置根据充气式电子血压计测压原理设计而成,采用两个压力气囊,可包裹在人体腿部前后侧,如图4-52所示,使用方法:首先由控制器发出脉冲信号控制气泵工作,气泵给气囊充气,使前后两个气囊与人体皮肤接触,当人体做屈伸运动挤压气囊,压力的大小可由压力传感器检测,由此获取人腿与外骨骼之间的交互作用力。通过标定,力检测装置的测量范围达-200~200N。

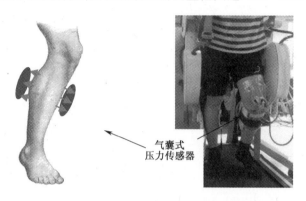

图4-52 压力传感器

4.2.3.2 基于模糊神经网络的多源信息融合与运动意图识别

由于所设计的外骨骼机器人具有髋、膝关节两个自由度,当将下肢大腿与外骨骼绑定,外骨骼可提供人体关节实时角度,而在小腿上绑上气囊式压力传感器,用来测量小腿与气囊之间的交互力;同时在大腿肌肉肌腹贴上EMG信号检测电极,在人体肌肉主动收缩时,利用EMG信号仪采集各块肌肉的EMG信号,以备信号处理。实验装置如图4-53所示,外骨骼机器人系统的具体介绍将在第5章展开。图(a)显示人腿与外骨骼绑定后,EMG电极粘贴及气囊绑定位置,图(b)为后侧大腿

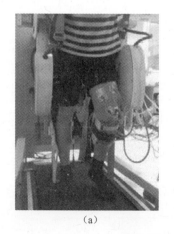
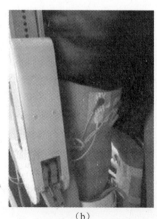

(a)   (b)

图4-53 人机接口
(a)前视图;(b)后视图。

电极粘贴位置。令 EMG 信号采样频率 2000Hz,每 400 个采样间隔进行一次数据记录,取采样点数为 400,采样周期为 500μs。因此每 0.2s 记录一组数据,即记录周期为 $\Delta T = 0.2$s。

本节通过建立基于 Takagi-Sugeno-Kang 模型[138,139]的模糊神经网络来进行多源信息的融合以及人体运动意图的识别。然而,模糊神经网络的结构将会影响预测误差。为评估不同网络的性能,本书中分别建立了具有简单、中等和复杂三种复杂程度的模糊神经网络,分别具有不同的模糊规则。每个网络中都有五个网络层,图 4-54 所示为具有关节转角速度反馈的模糊神经网络,从第一层的神经元到第四层神经元的每一条连接的路径即为一条模糊规则。

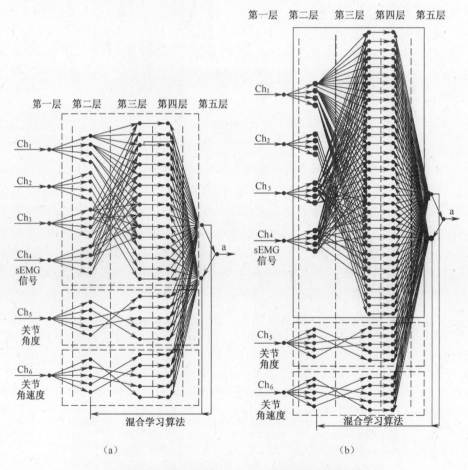

(a)

(b)

图 4-54 具有关节转角角速度反馈的模糊神经网络
(a) 简单复杂度的神经网络;(b) 中等复杂度的神经网络。

神经网络的第一层为输入层。其输入包括由 sEMG 信号得到的肌肉主动收缩力,通过传感器实时采样的关节角度及角速度信号,分别记为 $O_i^1 = \mathrm{ch}_i (i=1,2,\cdots,n)$;

第二层为模糊化层。该层中有四个人工神经元分别与每个通道的 sEMG 输入信号的四个模糊语言变量相对应,分别记为 ZO(0)、PS(正小幅值)、PM(正中幅值)、PB(正大幅值)。对于关节角度和角速度输入信号,设定五个人工神经元分别与五个模糊语言变量相对应,分别记为 NB(负大幅值)、NS(负小幅值)、ZO(0)、PS(正小幅值)、PB(正大幅值),如图 4-55 所示。隶属度函数采用广义钟形函数:

$$f(x;\alpha,\beta,\gamma) = \frac{1}{1 + |(x-\gamma)/\alpha|^{2\beta}} \qquad (4-43)$$

式中:x 为独立变量;α、β、γ 为决定隶属度函数形状和位置的变量参数。

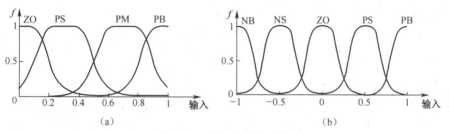

图 4-55　模糊隶属度函数
(a) 具有四个模糊语言变量的隶属度函数曲线;(b) 具有五个模糊语言变量的隶属度函数曲线。

隶属度函数将每一路输入分别映射到一个相关程度,分别代表了相应肌肉的激活程度,以及相应关节的动作活动等级,其输出记为 $O_i^2 = \mu_{mfi}(ch_k)$。

第三层为模糊推理层。为比较不同网络的性能,分别建立了具有不同复杂度的神经网络,其主要区别就是具有不同复杂程度的模糊推理层。分别包括复杂、中等和简单的神经网络。复杂神经网络包含了网络中人工神经元的所有可能的连接。

中等和简单的神经网络根据人体解剖学知识及一些先验实验的结果,分别建立对应的模糊规则。其前项通过逻辑算子与(AND)进行求取,输出为对应模糊规则的隶属度。简单神经网络的模糊规则如表 4-4 所列,其中,OUT 为对应 sEMG 信号:

表 4-4　简单复杂程度神经网络的模糊规则

规则编号	模　糊　规　则
1	IF Ch1 is ZO and Ch3 is ZO and Ch4 is ZO, THEN OUT is ZO
2	IF Ch1 is ZO and Ch3 is PS and Ch4 is PS, THEN OUT is ZO
3	IF Ch1 is ZO and Ch3 is PM and Ch4 is PM, THEN OUT is PS
4	IF Ch1 is ZO and Ch3 is PB and Ch4 is PB, THEN OUT is PM
5	IF Ch1 is PS and Ch3 is ZO and Ch4 is ZO, THEN OUT is ZO
6	IF Ch1 is PS and Ch3 is PS and Ch4 is PS, THEN OUT is ZO
7	IF Ch1 is PS and Ch3 is PM and Ch4 is PM, THEN OUT is PS
8	IF Ch1 is PS and Ch3 is PB and Ch4 is PB, THEN OUT is PM

规则编号	模　糊　规　则
9	IF Ch1 is PM and Ch3 is ZO and Ch4 is ZO, THEN OUT is ZO
10	IF Ch1 is PM and Ch3 is PS and Ch4 is PS, THEN OUT is ZO
11	IF Ch1 is PB and Ch3 is ZO and Ch4 is ZO, THEN OUT is PS
12	IF Ch1 is PB and Ch3 is PS and Ch4 is PS, THEN OUT is PM
13	IF Ch2 is ZO, THEN COM is ZO
14	IF Ch2 is PS, THEN COM is PS
15	IF Ch2 is PM, THEN COM is PM
16	IF Ch2 is PB, THEN COM is PB
17	IF Ch5 is NB, THEN ANG is NB
18	IF Ch5 is NS, THEN ANG is NS
19	IF Ch5 is ZO, THEN ANG is ZO
20	IF Ch5 is PS, THEN ANG is PS
21	IF Ch5 is PB, THEN ANG is PB
22	IF Ch6 is NB, THEN VEL is NB
23	IF Ch6 is NS, THEN VEL is NS
24	IF Ch6 is ZO, THEN VEL is ZO
25	IF Ch6 is PS, THEN VEL is PS
26	IF Ch6 is PB, THEN VEL is PB

第三层的输出可以表示为

$$O_i^3 = \mu_{A^i}(\xi) = \prod (\mu_{A_1^i}(\xi_1), \cdots, \mu_{A_k^i}(\xi_k)) \tag{4-44}$$

式中　A^i 为第 i 条模糊规则的前项部分，$A^i = A_1^i \cap A_2^i \cdots \cap A_k^i$；$K$ 为子前项的数量；ξ_i 为网络输入；$\prod$ 为乘积算子；$\mu_A(\xi)$ 为表示当输入为 ξ 时，与第 i 条模糊规则的隶属程度。

第四层为模糊规则输出层。其输出可表示为第 i 条规则隶属的加权值：

$$O_i^4 = \mu_{A^i}(\xi) \cdot f_i \tag{4-45}$$

式中：$f_i = a_i \cdot \mathrm{ch}_1 + b_i \cdot \mathrm{ch}_2 + c_i \cdot \mathrm{ch}_3 + d_i \cdot \mathrm{ch}_4 + e_i$，$a_i$、$b_i$、$c_i$、$d_i$、$e_i$ 分别为输出隶属函数的参数。

第五层为去模糊化层。sEMG 信号与反馈信号在这一层进行最后的融合。其最终输出为所有模糊规则输出的加权平均，代表了预测的关节主动转矩。其计算过程为

180

$$O_1^5 = y_1 = \frac{\displaystyle\sum_{i=1}^{r} \mu_{A^i}(\xi) \cdot f_i}{\displaystyle\sum_{i=1}^{r} \mu_{A^i}(\xi)} \qquad (4\text{-}46)$$

式中:r 为模糊规则数目。

为了快速学习并获取隶属函数的参数,采用反向传播与最小二乘法相结合的学习算法,来学习优化隶属度函数参数 $\{\alpha_i, \beta_i, \gamma_i\}$ 以及输出隶属函数参数 $\{a_i, b_i, c_i, d_i, e_i\}$。学习过程分为两个阶段:首先,固定参数 $\{\alpha_i, \beta_i, \gamma_i\}$,采集训练样本 $\{\xi_m, y_m\}$,利用最小二乘法选取参数 $\{a_i, b_i, c_i, d_i, e_i\}$ 使得方差 $\sum (y_m - y_{out})^2$ 的值最小(其中,y_{out} 为实际计算输出,y_m 为理想输出);然后利用方向传播算法,通过输出误差,调整隶属度函数参数 $\{\alpha_i, \beta_i, \gamma_i\}$。

神经网络的输出为关节转矩,理论上通过关节转矩可以直接作为控制信号,但由于 sEMG 信号的模糊性,以及难以得到机械结构精确的传递函数,直接采用转矩控制会产生较大的误差,因此运动辅助实验采用位置控制模式,通过模糊神经网络可以预测关节转矩,通过下式转化成所需要的 sEMG 前馈修正项:

$$T = J\alpha + mgl\sin\theta + Fd$$
$$A(\text{sEMG}) = \frac{1}{2}\alpha\,(\Delta T)^2 \qquad (4\text{-}47)$$

式中:J 为小腿转动惯量;α 为膝关节角加速度;m 为小腿质量;g 为重力加速度;l 为小腿重心到膝关节距离;F 为小腿处的人机交互力;$A(\text{sEMG})$ 为关节转角预测值的 sEMG 前馈修正项;ΔT 为循环周期。d 为交互力中心距膝关节距离。

将所求得的 $\theta(T)$、$\Delta\theta$ 和 $A(\text{sEMG})$ 代入下式,求取关节转角的预测值(实验过程中,采用实时线性插补的方法,对运动轨迹进行修正、平滑):

$$\theta(T + \Delta T) = \theta(T) + k(\Delta\theta + A(\text{sEMG})) \qquad (4\text{-}48)$$

式中:$\theta(T+\Delta T)$ 为下一时刻的关节转角;$\theta(T)$ 为当前时刻的关节转角,通过角度编码器直接获得;$\Delta\theta$ 为根据交互力获得的关节转角修正值,可根据气囊压力由式(4-49)求取;$A(\text{sEMG})$ 为式(4-47)中关节转角预测值的 sEMG 前馈修正项;k 为比例系数,通过调节该系数实现外骨骼机器人对穿戴者的辅助力大小的调节。

$$\Delta\theta = \left(1 - \frac{P_0}{P_t}\right) V_0 / Sr \qquad (4\text{-}49)$$

式中:P_0 为气囊初始气压;P_t 为当前时刻气囊气压;V_0 为初始时刻气囊内气体体积;S 为气囊与人体接触面积;r 为膝关节转动中心到气囊的距离。

根据上述算法,便可通过 sEMG、人体关节转角及人机交互力对人体关节转角进行实时预测。

神经网络实验包括运动意图识别实验和运动辅助实验。其中,运动意图识别实验通过踝关节和膝关节实验来比较具有不同复杂程度的神经网络的性能。有一名 26 岁男性(实验者 A)和一名 24 岁男性(实验者 B)参加了实验。实验装置包括下肢外骨骼机器人、计算机、自制数据采集卡、自制可编程多轴控制器、自制 sEMG 信号处理器和一个三维步态分析系统（Vicon 公司的 Vicon MX 系统）。

实验分为两个阶段:模糊神经网络自适应学习阶段和运动意图实时预测阶段。实验过程中,实验者坐在椅子上,分别进行踝关节和膝关节屈伸运动。第一阶段中,实时采集实验者运动过程中的 sEMG 信号,与此同时,通过 Vicon MX 系统实时记录实验者的踝关节和膝关节的角度。记录的数据作为用于修改上文提到的模糊神经网络中各参数的训练样本。第二阶段中,利用所提出的运动识别策略,根据 sEMG 信号及关节角度信号,对人体运动意图进行实时预测,并通过运动控制器控制外骨骼关节跟随实验者运动。每次实验持续约 10min。Vicon MX 系统和角度编码器分别实时记录人体踝关节和外骨骼机构的关节角度。与此同时,计算机实时记录带有角度和角速度反馈的模糊神经网络控制器(控制器 C)的输出。为进行分析、比较和评估,同时实时计算并记录了不带角度反馈的模糊神经网络控制器(控制器 A)和仅带有角度反馈的模糊神经网络控制器(控制器 B)。这两种控制器可以通过将神经网络中对应神经元的权值设为 0 来获得。实验过程中,对具有不同类型和不同复杂度的模糊神经网络控制器都分别进行了测试,为方便表述,分别记为 A-C、A-N、A-S、B-C、B-N、B-S、C-C、C-N 和 C-S,其中第一个字母分别代表控制器 A、B 和 C,第二个字母 C、N、S 分别表示复杂、正常和简单的复杂度。对于膝关节,分别测试和记录了八种运动模式的实验数据,其中包括慢速小幅背屈、慢速大幅背屈、快速小幅背屈、快速大幅背屈、慢速小幅跖屈、慢速大幅跖屈、快速小幅跖屈、快速大幅跖屈。同样,对于膝关节也包含了对应的八种屈伸动作。考虑到信号长度的影响,根据采样频率及初步实验结果分别选取信号长度 T_m 为 100ms 和 200ms。

运动辅助实验中,通过下肢外骨骼协助佩戴者进行辅助屈伸运动来验证本书中所提出的运动意图识别策略的实时性和有效性。实验过程中,首先通过 sEMG 信号实时特征提取实验中的实验数据,进行关节转矩的离线预测与比较,然后实验者穿戴外骨骼下肢机构,通过绑带进行绑定,外骨骼关机工作在转矩模式下,机器人脚踝处与一弹簧相连,弹簧另一端固定,以此来测定外骨骼机器人与人体的综合输出转矩。实验者被要求以膝关节最大屈伸力 20% 左右的力做屈伸运动。同时实时检测 sEMG 信号并通过微分式和传统算法分别计算其特征值,并以此计算人体膝关节的实时关节转矩。外骨骼机器人的关节控制转矩是目标关节转矩与人体主动关节转矩之差。实验中,设定目标关节转矩为人体主动关节转矩的两倍。人机交互力和外骨骼膝关节输出力矩也进行了采样分析。实验包括 10 个测试,并持续了约 2min。

运动意图识别实验中,上述 9 种不同形式的控制器的踝关节慢速背屈实验结果如图 4-56 所示,具有角度和角速度反馈的模糊神经网络控制器具有较好的效果,尤其是图 4-56(i)中,具有关节角度和角速度反馈,且简单复杂程度的模糊神经网络控制器表现出了最好的实验效果。

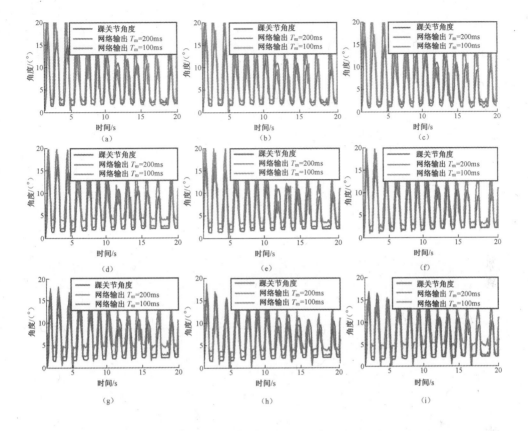

图 4-56　慢速大幅背屈实验结果

（a）~（c）分别为使用具有 A-C、A-N 及 A-S 类型的控制器得到的实验曲线；

（d）~（f）分别为使用具有 B-C、B-N 及 B-S 类型的控制器得到的实验曲线；

（g）~（i）分别为使用具有 C-C、C-N 及 C-S 类型的控制器得到的实验曲线。

进一步地，通过均方差来量化分析比较各神经网络的精确度：

$$\delta = \sqrt{\frac{\sum(y_{out} - y_m)^2}{n}} \tag{4-50}$$

式中：δ 为均方差；y_{out} 为神经网络控制器的输出；y_m 为人体关节转角的检测值；n 为采样点的数目。

表 4-5 和表 4-6 为不同动作下，具有不同类型和不同复杂程度的控制器均方差值。从表中可以看出，带有关节角度和角速度反馈并具有简单复杂程度的控制器具有较小的均方差值，因此可以认为具有最佳的预测性能，同时，不带有反馈并具有复杂结构的神经网络具有较大的均方差值，因此可以认为具有较差的预测性能。

表 4-5　实验者 A 的实验结果

动作类型		控制器	$T_m = 200ms$			$T_m = 100ms$		
			简单	中等	复杂	简单	中等	复杂
背屈(踝)／屈(膝)	慢速小幅运动	控制器 A	2.4506	2.2199	2.2223	3.9096	3.7427	3.7226
		控制器 B	1.9417	1.9772	2.0824	2.7536	3.0486	3.1265
		控制器 C	1.5795	1.4897	1.7288	2.804	2.331	3.3011
	快速小幅运动	控制器 A	4.9704	5.7735	5.7804	8.6585	9.578	9.5729
		控制器 B	3.1083	3.2092	3.4167	5.8277	5.9151	6.4066
		控制器 C	1.6654	2.1839	1.985	5.0276	3.8207	4.1975
	慢速大幅运动	控制器 A	2.933	2.8192	2.8208	4.2705	4.5379	4.5503
		控制器 B	2.2812	2.4322	2.2395	3.0529	3.4284	3.152
		控制器 C	1.9918	1.8236	1.8561	3.1286	3.0673	3.0884
	快速大幅运动	控制器 A	4.2443	4.8066	4.8233	8.6585	9.578	9.5729
		控制器 B	4.5285	4.6775	4.3458	7.9072	8.1023	8.6943
		控制器 C	4.0202	3.9347	4.7328	7.2596	7.4109	7.6096
跖屈(踝)／伸(膝)	慢速小幅运动	控制器 A	2.3734	2.6257	2.8213	2.9837	3.3272	3.5139
		控制器 B	1.5804	1.7243	2.0783	2.4425	2.6293	3.3362
		控制器 C	1.2904	1.5608	1.8357	2.1838	2.3842	2.5896
	快速小幅运动	控制器 A	1.6697	1.9499	2.0016	2.3008	2.482	2.5652
		控制器 B	1.0844	1.1805	1.1527	2.2697	2.0237	2.1428
		控制器 C	1.1048	1.1927	1.2917	2.4112	2.4063	2.4985
	慢速大幅运动	控制器 A	2.1003	2.1834	2.2345	2.1429	2.4554	2.4879
		控制器 B	1.1909	1.5999	1.519	1.6822	2.2296	2.4499
		控制器 C	1.0983	1.3922	1.0249	2.0975	2.4286	1.9235
	快速大幅运动	控制器 A	3.3378	3.6894	3.9293	4.3277	5.1042	5.8845
		控制器 B	2.2307	2.5199	2.2765	3.3413	3.5112	3.3598
		控制器 C	1.602	1.8578	1.9881	3.3547	3.271	3.2421
均值			2.3491	2.5343	2.5911	3.9498	4.1172	4.2912

表4-6 实验者B的实验结果

动作类型		控制器	$T_m = 200$ms			$T_m = 100$ms		
			简单	中等	复杂	简单	中等	复杂
背屈(踝)／屈(膝)	慢速小幅运动	控制器A	3.1779	4.3147	4.0548	2.6637	2.8494	2.4684
		控制器B	2.4699	3.2951	3.2082	2.7243	3.0886	2.9584
		控制器C	1.3589	1.7046	1.5763	1.9204	2.5709	2.1626
	快速小幅运动	控制器A	3.853	3.6112	3.6398	6.2643	6.8353	6.4819
		控制器B	2.9088	2.9576	3.7428	5.0516	5.654	5.2104
		控制器C	2.7444	2.3227	2.7671	4.5111	4.2585	4.8397
	慢速大幅运动	控制器A	2.5274	2.411	2.3799	3.3592	4.481	3.9747
		控制器B	2.3846	2.0357	2.9687	3.1777	3.3486	3.271
		控制器C	1.7818	2.6082	1.6818	2.6307	3.0356	3.5356
	快速大幅运动	控制器A	4.1662	3.8897	3.8517	7.6615	8.7196	8.2162
		控制器B	3.5115	3.4421	4.1843	7.8482	7.9023	8.5224
		控制器C	3.973	4.8323	3.747	6.802	7.8415	8.3238
跖屈(踝)／伸(膝)	慢速小幅运动	控制器A	2.3972	2.6129	2.6091	3.5249	3.2972	2.9924
		控制器B	1.9783	1.5105	1.5804	2.3306	2.5896	2.3755
		控制器C	1.2891	2.0357	1.7608	2.2208	2.6293	3.3362
	快速小幅运动	控制器A	3.4878	4.1753	4.0207	4.6711	7.0797	10.4967
		控制器B	2.1989	2.1805	2.5966	3.8132	4.0671	4.482
		控制器C	1.6293	2.8466	2.8411	3.7962	3.7949	3.8301
	慢速大幅运动	控制器A	3.5191	4.2203	4.039	3.1993	3.8134	5.0357
		控制器B	2.495	2.181	2.6062	2.3807	2.6709	2.8002
		控制器C	1.6352	2.9054	2.8483	1.8217	2.8757	3.1714
	快速大幅运动	控制器A	2.2834	4.7368	4.3422	3.1502	4.6579	5.8348
		控制器B	2.1353	2.3827	3.164	3.6367	3.9271	4.2353
		控制器C	1.997	2.282	2.9142	3.1286	3.8451	4.6894
均值			2.5793	2.9789	3.0469	3.8454	4.4097	4.7185

运动辅助实验中,离线关节转矩预测结果如表4-7和图4-57所示,微分式特征频率算法得出的关节控制转矩误差值与常规特征频率法得出的关节转矩约小6.4%,其中,基于AR模型得出的关节转矩具有最小的误差值。在线运动辅助实验结果如图4-58所示,外骨骼关节的输出转矩约为辅助转矩的两倍,与目标转矩基本相等,因此可以认为所提出的控制器能够实时预测人体运动意图,并实时辅助穿戴着进行辅助运动。然而,试验中仍然存在一定的误差。这可能是由于微分式特征频率算法还不能把sEMG信号中所有的信息进行实时提取。课题组的进一步研究发现,sEMG信号所传递的信息可能与Na^+和K^+的量子效应有一定联系。这种对sEMG信号产生及信息传递机理的模糊理解导致了外骨骼机器人运动控制中误差。

表4-7　运动辅助实验中不同方法的关节转矩误差

方　　法	微分式特征频率法	常规特征频率法
AR 模型法	0.4780N · m	0.5257N · m
改进周期图法	0.5039N · m	0.5894N · m
周期图法	0.7623N · m	0.7502N · m

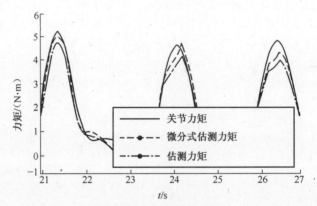

图 4-57　时间-转矩曲线

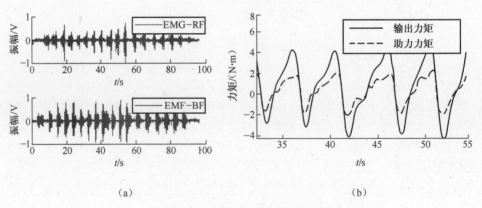

（a）　　　　　　　　　　　　　　　（b）

图 4-58　在线运动辅助实验结果

（a）原始 sEMG 信号；（b）外骨骼输出关节转矩及外骨骼辅助转矩。

4.2.4　人机协调控制原理

　　人体运动系统是具有本体感知反馈的闭环控制系统,实时反馈下肢运动状况是人体实现闭环控制和人机协调控制的前提[140]。然而对于下肢瘫痪病人,大多数患者的躯体神经系统受到损伤,下肢本体感觉基本丧失,人体需要借助外部设备通过其他感知器官进行感知,从而完成躯体的闭环运动控制。人工感知反馈技术的发展使其成为可能。其在手术机器人、工业机器人、虚拟现实和电子游戏上已取得了成功的应用。其反馈方式包括视觉、听觉、电刺激和触觉刺激[89, 96]。实验表

186

明,所有方式中电刺激和触觉刺激的反馈效果最好[90]。考虑到安全性及舒适性的问题,机构采用气囊式压力传感器检测关节转矩信息,并通过调节放置于下肢或手臂的气囊的压力,反馈关节转角转矩等信息,建立延伸生理本体感知反馈,将外骨骼机器人系统与人体躯体运动系统两个原本相互独立的控制系统通过生机电一体化的人机交互接口互相连接,重新构建起人体闭环控制系统,并利用这一接口,实现外骨骼机器人-人体系统的主动柔顺控制。

本章将从人体躯体运动控制系统的闭环控制机理出发,模拟人体闭环控制系统,提出集成 sEMG 传感器与人工本体感知器的模糊神经网络控制器,构建由人体到外骨骼系统的运动控制通道。模糊神经网络控制器通过将能够提前反映人体运动意图的 sEMG 信号与精确反映下肢运动信息的人机交互力和关节转角信息相融合,实现实时的运动解码及运动控制。同时,通过基于力触觉的延伸生理本体感觉(EPP)反馈,实时反馈关节转角转矩等运动信息,完成外骨骼机器人到人体的信息反馈通道。从而建立实时、双向的人机信息交互接口,重新构建人体闭环运动控制系统。并在这一人机交互接口的基础之上,建立外骨骼机器人的运动学及动力学模型,确定外骨骼机器人控制系统的控制策略,从而实现人体-外骨骼机器人系统协调控制。最后通过实验对所建立的人机交互接口及协调控制策略的有效性进行分析、比较和验证。下面将从这几个方面展开论述。

4.2.4.1　人体运动中枢局部闭环控制机理

人体躯体运动中枢是一个充满高效的信息交互的完美的控制系统。对于健全人体而言,其主动随意运动是由躯体神经中枢系统(somatic nervous system,SNS)控制的。如图 4-59 所示,神经信号以电信号的形式从上运动神经元经由皮质脊髓束,将运动意图等信息传递到运动神经元控制肌纤维进行收缩运动,最终带动人体骨肌系统完成目标动作。同时,人体通过本体感觉器官(如位于肌肉内与肌纤维并联的肌梭、位于肌腱与肌纤维串联的腱器官等),感知肌肉收缩速度,收缩力以及关节转角等身体运动状态,及时反馈到躯体神经中枢系统,对人体运动进行主动或反射式的反馈调整[141]。因此,人体躯体运动控制系统是一个带有本体感觉反馈通道的典型的闭环控制系统,这可以认为是人体稳定运动的生物学基础[142]。

然而,对于大多数的下肢瘫痪患者以及一些下肢疾病患者,其神经通路受到损伤,从而导致运动神经信号无法传递到肌纤维,进行有效的运动控制,另外,如果其反馈神经通路受到损伤,患者将无法感知下肢运动状况,破坏了人体运动控制的闭环回路,从而无法实现准确、稳定的运动控制。

4.2.4.2　外骨骼机器人闭环控制机理

对于单独的外骨骼机器人而言,其闭环运动控制系统与普通机电系统的闭环控制策略类似,包括前向通道和反馈通道。如图 4-59 所示,以人体为主控端,释放控制信号,以外骨骼机构自身关节转角信息为反馈信号,通过运动控制器求取目标关节转角/转矩,控制电机进行相应运动,从而带动外骨骼机构完成相应关节的转动。外骨骼机器人闭环控制系统中的关节转角/转矩反馈可以提高控制系统的精

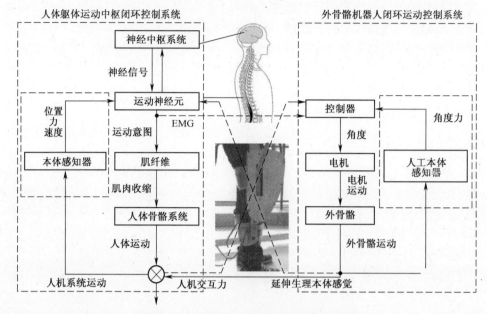

图 4-59　人体-外骨骼机器人闭环控制机理

确性。需要注意的是,由于电机响应时间、机构惯性、机构间隙、外部干扰等因素的影响,从控制信号到机构输出之间,不仅在响应时间上存在一定的延迟,同样不可避免地存在一定的位置误差。

4.2.4.3　生机电一体化需求分析

　　对于健全的人体而言,其躯体运动控制系统是一个独立的系统,能够使人体独立、高效地完成各种躯体动作。同样的,外骨骼机器人系统也是一个完整的能够控制外骨骼机构精确完成各种运动的控制系统。然而,对于人体-外骨骼机器人构成的人机系统而言,两个原本独立的系统需要能够实现主动柔顺控制或协调控制,就需要在两个独立的系统间建立有效的信息交互通道。而对于下肢运动神经受到损伤的患者,其大脑或上运动神经元功能依然完整,但下运动神经元至肌纤维神经通路受损,或是感知器官神经通路受损,从而导致运动功能损伤,无法进行随意运动。而对于外骨骼机器人而言,具有完整的运动功能,是人体下肢运动功能代偿的理想设备。但如果缺少有效的人机一体化策略,使用者将难以根据自身要求控制外骨骼机器人进行随意运动,同时也无法感知康复机器人的运动情况,从而导致人体与外骨骼运动的不协调。因此,人体需要与外骨骼机器人进行有效的融合才能将外骨骼机器人技术真正应用于临床康复治疗,建立有效的生机电一体化接口,使外骨骼机器人能够实时预测人体运动意图,并按照穿戴者的意图实时运动,尽可能消除由系统响应时间而产生的误差;同时,使穿戴者在使用时能同自身躯体一样,能够实时感知外骨骼及躯体的运动状况,及时修正偏差。从而使人体能够控制外骨骼机构实现随意运动,进而进行辅助运动及物理康复治疗。如图 4-59 所示,为使人

188

体与外骨骼构成真正的生机电一体化系统,本书中通过建立人体到外骨骼机器人系统的运动控制通道,将人体的运动控制信息传递给外骨骼系统,同时,建立外骨骼机器人系统到人体的信息反馈通道,将外骨骼躯体的运动信息传递给穿戴者,使人体能够实时感知机构运动状况,从而使人体-外骨骼机构组成的人机系统实现协调控制。

4.2.5 生机电一体化协调控制策略

4.2.5.1 基于 EPP 和 sEMG 的双向交互接口

如图 4-60 所示,为实现人机一体化系统的协调控制,所建立的人机交互接口包含两个通道:运动控制通道和信息反馈通道。运动控制通道通过实时采集人体骨骼肌的 sEMG 信号、人机交互力和关节转角信息,利用模糊神经网络进行多源信息融合和人体运动意图预测,基于外骨骼机器人的运动学及动力学模型,生成运动控制信号,控制电机运行,从而使外骨骼机构关节转动。如前文所述,由于 sEMG 信号能够提前反映人体运动意图,以此作为控制信号,能够帮助减轻或抵消由于系统响应时间而产生的外骨骼机构运动延迟。因此,sEMG 是人机接口的理想信号源。

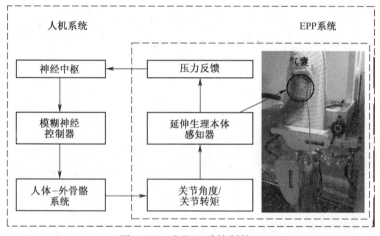

图 4-60　人机运动控制接口

信息反馈通道通过实时检测外骨骼关节的转角或关节转矩,经过计算转化为用于信息反馈的气囊压力值,再利用由气压传感器、气泵、气阀及气囊构成的气压控制装置进行气囊压力控制,从而将信息以气压形式反馈给人体,使人体通过力触觉的方式完成信息感知。传统的视觉反馈虽然可以实时的将人体的运动信息反馈给使用者,但视觉是人体重要的感知的器官,患者使用过程中可能需要同过视觉观察其他信息,因此长时间利用视觉作为信息反馈通道并不是很好的方式;同时视觉无法反馈关节转矩等动力学信息,而动力学信息对于人体的康复治疗有着重要的意义。由于人体能够安全的、很敏感的实时感知触觉刺激信息,因此与视觉反馈相比,触觉反馈是一种更好地对人体进行信息反馈的方式。

下肢外骨骼康复系统中采用力触觉反馈方式作为人机交互接口的信息反馈通道,既延伸生理本体感觉反馈系统(包括气压传感器、信息反馈气囊和气泵控制系统)。气压传感器实时检测位于腿部或手臂的信息反馈气囊压力;气泵控制系统实时将关节角度或转矩等信息,通过调节气囊压力,将下肢运动学及动力学信息(包括关节角度、关节转矩等信息)实时反馈给使用者。通过下式将运动信息转化为气囊压力值:

$$P_1 = P_0 + k_1\theta$$
$$P_2 = P_0 + k_2 T_{\text{knee}}$$
(4-51)

式中:P_1,P_2为反馈关节转角信息和转矩信息的气囊压力;P_0为气囊初始压力;k_1,k_2为比例系数;θ为关节转角;T_{knee}为关节转矩。

4.2.5.2　人机协调控制策略

人体-外骨骼机器人系统的运动模式主要可以分为两类:被动运动模式和主动运动模式。

(1)被动运动模式既外骨骼机构通过自身运动带动人体肢体进行同样的运动。运动过程中,外骨骼机构根据计算机设定的路径及速度进行周期运动,人体通过绑带等绑定外骨骼机构,从而使人体下肢与外骨骼机构同时产生相同的位移。这种模式下,外骨骼机器人为主控端,人体可以视为外骨骼机器人的外部负载或者扰动,人体-外骨骼机器人系统可以简化为外骨骼机器人的单一系统。因此,本书中采用外骨骼机器人本身的闭环控制器(PID控制器),建立外骨骼机构的运动学及动力学模型,以实现系统在被动模式下的准确运动。

(2)主动运动模式既人体通过自身运动带动外骨骼机构进行跟随运动或助力运动。运动过程中,人体进行主动的随意运动,外骨骼机构则通过信号检测、分析和处理,产生与人体运动相同或辅助性运动。这种模式下,主控端为人体下肢,从动端为外骨骼机器人,由于外骨骼机构的关节转矩远大于人体,机构运动会反作用于人体下肢。因此,与被动运动模式不同,外骨骼机构不能简单简化为人体的外部负载或者扰动,需要将人体与外骨骼机构构成的系统作为一个整体通盘考虑。对于人机系统的控制策略,自然也需要将人体与外骨骼机构的控制系统互相融合,才能实现人机一体化系统的协调控制。

以单自由度系统主动运动模式控制策略为例(外骨骼机器人膝关节),人体与外骨骼机器人系统的协调控制策略如图4-61所示。其控制流程描述如下:人体进行随意运动,信号采集模块通过实时采集人体骨骼肌的sEMG信号、人机交互力和关节转角等信息,依次通过多源信息融合、人体运动意图解码、运动学反解和运动控制等步骤,并基于外骨骼机器人的运动学及动力学模型,生成电机运动控制信号,驱动电机运动产生位移,通过传动机构使外骨骼机器人关节产生转动。由于人体与外骨骼机构是通过绑带等装置相互连接,两者之间的相对位移便会产生相应的交互力,这一交互力即为外骨骼机构对于人体的辅助力或阻抗力。通过对这一交互力的控制,便能实现外骨骼机构对人体的助力或阻力运动。同时,对于下肢运动感知功能受到损伤的患者,控制器将关节运动信息转换为气囊压力,使患者能够实时感知肢体运动状况,并对运动进行及时修正或进行进一步运动控制。

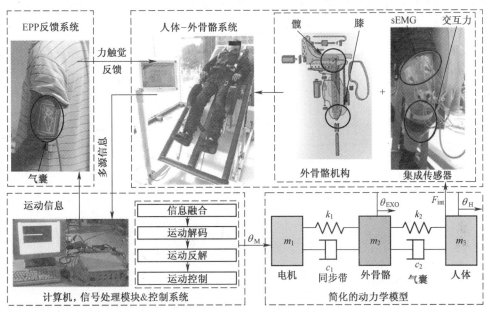

图 4-61　人机协调控制策略框图

4.2.5.3　人机一体化系统建模

如前所述,人体与外骨骼控制系统需要有效融合,才能实现人机系统的协调控制。但就实现过程而言,人体躯体神经中枢以目前的科技手段还难以进行有效的干预和控制,较为有效的方式是对人体的感官系统进行外部刺激,逐渐形成人体神经系统的反射弧,从而实现人体的迅速响应。系统中的气囊式力触觉信息反馈模块就是希望借助这一效应,使外部感知元件能够有效感知人体运动。另外,人体系统中,我们能够真正进行有效控制的只有外骨骼机器人的运动控制系统。因此,要实现人机系统的协调控制,就需要对外骨骼机器人运动控制器机器控制模型做进一步的研究和设计。

对于被动运动模式,外骨骼机器人通过一个(比例-积分-微分 Proportional-Integral-Derivative,PID)控制器进行运动控制。控制器的输入为目标关节转角,输出为外骨骼机器人关节转角。

对于主动运动模式,外骨骼机器人系统的控制框图如图 4-62 所示,其中 F_{req} 为目标辅助力;F_{int} 为人机交互力;F_a 为实际辅助力;k_p、k_i 和 k_d 分别为 PID 控制器比例、积分、微分环节的参数;s 为拉普拉斯变换的 s 域变量;dP 为伺服电机控制脉冲数;$d\theta_m$ 为外骨骼机器人关节转角增量;H 为伺服电机脉冲数到外骨骼机器人关节转角增量的传递函数;τ_{sEMG} 为通过 sEMG 信号以及关节转角 θ 得到的人体主动关节转矩;T 为信号特征量到人体主动关节转矩 τ_{sEMG} 之间的传递函数;$d\theta_{act}$ 为系统前馈项,其大小为人体主动关节转矩 τ_{sEMG} 与比例参数 k_s 的乘积;$d\theta_{req}$ 为期望外骨骼关节转角增量;θ_M 为外骨骼关节期望角度;θ_{EXO} 为实际外骨骼关节角度;T_m 和 T_s 分别为伺服电机与传感器的延迟环节;G_1、G_2、G_3 和 G_4 为人体与外骨骼机器人力交互接口的传递函数及人体下肢和外骨骼下肢的运动学传递函数(包括速度、位置等参数)。

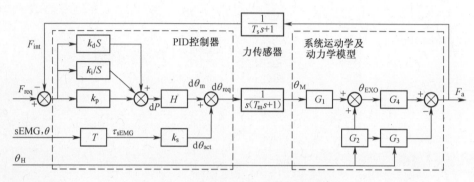

图 4-62　外骨骼机器人系统的控制框图

　　由于外骨骼机器人膝关节由一伺服电机驱动,经由同步带轮与滚珠丝杠构成的传动机构,产生一个角度位移 θ_M。本书为便于计算,将这一传动机构简化为一个弹性-阻尼环节。另外,人体下肢与外骨骼下肢之间的人机交互力通过分别放置于人体小腿前侧和后侧的两个气囊进行实时检测。为便于计算,将这两个气囊同样也简化为弹性-阻尼环节。如图 4-61 所示,将传动机构与气囊的刚性和阻尼分别记为:k_1、k_2、c_1 和 c_2。

4.2.6　主动柔顺控制效果

4.2.6.1　实验一

1. 实验过程描述

　　实验中将实验者的左腿与外骨骼绑定,并且髋关节角度固定,因此大腿无法活动;由于人体膝关节与外骨骼膝关节相对应,角度可通过外骨骼上传感器直接获取。小腿上绑有与充气管相连的压力气囊,用于检测外骨骼与人体小腿之间交互力,并用绑带将气囊与小腿一并固定。EMG 电极粘贴在大腿各块肌肉的肌腹处,用于观察和记录肌肉激活情况,各块肌肉 EMG 信号的粘贴位置如图 4-63 所示。

　　实验进行时首先给气囊充气,而后测试者将小腿踢出,肌肉收缩强度被 EMG 信号记录,通过读取外骨骼驱动电机编码器位置信息,计算得到关节角度在此过程中小腿压紧气囊的程度不同,气囊压力会不断变化,此压力用来表征小腿与外骨骼之间的交互力。图 4-64 为交互力与 EMG 信号检测。

2. EMG 信号特征量测定

　　EMG 信号特征值:同时测量 8 块肌肉 EMG 信号,在股二头肌肌腹测量的 EMG 信号同时表征股二头肌长头与股二头肌短头的信号;股中肌的 EMG 信号由股直肌

192

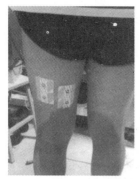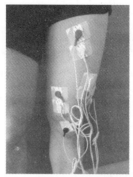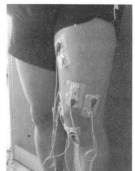

图 4-63　8 块肌肉电极的粘贴位置

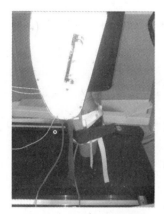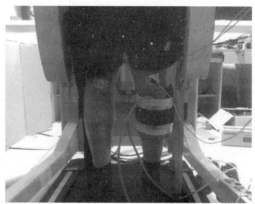

图 4-64　交互力及 EMG 信号检测

进行表征;半膜/半腱肌位于坐骨结节与胫骨内侧连线的 1/2 处,两块肌肉的信号由同一电极测量。由于 EMG 信号极其微弱,通过放大电路将其放大了 6826.7 倍。测试时,要求受试者用尽全力,并连续记录肌电图 5~10s。在每次 MVC 测试之后,给被试者 5min 休息时间,每组肌肉的 MVC 重复测量 3 次,保证压力传感器测量的是最大肌力值。将记录的 EMG 信号进行处理,计算最大肌力值时的 EMG 信号特征值,数据如表 4-8 所列。当人小腿向后屈曲时,股二头肌、半腱半膜肌收缩对气囊产生压力的最大肌力值达到 218.5N,股二头肌的 MVC 值最大,而在小腿向前伸直时,股四头肌收缩产生的最大肌力值为 154.44N。处于大腿中间的股直肌产生的 MVC 值最强。

表 4-8　各块肌肉的最大均方根值(MVC)及最大特征频率值(MFRE)

肌肉名称	最大均方根值 /mV	最大特征频率 /Hz	最大肌力值 /N
半膜肌(SM) 半腱肌(ST)	157.99	65.3	218.5
股二头肌长头(BFLH) 股二头肌短头(BFSH)	517.74	132.6	218.5

肌肉名称	最大均方根值 /mV	最大特征频率 /Hz	最大肌力值 /N
股直肌（RF） 股中肌（VI）	612.63	118.1	154.44
股外肌（VL）	378.14	141.6	154.44
股内肌（VM）	376.85	82	154.44

3. 特征频率与收缩力的关系

为验证肌肉等长收缩力与动作电位频率之间的稳态关系,利用人体大腿上的股直肌进行实验。本实验中利用 EMG 的特征频率来判断股直肌的激活情况。EMG 贴片置于股直肌肌腹处,以观察股直肌的激活情况。实验进行时小腿气囊首先充气,之后实验者缓慢地将小腿踢出,在此期间股直肌收缩,其强度被 EMG 信号记录。由于小腿位置固定,小腿几乎不会有位移变化,而在此过程中小腿压紧气囊的程度不同,故气囊压力会不断变化,此压力表征了人与外骨骼之间作用力,主要由肌肉收缩产生,可用来描述股直肌的收缩力。如此一来,便得到了股直肌在不同收缩状态下的 EMG 信号。

图 4-65 为一组 EMG 信号特征值与气囊压力的数据对比,EMG 信号的原始数据经过了滤波处理(除以放大倍数),分别计算相应的 RMS 值和特征频率值(Charateristic Frequency-Fre),从气囊压力变化情况来看,RMS 值和特征频率值能较好地跟随气囊压力的变化,说明了 EMG 的特征值可准确反应肌肉主动收缩力,从图中可看出,在肌肉开始收缩的低频段,特征频率值与压力变化趋势较一致。

图 4-66 显示了一组气囊压力与 EMG 特征频率的实时数据,由图可见 EMG 频率越高,小腿施加给气囊的压力越大,亦即股直肌收缩力越大,值得注意的是当EMG 频率上升至最高并随时间不再变化时(图中虚线之间部分),力仍旧上升了一段时间,这是因为在同样的激活程度下,股直肌募集的肌纤维数目在增加。当EMG 信号频率达到最大值后,其 RMS 值仍在增加,到极大值(MVC 值)时该块肌肉内所有肌纤维都被激活,肌肉力也达到最大值。

图 4-67 显示了频率与肌力实验关系与理论关系的比较状况,由图可见理论结果与实验结果能够较好地吻合,并且在肌力随动作电位频率的上升阶段曲线斜率基本一致,但是在接近饱和阶段时理论曲线的上升滞后于实验曲线,饱和后的实验曲线值一直大于理论曲线,这是因为从理论推导的结果看,力达到最大值是一个缓慢的极限过程。

4. 膝关节伸直实验

上一实验初步揭示了 EMG 信号频率与肌肉主动收缩力之间关系,实际上在小腿伸直过程中,有多块肌肉参与收缩,包括大腿股四头肌(包括股直肌、股中肌、股

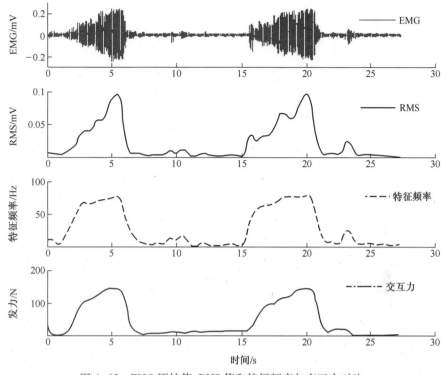

图 4-65　EMG 原始值、RMS 值和特征频率与交互力对比

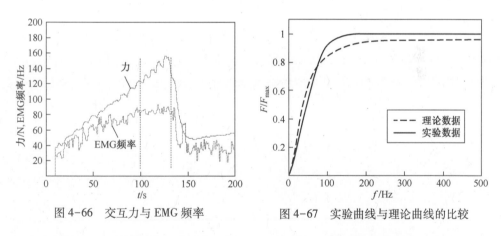

图 4-66　交互力与 EMG 频率　　　　图 4-67　实验曲线与理论曲线的比较

外肌、股内肌),各块肌肉在膝关节中心产生主动力矩,使膝关节产生伸直趋势,因此,应该分析多块肌肉产生合力矩信息,并与逆向动力学计算结果比较。由于实验前测试者充分休息,肌肉不产生疲劳,实验时人的小腿逐渐对压力气囊加力,在持续一段时间后作用力减小,肌肉停止收缩。由肌电仪记录各肌肉产生的 EMG 信号,并进行预处理,计算出四块肌肉(其中股直肌与股中肌相同)EMG 信号的均方根值(RMS)及特征频率值(FRE),如图 4-68 所示,与信号的 FRE 值相比,RMS 值

上升速度较快，RMS 值维持在最大值范围内的持续时间比 FRE 值要长，随着人体肌力的减小，RMS 值及 FRE 值也快速降低。股直肌的 FRE 与 RMS 值比股外肌和股内肌的特征值大，说明在膝关节伸直过程中，沿膝关节转动方向，股直肌最先激活，并最先达到最大值。

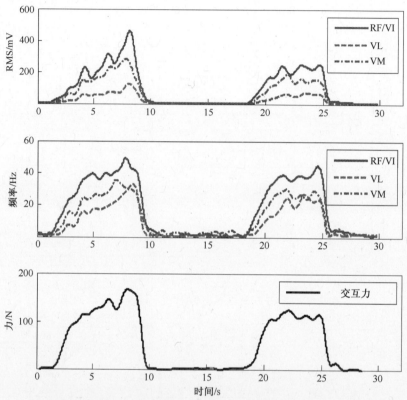

图 4-68　膝关节伸直时各肌肉的 RMS 值、特征频率值与交互力对比

由于人体在充分休息情况下进行，此时肌浆内 ATP 浓度处于饱和状态，由肌肉力学模型，影响肌肉力的因素主要为肌肉横截面积和激活程度（包括动作电位频率及募集肌纤维数量），根据 EMG 信号的 RMS 和 FRE 值，分别计算各块肌肉的激活程度，并计算肌肉力，由力臂值得到每块肌肉的主动力矩如图 4-69 所示。在三块肌肉中，股直肌和股中肌产生的主动力矩最大，激活程度也最高。

由于试验前将小腿与外骨骼绑定之初，肌肉未收缩发力，小腿处于静平衡状态，因此各块肌肉的被动力、小腿重量与气囊压力初始值相互抵消。在小腿前踢过程中，通过压力传感器记录小腿与外骨骼之间的交互力，该值为抵抗肌肉主动收缩时产生的反作用力。由于气囊处于小腿中间，交互力力臂约为小腿长度 1/2，测试者小腿长度约为 369mm，交互力力臂为 185mm。实验中膝关节保持不动，不计小腿惯性力的影响，根据逆向动力学公式(4-39)计算膝关节逆向力矩，并与肌肉主动力矩进行比较，结果如图 4-70 所示，可知由力学模型计算的主动力矩可很好跟

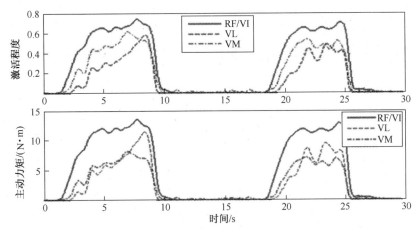

图 4-69　膝关节伸直时各块肌肉的激活程度及主动力矩

随逆向力矩,在肌肉收缩初始阶段,力矩上升较快,而后趋向最大值,并在峰值阶段保持一段时间,之后肌肉放松,力矩很快下降,产生的最大力矩约30N·m。说明采用肌肉力学模型预测肌肉力矩的有效性,也从实验证明了基于微观分子马达集体特性的力学模型,为下一步开展人机接口应用研究奠定了基础。

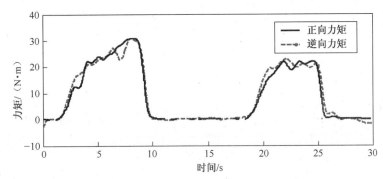

图 4-70　膝关节伸直时主动力矩与逆向力矩比较

5. 膝关节屈曲实验

实验时小腿后踢,小腿对后侧气囊产生作用力,同时记录各块肌肉的 EMG 信号,参与膝关节屈曲的肌肉包括股二头肌(长头、短头)、半腱肌(ST)和半膜肌(SM);记录 EMG 信号原始值,并计算各块肌肉的 RMS 值及 Fre 值如图 4-71 所示。相对于半腱/半膜肌(SM/ST),股二头肌的 EMG 原始信号较大,说明这两块肌肉激活程度高,这从 EMG 信号的 RMS 值和 Fre 值的变化中也可以看出,而且随着肌肉激活程度增大,肌肉产生的收缩力越大,气囊上的反作用力也随之增大。

由肌肉的 RMS 值及特征频率 Fre,计算各块肌肉的激活程度,并由骨骼肌力学模型计算肌肉力,利用肌肉力臂求出各块肌肉的主动力矩,如下图 4-72 所示。在屈曲过程中,股二头肌产生的主动力矩最大,半腱肌产生的力矩最小。股二头肌长头(BFLH)产生肌力较快,该肌肉最先开始收缩,其最大力矩约 15N·m。

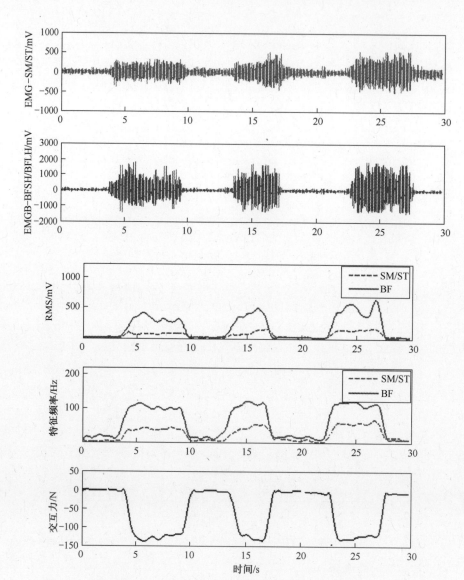

图 4-71　膝关节屈曲时各肌肉 EMG 信号、RMS 值、特征频率值与交互力对比

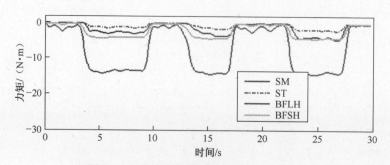

图 4-72　膝关节屈曲时各肌肉的主动力矩

四块肌肉产生的合力矩如图4-73所示,通过记录气囊压力及膝关节角度数据,由逆向动力学计算关节反作用力矩,并和主动力矩进行比较发现,由肌肉产生的主动力矩与逆向动力学计算力矩变化情况较为吻合,在此屈曲过程中产生的最大肌肉力矩约为27N·m。

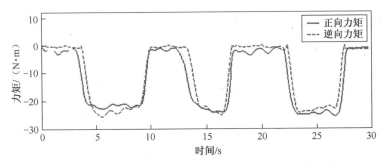

图4-73　膝关节屈曲时正向力矩与逆向力矩比较

4.2.6.2　实验二

1. 实验过程描述

为验证基于气压式力触觉反馈装置的可行性,以及评估人机协调控制策略的有效性,分别进行了气囊压力反馈实验,主动屈伸运动模式下的跟随运动、辅助运动和阻抗运动实验,以及带有气囊式压力反馈的人机协调控制实验。实验装置包括下肢外骨骼机器人、个人计算机、自制EMG信号采集仪、反馈气动系统、自制信号处理及主控板。实验选取了三名健康的实验者,分别为27岁、25岁和24岁的健康男性。实验过程主要以膝关节为对象,选取两个通道的sEMG信号作为膝关节屈伸运动的控制信号源之一,分别为:通道1,股二头肌;通道2,股四头肌。同时,采集人机交互力和膝关节转角值与sEMG信号构成所有的运动控制信号。

气囊压力反馈实验中,随机选定外骨骼机构关节转角值,通过式(4-51)将关节转角转换为气囊压力值,并利用压力控制单元,实时控制气囊压力跟随设定关节转角值而变化。同时实时检测记录气囊压力,观察关节转角与气囊实际压力的对应关系。

主动屈伸运动实验中,要求实验者进行随意屈伸运动。实验过程中,分别设定助力大小为0N、20N、40N、60N、-20N、-40N和-60N,其中0N表示跟随运动,正值表示辅助力运动,负值表示阻抗力运动。每个助力大小分别进行2组实验,每组实验根据实验自身情况进行与20次主动屈伸动作,感受到疲劳时即停止该次实验,以避免身体疲劳造成的影响。实验过程中,人体下肢与外骨骼机器人下肢通过绑带互相绑定,分别采用不包含sEMG前馈修正项以及包含sEMG修正项的运动控制器,控制外骨骼机器人根据设定辅助力大小进行跟随、助力或阻力运动,并实时检测、记录人机交互力,观察人机交互力随助力设定值、关节运动转角等参数的对应关系。以此比较不同运动控制器的性能,验证sEMG修正项对于提前预测人体运动意图的作用,以及对于提高人体-外骨骼机器人系统实时协调运动柔顺性的效果。

　　人机协调控制实验过程分为两个阶段:自适应学习阶段和人机协调控制阶段。同样在实验过程中,实验者下肢与外骨骼机器人下肢通过绑带互相绑定,实验者进行主动屈伸运动,采用前文中所建立的运动控制器,控制外骨骼机器人进行跟随运动。第一阶段中,通过置于小腿的气囊和 sEMG 电极分别采集各个角度下实验者膝关节的等长肌力和 EMG 信号,采集的数据既为模糊神经网络的训练样本;同时,通过改变置于手臂的气囊压力实时反馈关节转角,实验者适应在不同转角下的气囊压力反馈,学习通过压力判断膝关节转角。第二阶段中,分别利用无 EMG 前馈修正项和具有 EMG 前馈修正项的运动解码算法,控制外骨骼机器人跟随实验者运动,比较不同控制器对人体运动意图实时解码的性能;实验者根据感受到的置于手臂的气囊压力,控制下肢运动按要求运动,实现人机系统的协调控制。其中,运动跟随实验各两组,每组约 50 次屈伸动作。协调控制实验要求实验者根据气囊压力控制膝关节转动 0°、30° 和 60°。由于实验者为健全人,本体感知系统完好,为消除实验者自身本体感知系统的影响,进一步的实验将反馈的转角值与实际转角值做如下关系的变换,并同样要求实验者根据气囊压力控制膝关节转动 0°、30° 和 60°:

$$\theta = \lambda \theta_t + \mathrm{d}\theta \tag{4-52}$$

式中:θ 为反馈转角值;λ 为比例系数,取 0.9;θ_t 为实际转角值;$\mathrm{d}\theta$ 为角度偏置,取 −10°。

　　根据上述关系,当要求转角为 0°、30° 和 60° 时,外骨骼机构的实际转角应分别为 11.11°、44.44° 和 77.77°。

2. 实验结果

　　图 4-74 为气囊压力反馈实验结果。为便于比较,气囊压力进行了等比例缩放和上下平移。实验结果表明,气囊压力能够根据关节角度实时变化,并精确反馈膝关节运动状况,但略有延迟,平均延迟约 100ms。

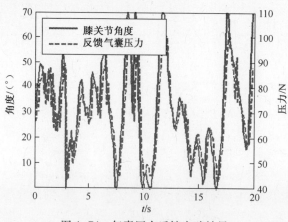

图 4-74　气囊压力反馈实验结果

　　图 4-75 为下肢外骨骼运动跟随实验结果。根据实验结果的数据统计,运动控

制器不包含 EMG 前馈修正项时,人机交互力较大,其平均值为 23.9173± 33.4113N。包含 EMG 前馈修正项时,人机交互力的平均值为 13.1143± 22.4390N,比前者小 51.28%。

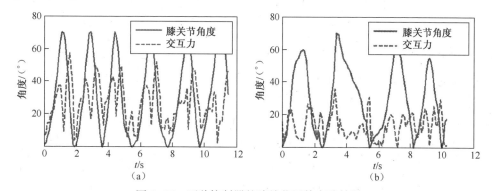

图 4-75 两种控制器的膝关节屈伸实验结果

(a)无 sEMG 前馈项的控制器实验结果;(b)具有 sEMG 前馈项的控制器实验结果。

人体协调运动控制的实验结果如图 4-76 所示。根据实验数据统计,在主动屈伸实验的跟随运动模式下,人机交互力保持在-10~10N 之间,其均方根(RMS)值为 4.35 N。这表明下肢外骨骼机构能够跟随人体膝关节进行有效的跟随运动,并

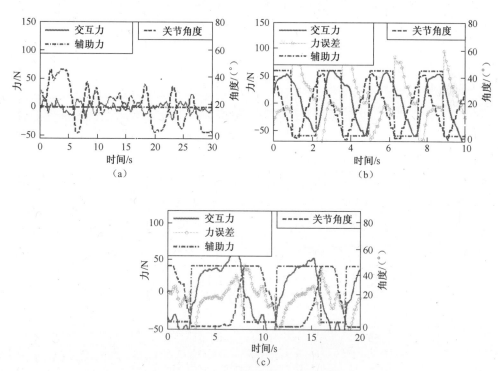

图 4-76 人机协调运动控制实验结果

(a)跟随屈伸模式实验结果;(b)辅助屈伸模式实验结果;(c)阻抗屈伸模式实验结果。

保持人机交互力在一个较小的范围内。主动屈伸训练过程中,不同的目标辅助力或目标阻力下,目标辅助力与实际辅助力误差(RMS)值如表 4-9 所列。同时,当辅助力(阻力)大小分别为 20N、40N 和 60N 时,训练过程中辅助力误差的(RMS)值如图 4-77 所示。

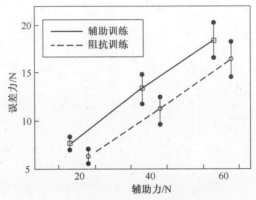

图 4-77　主动屈伸实验中,不同目标辅助力与
实际辅助力误差的 RMS 值曲线

表 4-9　不同目标辅助力与实际辅助力误差的 RMS 值

目标辅助力/N	助力屈伸/N	阻抗屈伸/N
0	4.35	—
20	7.62	6.26
40	13.37	11.15
60	18.45	16.42

图 4-78 为人机系统协调控制实验结果,其中图(a)为气压反馈为实际转角时的结果。图(b)为气压反馈为经过转换的关节转角时的结果,在要求转角分别为 0°,30° 和 60° 时的均方差。根据实验数据统计,其 RMS 值分别为 6.9780°、7.7946° 和 9.6750°。

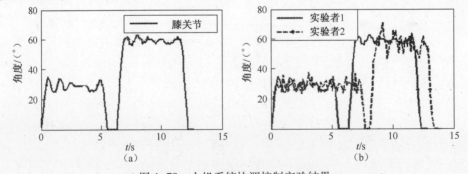

图 4-78　人机系统协调控制实验结果
(a)真实关节转角反馈协调控制实验;(b)关节转角经转换的反馈协调控制实验。

202

如图 4-79 所示,为协调运动控制实验中,目标关节转角分别为 30°和 60°时,关节转角误差值的平均 RMS 值分别为 2.9956°和 3.9385°。

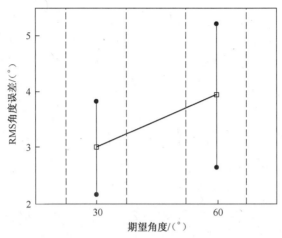

图 4-79　目标关节转角分别为 30°和 60°时,关节转角误差值曲线(实心圆点为最大最小值,空心方框为 RMS 值)

3. 实验结果分析

气囊压力反馈实验数据显示,气囊压力能够根据关节角度实时准确变化,因此可以认为气压控制系统运行正常。但气囊压力与关节角度相比略有延迟,这是由于压力传感器与气泵等元器件的延迟所造成。其平均延迟约 100ms,延迟时间相对人体反应时间仍然较短,在合理范围内。因此,可以初步认为,通过气囊进行力触觉信息反馈是可行的。

跟随实验中,结果显示无 sEMG 前馈修正项运动控制器的人机交互力误差的 RMS 值大于具有 sEMG 前馈修正项运动控制器的误差值,说明通过 sEMG 信号能够提前预测人体运动意图。基于 sEMG、角度及力的多信息融合的运动控制通道,能够实现人体运动意图的实时解码及运动控制。但依然存在一定的人机交互力,既在运动意图预测的过程中存在一定的误差。因此,需要对 sEMG 信号的处理及预测算法进行进一步的研究。

主动柔顺控制实验结果显示,人机交互力始终保持在设定值的范围附近,说明外骨骼机构能够较好地跟随穿戴者的随意运动,同时,在运动过程中能按照预先设定的值给予穿戴者一定的辅助力或阻抗力。因此,可以基本满足中风等下肢运动功能损伤患者主动恢复训练的要求。但运动过程中,随着人体弯曲和伸展运动的转换,人机交互力仍然存在着一定的波动,如图 4-76 所示,说明通过 sEMG 前馈项与微分式特征提取算法,能够在一定程度上实现人体运动意图的相对准确的实时预测,但是仍然存在着一定的误差,这一现象在助力运动过程中较为明显,辅助力误差的 RMS 值也较高,如图 4-76(b)所示。这是由于与阻抗运动相比,助力运动的辅助力方向与人体下肢运动方向相同,随着人体屈伸运动的转换,机构辅助力的方向也需要做迅速的切换,对运动意图预测的准确性及提前量要求更高。一方面,基于 sEMG 信号以多源生物信号的运动意图预测方法仍然存在改进的地方,对人体闭环躯体控制机理的进一步认识将有助于人工神经网络或其他更好的非线性控制器的建模,从而提高运动意图预测的精确度。另一方面,人体-外骨骼系统的混合动力学模型的精确度也有待提高,为便于计算与使用,文中所建立的动力学模型进行了一定的简化,其参数是根据一般人体的统计学参数进行设定,而对于特定的使用者而言,其参数肯定会有所偏差,因此,对人体-外骨骼系统的混合动力学模型的进一步优化,也将提高运动意图预测及外骨骼运动控制的精确度。

信息反馈实验中,实验者能够通过气囊压力感知下肢运动的情况,并根据反馈进行运动控制。说明通过气囊式力触觉反馈模块能够起到延伸生理本体感知器的功能,够实时反馈关节运动信息,建立从机构到人体的信息反馈通道,完成人机系统的闭环控制,从而实现人机系统的协调控制。但实验结果显示存在一定的误差,其可能原因是,虽然气囊压力能够精确反映关节的运动信息,但人体通过力触觉感知的过程中存在一定模糊性,由于缺乏长期的训练,难以精确感知压力值及其变化,从而导致了控制的误差,长期的训练可能减少控制的误差。另一方面,由于打破了人体原有的闭环控制系统,重新建立了一套人机闭环控制系统,不仅需要一定的训练时间,使人体学习适应新的系统,也可能扰乱人体原有的躯体运动反射弧,导致人体在康复后期需要重新学习自身原有的躯体运动控制,可能一定程度上影响康复进程。因此,需要在实际应用中对反馈方式进行进一步的探索研究,拟根据人体自身反馈特点,采用与原有方式类似的反馈形式。

本章在分析了下肢运动功能损伤患者对康复的需求后,确定了外骨骼下肢的基本结构,并进行了设计、优化和样机制作;根据不同疾病、不同程度、不同年龄等患者的不同需求,设计并开发了床式、座式和站立式辅助机构。通过对机构的静力学及运动学分析,验证了机构的强度能够满足使用需求,并建立了外骨骼下肢的运动学模型。从关节运动范围、步态特性、重心运动特性等几个方面对人体下肢运动特性进行分析,确定下肢外骨骼机器人系统的设计指标,探讨了外骨骼机器人设计要求:①关节活动度要求:满足关节实际运动,髋、膝关节的运动范围可实现人体的步态及关节屈伸运动。②机器人系统的稳定性:需保证人体在向前运动过程中的不会发生倾倒情况。③动力学特性要求:电机功率需满足运动要求,以免出现功率不足,难以带动人体关节运动,在这外骨骼设计上十分重要。

根据仿生学原理设计出多功能外骨骼机器人机械本体,具有以下几大特点:设计结构紧凑、各关节转动角度大,其中膝关节摆动范围为 $0° \sim 110°$,髋关节摆动范围为 $-26° \sim 56°$,能满足人体步态行走、关节正常摆动等运动要求;由于采用伺服电机驱动,控制精度高,输出力矩大,负载能力可达 100kg;此外,利用移动平台上的直线运动机构调整悬挂支架高度,适合身高在 $158 \sim 190cm$ 之间的人使用;在对患者进行步态康复训练时,可对人体重心进行调整,符合人体随着步态交替而上下波动的特征;悬挂支架上安装安全吊带用于支撑人体躯体,防止人行走时摔倒,保证整个外骨骼机器人系统的稳定性。把并联机构引入到外骨骼机器人本体机构的优化设计中,采用3-RPS空间3自由度并联机构对踝关节进行仿生设计,该外骨骼踝关节结构紧凑,能实现绕定点的2个转动自由度,具有很高的刚性,完全能够满足人体对踝关节背屈/跖屈、内翻/外翻动作和高负载要求。

同时,根据预先设定的下肢康复外骨骼机器人系统的需求及功能,设计并开发了EMG信号放大器、EMG信号采集仪以及运动控制器。最后,根据所设计开发的硬件设备,编写了外骨骼机器人康复训练系统软件和EMG信号采集仪软件。基于人工模糊神经网络,提出基于sEMG信号、人体关节转角信号、人机交互力信号等多源信号的运动识别算法,通过运动意图识别实验,比较了具有不同拓扑结构的人工模糊神经网络在运动意图识别过程中的不同性能,根据实验结果选取其中最优的网络结构,与传统算法相比,利用现有算法的实验误差能够减小约6.4%。为人机协调控制奠定了基础。设计了外骨骼机器人用人机交互接口,主要包括EMG信号采集仪、压力传感器、角度传感器、数据采集卡、DSP处理器等硬件设备。交互接口集成在外骨骼机器人控制系统平台上。其中数据采集卡实时采集EMG信号、人与外骨骼的交互力信号,并对模拟信号进行A/D转换,传递给运动控制器和上位机进行处理。

本章中,为实现人体-外骨骼机器人系统的主动柔顺控制,建立了一个双向人机一体化信息交互接口,并基于这一接口,建立了外骨骼机器人机构的运动学及动力学模型,并提出了外骨骼人机一体化系统的协调控制策略及控制模型。通过融合sEMG信号、角度信号及人机交互力信号的运动控制器,实现人体运动意图的实时解码及人体-外骨骼系统的主动运动控制。同时,开发气囊式延伸生理本体感知器,反馈关节转角转矩等信息。最终帮助下肢运动疾病患者重新完成人体闭环运动控制。以膝关节为对象,实验证明模糊神经网络控制器能够对人体运动意图进行实时解码;气囊式延伸生理本体感知器能够实时反馈关节运动信息,部分替代人体本体感知器的功能;双向人机交互交口能够帮助建立人机系统的闭环控制,实现人机协调控制。以人体膝关节为对象,建立了大腿8块肌肉组成的骨肌系统,利用外骨骼机器人构建了相应的人机交互信息实验平台,开展人体膝关节动力学分析,通过记录膝关节角度、肌肉收缩时的EMG信号、人与外骨骼的交互力等信息,进行了信号处理及肌力计算分析,利用股直肌收缩的EMG频率与气囊压力实验值进行对比,验证了肌肉等长收缩力与频率的线性关系;同时,采用肌肉力学模型计算膝关节主动力矩,与逆向动力学反作用力矩比较,正向关节主动力矩可较好地跟随实验测定的反力矩,验证骨骼肌力学模型的有效性,有效地揭示了人与外骨骼之间的交互力及肌肉主动收缩力之间的关系。

上述内容反映了人体关节运动特征,并由力交互机理构建EMG信号与肌肉力之间关系,为开展人机交互接口在外骨骼机器人控制中应用奠定了基础。至此,外骨骼下肢康复系统的结构及控制策略已基本确定。下一章将在此系统基础之上制订相对应的康复策略,并评估所建立的外骨骼下肢康复系统在临床康复应用中的效果。

参 考 文 献

[1] Dollar A M, Herr H. Lower extremity exoskeletons and active orthoses: challenges and state-of-the-art[J]. IEEE Transactions on Robotics, 2008, 24(1): 144-158.

[2] Yagn N. Apparatus for facilitating walking: US420179[P]. 1890-02-11.

[3] Zaroodny S J. Bumpusher-a powered aid to locomotion[R].Maryland:The Ballistic Research Laboratory(BRL) at Aberdeen Proving Ground,1963.

[4] Gilbert K. Exoskeleton prototype project: final report on phase I [R]. General Electric Company,1967.

[5] Mosher R S. Handyman to hardiman [C]//Automotive Engineers Congress and Exposition, 1967.

[6] Moore J. Pitman: A powered exoskeletal suit for the infantryman [R]. Los Alamos Nat Lab,1986.

[7] Rosheim M E. Man-amplifying exoskeleton[J]. International Society for Optics and Photonics, 1990,1195:402-411.

[8] Garcia E, Sater J M, Main J. Exoskeletons for human performance augmentation (EHPA): a program summary [J]. 日本ロボット学会誌, 2002, 20(8): 822-826.

[9] Kazerooni H, Steger R. The Berkeley lower extremity exoskeleton [J]. Journal of dynamic systems measurement and control, 2005, 128(1): 9-15.

[10] Zoss A B, Kazerooni H, Chu A. Biomechanical design of the Berkeley lower extremity exoskeleton (BLEEX) [J]. IEEE/ASME Transactions on, Mechatronics 2006, 11(2): 128-138.

[11] Chu A, Kazerooni H, Zoss A B.Biomimetic design of the berkeley lower extremity exoskeleton (BLEEX)[J].International Journal of Robotics Research,2006,11(2):128-138.

[12] Guizzo E, Goldstein H. The rise of the body bots [robotic exoskeletons] [J]. IEEE Spectrum, 2005, 42(10): 50-56.

[13] Huang G T. Wearable robots [J]. Technology Review, 2004: 70-73.

[14] Walsh C J, Pasch K, Herr H. An autonomous, underactuated exoskeleton for load-carrying augmentation[C]//IEEE/RSJ International Conference on Intelligent Robots and Systems,2006: 1410-1415.

[15] Walsh C J, Paluska D, Pasch K, et al. Development of a lightweight, underactuated exoskeleton for load - carrying augmentation [C]//IEEE International Conference on Robotics and Automation,2006,11(2):128-138.

[16] Walsh C J. Biomimetic design of an under-actuated leg exoskeleton for load-carrying augmentation [D].Cambridge:Ma ssachusetts Institute of Technology, 2006.

[17] Walsh C J, Endo K, Herr H. A quasi-passive leg exoskeleton for load-carrying augmentation [J]. International Journal of Humanoid Robotics, 2007, 4(03): 487-506.

[18] Gregorczyk K N, Obusek J P, Hasselquist L, et al.The effects of a lower body exoskeleton load carriage assistive device on oxygen consumption and kinematics during walking with loads[R]. Army Natick Soldier Center,2006.

[19] Jansen J F. Phase I report: DARPA exoskeleton program [R]. Oak Ridge National Laboratory,2004.

[20] Marks P. Power dressing [J]. New Scientist, 2001, 172(2316): 32-35.

[21] Gogola M, Barth E J, Goldfarb M. Monopropellant powered actuators for use in autonomous human-scaled robotics[C]//ICRA'02 IEEE International Conference on Robotics and Automation, 2002,3:2357-2362.

[22] Kawamoto H, Sankai Y. Power assist system HAL-3 for gait disorder person [J]. Computers helping people with special needs,2002,2398: 196-203.

[23] Kawamoto H, Lee S, Kanbe S, et al. Power assist method for HAL-3 using EMG-based feedback controller[C]//International Conference on Systems,2003,2:1648-1653.

[24] Pratt J E, Krupp B T, Morse C J, et al. The RoboKnee: an exoskeleton for enhancing strength and endurance during walking[C]//IEEE International Conference on Robotics and Automation, 2004(3):2430-2435.

[25] Yamamoto K, Hyodo K, Ishii M, et al. Development of power assisting suit for assisting nurse labor [J]. JSME International Journal Series C, 2002, 45(3):703-711.

[26] Yamamoto K, Ishii M, Hyodo K, et al. Development of power assisting suit :miniaturization of supply system to realize wearable suit [J]. Jsme international journal,2003, 46(3): 923-930.

[27] 曹传.法国"大力神"外骨骼亮相欧洲萨特利防务展[J].国外坦克,2016(6):4-4.

[28] Fleischer C, Hommel G. Calibration of an EMG-based body model with six muscles to control a leg exoskeleton[C]//IEEE proceedings of the ICRA,2007:2514-2519.

[29] 汪敏.基于人体运动预测的外骨骼机器人控制算法研究[D].合肥:中国科学院大学,2016.

[30] Low K, Yin Y. An integrated lower exoskeleton system towards design of a portable active orthotic device [J]. International Journal of Robotics and Automation, 2007, 22(1): 32-43.

[31] Low K, Liu X, Yu H. Development of NTU wearable exoskeleton system for assistive technologies[C]//IEEE International Conference on Mechatronics and Automation, 2005, 2: 1099-1106.

[32] Riener R, Lunenburger L, Jezernik S, et al. Patient-cooperative strategies for robot-aided treadmill training: first experimental results[J]. IEEE Transactions on,Neural Systems and Rehabilitation Engineering, 2005, 13(3): 380-394.

[33] Bernhardt M, Frey M, Colombo G, et al. Hybrid force-position control yields cooperative behaviour of the rehabilitation robot LOKOMAT[C]//International Conference on Rehabilitation Robotics, 2005:536-539.

[34] Von Zitzewitz J, Bernhardt M, Riener R. A novel method for automatic treadmill speed adaptation [J]. IEEE Transactions on Neural Systems and Rehabilitation Engineering, 2007, 15 (3): 401-409.

[35] Veneman J F, Ekkelenkamp R, Kruidhof R, et al. A series elastic-and bowden-cable-based actuation system for use as torque actuator in exoskeleton-type robots [J]. The international journal of robotics research, 2006, 25(3): 261-281.

[36] Veneman J F, Kruidhof R, Hekman E E, et al. Design and evaluation of the LOPES exoskeleton robot for interactive gait rehabilitation [J].IEEE Transactions on Neural Systems and Rehabilitation Engineering, 2007, 15(3): 379-386.

[37] M Trailler P, Blanchard V, Perrin I, et al. Improvement of rehabilitation possibilities with the MotionMaker TM[C]//IEEE/RAS-EMBS International Conference on Biomedical Robotics and

Biomechatronics,2006:359-364.

[38] Hocoma. Erigo ®- Accelerate early rehabilitation [EB/OL].[2017-04-05].http://www.hocoma.com/products/erigo/.

[39] Yang C, Zhang J, Chen Y, et al. A review of exoskeleton-type systems and their key technologies [J]. Proceedings of the Institution of Mechanical Engineers, Part C: Journal of Mechanical Engineering Science, 2008, 222(8): 1599-1612.

[40] 董亦鸣, 杨灿军. 下肢康复医疗外骨骼训练控制系统研究与初步实现 [D].杭州: 浙江大学, 2008.

[41] 张佳帆, 杨灿军. 基于柔性外骨骼人机智能系统基础理论及应用技术研究 [D].杭州: 浙江大学, 2009.

[42] 冯治国. 步行康复训练助行腿机器人系统 [D].上海: 上海大学, 2009.

[43] 陈峰. 可穿戴型助力机器人技术研究 [D].合肥:中国科学技术大学, 2007.

[44] 方郁. 可穿戴下肢助力机器人动力学建模及其控制研究 [D].合肥: 中国科学技术大学, 2009.

[45] Anam K, AL-Jumaily A A. Active exoskeleton control systems: state of the art [J]. Procedia Engineering, 2012, 41:988-94.

[46] Lo H S, Xie S Q. Exoskeleton robots for upper-limb rehabilitation: state of the art and future prospects [J]. Medical engineering & physics, 2012, 34(3): 261-268.

[47] Kazerooni H, Racine J-L, Huang L, et al. On the control of the berkeley lower extremity exoskeleton (BLEEX)[C]//IEEE International Conference on Robotics and Automation,2005(5-6):4353-4360.

[48] Kazerooni H, Steger R, Huang L. Hybrid control of the berkeley lower extremity exoskeleton (bleex) [J]. The International Journal of Robotics Research, 2006, 25(5-6): 561-573.

[49] Ghan J, Steger R, Kazerooni H. Control and system identification for the Berkeley lower extremity exoskeleton (BLEEX) [J]. Advanced Robotics, 2006, 20(9): 989-1014.

[50] Aguirre-Ollinger G, Colgate J E, Peshkin M A, et al. Active-impedance control of a lower-limb assistive exoskeleton[C]//International Conference on Rehabilitation Robotics,2007:188-195.

[51] Yang X X, Lihua G, Yang Z Y, et al. Lower extreme carrying exoskeleton robot adative control using wavelet neural networks[C]//International Conference on Natural Computation,2008,4(4):399-403.

[52] Rosen J, Fuchs M B, Arcan M. Performances of Hill-type and neural network muscle models—Toward a myosignal-based exoskeleton [J]. Computers and Biomedical Research, 1999, 32(5): 415-439.

[53] Rosen J, Brand M, Fuchs M B, et al. A myosignal-based powered exoskeleton system [J]. IEEE Transactions on Systems,Man and Cybernetics, 2001, 31(3): 210-222.

[54] Cavallaro E E, Rosen J, Perry J C, et al. Real-time myoprocessors for a neural controlled powered exoskeleton arm [J]. IEEE Transactions on Biomedical Engineering, 2006, 53(11): 2387-2396.

[55] Hashemi J, Morin E, Mousavi P, et al. EMG - force modeling using parallel cascade identification [J]. Journal of Electromyography and Kinesiology, 2012, 22(3): 469-477.

[56] Kiguchi K, Hayashi Y. An EMG-based control for an upper-limb power-assist exoskeleton robot

[J]. IEEE Transactions on Systems Man and Cybernetics, 2012, 42(4): 1064-1071.

[57] Nef T, Guidali M, Riener R. ARMin III—arm therapy exoskeleton with an ergonomic shoulder actuation [J]. Applied Bionics and Biomechanics, 2009, 6(2): 127-142.

[58] Carignan C, Tang J, Roderick S. Development of an exoskeleton haptic interface for virtual task training[C]//IEEE/RSJ International Conference on Intelligent Robots and Systems, 2009: 3697-3702.

[59] Suzuki K, Mito G, Kawamoto H, et al. Intention—based walking support for paraplegia patients with Robot Suit HAL [J]. Advanced Robotics, 2007, 21(12): 1441-1469.

[60] Frisoli A, Sotgiu E, Procopio C, et al. Design and implementation of a training strategy in chronic stroke with an arm robotic exoskeleton[C]//IEEE International Conference on Rehabilitation Robotics, 2011:1-8.

[61] Tsai B C, Wang W W, Hsu L C, et al. An articulated rehabilitation robot for upper limb physiotherapy and training[C]//IEEE/RSJ International Conference on Intelligent Robots and Systems (IROS)2010,6219(1):1470-1475.

[62] Gomes M A, Silveira G L M, Siqueira A A. Gait pattern adaptation for an active lower-limb orthosis based on neural networks [J]. Advanced Robotics, 2011, 25(15): 1903-1925.

[63] Wolbrecht E T, Reinkensmeyer D J, Bobrow J E. Pneumatic control of robots for rehabilitation [J]. The International Journal of Robotics Research, 2010, 29(1): 23-38.

[64] Rocon E, Belda—Lois J, Ruiz A, et al. Design and validation of a rehabilitation robotic exoskeleton for tremor assessment and suppression [J]. IEEE Transactions on Neural Systems & Rehabilitation Engineering ,2007,15(13):376.

[65] Jezernik S, Colombo G, Keller T, et al. Robotic orthosis lokomat: A rehabilitation and research tool [J]. Neuromodulation: Technology at the neural interface, 2003, 6(2): 108-115.

[66] Tsukahara A, Hasegawa Y, Sankai Y. Gait support for complete spinal cord injury patient by synchronized leg – swing with HAL[C]// IEEE/RSJ International Conference on Intelligent Robots and Systems ,2011:1737-1742.

[67] Unluhisarcikli O, Pietrusinski M, Weinber G B, et al. Design and control of a robotic lower extremity exoskeleton for gait rehabilitation[C]//IEEE/RSJ International Conference on Intelligent Robots and Systems ,2011 ,32(14):4893-4898.

[68] Hogan N. Impedance control: an approach to manipulation[C]//American Control Conference, 1984,107(1):304-313.

[69] Miller L M, Rosen J. Comparison of multi – sensor admittance control in joint space and task space for a seven degree of freedom upper limb exoskeleton[C]//IEEE RAS and EMBS International Conference on Biomedical Robotics and Biomechatronics ,2010:70-75.

[70] Yu W, Rosen J, Li X. PID admittance control for an upper limb exoskeleton[C]//American Control Conference (ACC), 2011,26(4):1124-1129.

[71] Culmer P R, Jackson A E, Makower S, et al. A control strategy for upper limb robotic rehabilitation with a dual robot system [J]. IEEE/ASME Transactions on Mechatronics, 2010, 15(4): 575-585.

[72] Aguirre—Ollinger G, Colgate J E, Peshkin M A, et al. Design of an active one-degree-of-freedom lower-limb exoskeleton with inertia compensation [J]. The International Journal of Robotics

Research, 2011, 30(4): 486-499.

[73] Aguirre-Ollinger G, Colgate J E, Peshkin M A, et al. Inertia compensation control of a one-degree-of-freedom exoskeleton for lower-limb assistance: initial experiments [J]. IEEE Transactions on Neural Systems and Rehabilitation Engineering, 2012, 20(1): 68-77.

[74] Kiguchi K, Tanaka T, Fukuda T. Neuro-fuzzy control of a robotic exoskeleton with EMG signals [J]. IEEE Transactions on Fuzzy Systems, 2004, 12(4): 481-490.

[75] Sugar T G, He J, Koeneman E J, et al. Design and control of RUPERT: a device for robotic upper extremity repetitive therapy [J]. IEEE Transactions on Neural Systems and Rehabilitation Engineering, 2007, 15(3): 336-346.

[76] Nef T, Mihelj M, Riener R. ARMin: a robot for patient-cooperative arm therapy [J]. Medical & biological engineering & computing, 2007, 45(9): 887-900.

[77] Frisoli A, Borelli L, Montagner A, et al. Arm rehabilitation with a robotic exoskeleleton in Virtual Reality[C]// IEEE International Conference on Rehabilitation Robotics,2007:631-642.

[78] Letier P, Motard E, Verschueren J-P. Exostation: Haptic exoskeleton based control station [C]//IEEE International Conference on Robotics and Automation (ICRA),2010:1106-1107.

[79] Schiele A, Visentin G. The ESA human arm exoskeleton for space robotics telepresence[C]//the 7th International Symposium on Artificial Intelligence Robotics and Automation in Space,2003.

[80] Farris R J, Quintero H A, Goldfarb M. Preliminary evaluation of a powered lower limb orthosis to aid walking in paraplegic individuals [J].IEEE Transactions on. Neural Systems and Rehabilitation Engineering , 2011, 19(6): 652-659.

[81] 杨灿军, 路甬祥. 人机一体化智能系统理论及应用研究探索 [J]. 机械工程学报, 2000, 36 (6): 42-47.

[82] 孙建, 余永, 葛运建, 等. 基于接触力信息的可穿戴型下肢助力机器人传感系统研究 [J]. 中国科学技术大学学报, 2009, 38(12): 1432-1438.

[83] 雷敏, 王志中. 肌电假肢控制中的表面肌电信号的研究进展与展望 [J]. 中国医疗器械杂志, 2001, 25(3): 156-160.

[84] Burgess E M, Rappoport A. Physical fitness: a guide for individuals with lower limb loss [M]. Collingdate:DIANE Publishing, 1993.

[85] Gailey R. Rehabilitation of a traumatic lower limb amputee [J]. Physiotherapy Research International, 1998, 3(4): 239-243.

[86] Cavusoglu M C, Williams W, Tendick F, et al. Robotics for telesurgery: second generation Berkeley/UCSF laparoscopic telesurgical workstation and looking towards the future applications [J]. Industrial Robot: An International Journal, 2003, 30(1): 22-29.

[87] King C, Higa A T, Culjat M O, et al. A pneumatic haptic feedback actuator array for robotic surgery or simulation [J]. Studies in health technology and informatics, 2006, 125:217-222.

[88] Petzold B, Zaeh M F, Faerber B, et al. A study on visual, auditory, and haptic feedback for assembly tasks [J]. Presence: teleoperators and virtual environments, 2004, 13(1): 16-21.

[89] Shing C-Y, Fung C-P, Chuang T-Y, et al. The study of auditory and haptic signals in a virtual reality-based hand rehabilitation system [J]. Robotica, 2003, 21(02): 211-218.

[90] Kaczmarek K A, Webster J G, Bach-Y-Rita P, et al. Electrotactile and vibrotactile displays for sensory substitution systems [J]. IEEE Transactions on Biomedical Engineering, 1991, 38(1):

1-16.

[91] Dilorenzo D J, Edell D J, Koris M J, et al. Chronic intraneural electrical stimulation for prosthetic sensory feedback[C]//International IEEE Embs Conference on Neural Engineering, 2003: 116-119.

[92] Arieta A H, Yokoi H, Arai T, et al. Study on the effects of electrical stimulation on the pattern recognition for an EMG prosthetic application[C]//IEEE Engineering in Medicine and Biology Society 2006,7(7):6919-6922.

[93] Gasson M, Hutt B, Goodhew I, et al. Invasive neural prosthesis for neural signal detection and nerve stimulation [J]. International journal of adaptive control and signal processing, 2005, 19 (5): 365-375.

[94] Grill W M, Mortimer J T. Electrical properties of implant encapsulation tissue [J]. Annals of biomedical engineering, 1994, 22(1): 23-33.

[95] Navarro X, Krueger T B, Lago N, et al. A critical review of interfaces with the peripheral nervous system for the control of neuroprostheses and hybrid bionic systems [J]. Journal of the Peripheral Nervous System, 2005, 10(3): 229-258.

[96] Fan R E, Culjat M O, King C-H, et al. A haptic feedback system for lower-limb prostheses [J]. IEEE Transactions on Neural Systems and Rehabilitation Engineering, 2008, 16(3): 270-277.

[97] Shinohara M, Shimizu Y, Mochizuki A. Three-dimensional tactile display for the blind [J]. IEEE Transactions on Rehabilitation Engineering, 1998, 6(3): 249-256.

[98] Summers I R, Chanter C M. A broadband tactile array on the fingertip [J]. The Journal of the Acoustical Society of America, 2002, 112(5): 2118-2126.

[99] Haga Y, Mizushima M, Matsunaga T, et al. Medical and welfare applications of shape memory alloy microcoil actuators [J]. Smart materials and structures, 2005, 14(5): S266.

[100] Taylor P M, Hosseini-Sianaki A, Varley C J. An electrorheological fluid-based tactile array for virtual environments[C]//IEEE International Conference on Robotics and Automation, 1996, 1: 18-23.

[101] Bicchi A, Scilingo E P, Sgambelluri N, et al. Haptic interfaces based on magnetorheological fluids[C]// the 2th International Conference Eurohaptics 2002:6-11.

[102] Cohn M B, Lam M, Fearing R S. Tactile feedback for teleoperation[J]. International Society for Optics and Photonics, 1993, 1833:240-254.

[103] Asamura N, Yokoyama N, Shinoda H. Selectively stimulating skin receptors for tactile display [J]. IEEE Computer Graphics and Applications, 1998, 18(6): 32-37.

[104] Moy G, Wagner C, Fearing R S. A compliant tactile display for teletaction[C]//IEEE International Conference on Robotics and Automation, 2000, 4:3409-3415.

[105] Sabolich J A, Ortega G M, Schwabe IV G B. System and method for providing a sense of feel in a prosthetic or sensory impaired limb :U. S. ,6500210[P]. 2002-12-31.

[106] King C-H, Culjat M O, Franco M L, et al. Optimization of a pneumatic balloon tactile display for robot-assisted surgery based on human perception [J]. IEEE Transactions on Biomedical Engineering, 2008, 55(11): 2593-2600.

[107] Ashton K. That 'internet of things' thing [J]. RFiD Journal, 2009, 22(97):114.

211

[108] Brock D L. The electronic product code (EPC) [J]. Auto-ID Center White Paper MIT-AU-TOID-WH-002, 2001.

[109] Dirks S, Keeling M. A vision of smarter cities: How cities can lead the way into a prosperous and sustainable future [EB/OL]. (2009-07-22) [2016-10-20]. http://www-05.ibm.com/cz/public/pdf/ibm_podcast_smarter_cities.pdf.

[110] Feki M A, Kawsar F, Boussard M, et al. the internet of things: the next technological revolution [J]. Computer, 2013, 46(2): 24-25.

[111] Sauter T, Lobashov M. How to access factory floor information using internet technologies and gateways [J]. IEEE Transactions on Industrial Informatics, 2011, 7(4): 699-712.

[112] Eberle S. Adaptive internet integration of field bus systems [J]. IEEE Transactions on Industrial Informatics, 2007, 3(1): 12-20.

[113] Li X, Lu R, Liang X, et al. Smart community: an internet of things application [J]. IEEE Communications Magazine, 2011, 49(11): 68-75.

[114] Tarouco L M R, Bertholdo L M, Granville L Z, et al. Internet of Things in healthcare: Interoperability and security issues[C]//IEEE International Conference on Communications, 2012, 11 (18): 6121-6125.

[115] Teller A, Stivoric J I. The BodyMedia platform: continuous body intelligence[C]//the 1st ACM workshop on Continuous archival and retrieval of personal experiences, 2004: 114-115.

[116] Sunyaev A, Chornyi D, Mauro C, et al. Evaluation framework for personal health records: Microsoft HealthVault vs. Google Health[C]//IEEE Hawaii International Conference on System Sciences IEEE, 2010.

[117] Negus K J, Stephens A P, Lansford J. HomeRF: Wireless networking for the connected home [J]. Personal Communications, IEEE, 2000, 7(1): 20-27.

[118] 蒋仕林,赵金忠.髌骨稳定性的解剖学与生物力学研究进展[J].国际骨科学杂志,2009,30 (1):15-17.

[119] 高士濂. 实用解剖学图谱下肢分册[M]. 上海:上海科学技术出版社,2004.

[120] Winter D.人体运动生物力学[M]. 刘志诚,李诚志,译.北京:人民体育出版社,1990.

[121] 胡雪艳,恽晓平,郭忠武. 正常成人步态特征研究[J]. 中国康复理论与实践,2006,12,855 -857.

[122] 白跃宏,周俊,梁娟. 步态分析在临床中应用[J]. 中国矫形外科杂志,2006,14(10):787 -789.

[123] GB/T 10000—1988《中国成年人人体尺寸》[S].

[124] GB/T 17245—1998《成年人人体质心》[S].

[125] 黄真,孔令富. 并联机器人机构学理论及控制[M]. 北京:机械工业出版社,1997.

[126] 蔡自兴. 机器人学[M]. 北京:清华大学出版社,2000.

[127] Hoc J K. From human-machine interface to human-machinecooperation [J]. Ergonomics, 2000,43 (7): 833-843.

[128] Lloyd D, Besier T. An EMG-driven musculoskeletal model to estimate muscle forces and knee joint moments in vivo[J]. Journal of Biomechanics, 2003, 36(6): 765-776.

[129] Buchanan T S, Lloyd D G, Manal K, et al. Neuromusculoskeletal Modeling: Estimation of Muscle Forces and Joint Moments and Movements From Measurements of Neural Command. J.

Appl. Biomech,2004,20:367-395.

[130] Arnold E M,Ward S R, Lieber R L, et al.A Model of the Lower Limb for Analysis of Human Movement [J].Annals of biomedical engineering,2010, 38(2):269-279.

[131] 尚鹏. 完整步态下自然股骨与人工髋关节的力学特性研究[D]. 上海:上海交通大学,2003.

[132] 季文婷.人体下肢骨肌系统生物力学建模与应用研究[D]. 上海:上海交通大学,2009.

[133] 徐孟.面向人机工程仿真分析的人体生物力学模型[D]. 杭州:浙江大学,2006.

[134] 杨义勇,华超,王人成,等.负重深蹲过程中下肢冗余肌肉力分析[J].清华大学学报（自然科学版),2004,44(11):1493-1497.

[135] Delp S L, Loan J P, Hoy M G, et al.An interactive graphics-based model of the lower extremity to study orthopaedic surgical procedures[J]. IEEE Trans Biomed Eng, 1990, 37(8):757 -767.

[136] Delp S L,Aderson F C,Arnold A S,et al.Opensim:open-source Software to create and analyze dynamic simulations of movement[J].IEEE transactions on biomedical engineering,2007,54 (11):1940-1950.

[137] Zhou S M, Xu L D. A new type of recurrent fuzzy neural network for modeling dynamic systems [J]. Knowledge-Based Systems, 2001, 14(5): 243-251.

[138] Lee W J, Ouyang C S, Lee S J. Constructing neuro-fuzzy systems with TSK fuzzy rules and hybrid SVD-based learning[C]//IEEE International Conference on Fuzzy Systems,2002,2: 1174-1179.

[139] Kukolj D, Levi E. Identification of complex systems based on neural and Takagi-Sugeno fuzzy model [J].IEEE Transactions on Systems Man and Cybernetics, 2004, 34(1): 272-282.

[140] Kandel E R, Schwartz J H, Jessell T M. Principles of neural science [M]. New York: McGraw-Hill, 2000.

[141] Sherrington C S. On the proprioceptive system, especially in its reflex aspect [J]. Brain, 1907, 29(4): 467-482.

[142] Todorov E, Jordan M I. Optimal feedback control as a theory of motor coordination [J]. Nature neuroscience, 2002, 5(11): 1226-1235.

第5章 基于力控制的外骨骼机器人临床康复技术

本章在前文所建立的康复系统与控制方法的基础之上,介绍中风等下肢运动功能损伤患者的具体情况和具体需求,以及制订有效的主、被动式康复策略,并根据患者在康复阶段中的不同需求,提出递进式康复策略来提高治疗效果及康复过程中的舒适性及安全性。同时,结合物联网技术,将康复机器人等医疗资源进行有效整合,提高医疗资源的使用率,让更多患者能够及时享受优质的医疗资源。最后,通过初步临床实验,验证所建立的康复系统的安全性、适用性和有效性。

5.1 下肢外骨骼康复机器人系统集成

外骨骼康复机器人系统主要包括外骨骼机械本体结构及控制系统两部分。第4章介绍了人体下肢运动要求和外骨骼机器人的设计要点,以及外骨骼机构本体。本章将具体介绍外骨骼机器人系统整体的实现,机器人系统还需要完整的控制方法,并针对临床病人制订合理的康复策略。从现有的外骨骼机器人系统来看,比较成功的有:HAL 系统[1, 2]、Lokomat 系统[3]、LOPES 系统[4],这些机器人系统中均提供了相应的康复策略对人进行训练,使之与人体运动匹配,进行运动康复。本章借鉴上述机器人系统研究成果,开发了外骨骼机器人硬件系统,并结合人机交互接口,针对不同的康复对象制订出康复策略及训练方法,同时提出两种康复模式:①被动康复训练模式,在此模式下患者在外骨骼机器人带动下进行被动训练,主要以机器人为主导,人作为负载;②主动康复训练模式,主要以人为中心,患者可按照自己的主观意图进行训练,这也是目前外骨骼机器人控制的难点,从现有的研究进展来看,需要有一个高性能的人机交互接口,基于 EMG 信号或者基于力触觉信号进行控制,如 HAL 外骨骼机器人利用 EMG 信号由神经网络进行模式识别预测控制[1],Kong 等人[5]利用接触力信息预测出关节角度对外骨骼进行控制,帮助老人助力行走。由于 EMG 信号最能体现人体肌肉力的信息,从第4章人机力交互实验过程来看,通过采集肌肉的 EMG 信号,可预测出人体肌肉收缩力及关节力矩信息,并结合力传感器测量的人与外骨骼之间的交互力信息,作为外骨骼主动训练的信息源,来判断人的运动意图,实现对外骨骼主动控制,帮助患者进行主动康复。

如图 5-1 所示,外骨骼机器人系统包括机械本体和控制系统,机械本体机构能满足下肢关节助力、步态训练、调宽、调高、支撑人体等多种要求;软硬件系统则是控制外骨骼机器人按照要求运动。机器人系统在临床实际应用中,应该针对不同类型患者,制订相应的康复策略,利用系统的主要功能实现不同模式的康复训练,满足患者康复要求,提高训练效果。

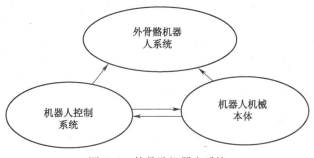

图 5-1　外骨骼机器人系统

5.1.1　康复机器人机械本体结构

针对第 1 章下肢外骨骼机器人的设计方案(图 5-2),从工程学上实现了机器人机械系统,机械本体包括外骨骼机械腿、悬挂支撑机构、移动平台以及调宽机构等。其中悬挂支撑机构安装在直线运动单元(电推缸)的滑块上,可调整整个外骨骼系统高度,满足不同身高人使用,直线运动单元固定于移动平台的控制柜前方上,外骨骼机械腿与调宽机构相连,在外骨骼机械腿内侧固定关节矫正器,用于保护人体。悬挂支撑机构上安装有安全吊带,患者穿戴上吊带,由支撑机构平衡人的一部分体重,减小作用在外骨骼关节上的负载。

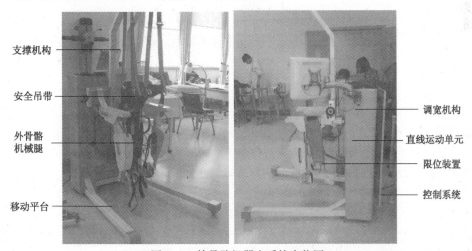

图 5-2　外骨骼机器人系统实物图

图 5-3 所示为外骨骼机器人中的安全限位装置和调宽机构,采用电气行程开关进行软限位,机构设计中有机械结构的硬限位,并在外骨骼大腿下方安装了急停按钮,患者在使用外骨骼时可得到全面保护。调宽机构采用丝杆传动,摇动手柄调

节两外骨骼机械腿之间宽度,满足不同宽度的人使用。

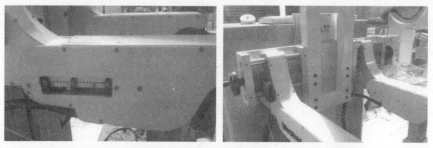

图 5-3　外骨骼机器人中安全限位保护装置及调宽机构

5.1.2　康复机器人控制系统

外骨骼机器人控制系统硬件包含控制器、伺服电机及驱动器、人机接口以及外围电路等。控制器包括中央处理器和运动控制器。系统控制流程如图 5-4 所示。首先,医生按照患者的康复训练要求制订出相应的康复策略,在上位机的中央处理器进行动作生成与运动反解,并将动作命令发送给运动控制器,生成脉冲信号给电机驱动器,控制伺服电机转动使外骨骼开始运动,并带动患者训练,人机接口实时采集患者关节角度、EMG 信号、交互力等信息给控制器,以此构成闭环回路。

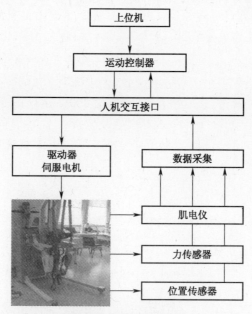

图 5-4　系统控制流程

下面分别对控制系统硬件各组成单元进行介绍:

(1)控制器采用固高科技公司生产的一体机,型号为 GUC-800-TPV/TPG-MOX-L2(图 5-5),它是中央处理器(嵌入式计算机)与运动控制器结合为一体的

216

产品,与"工业计算机+运动控制器"结构的运动控制系统相比,具有更高的可靠性、稳定性、抗干扰能力,所占空间较小[6],适合作为外骨骼机器人的控制内核,其中运动控制器为基于 DSP 的伺服电机控制器,同时还提供高速 I/O 现场总线扩展接口,能满足多 I/O 点控制的要求,可获取外骨骼上行程开关的信号,保护患者安全。

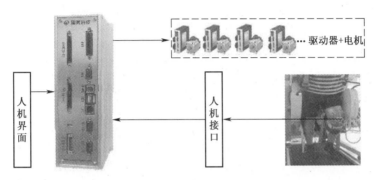

图 5-5　控制系统硬件实物单元

（2）中央处理器作为上位机,主要按照医生的指令进行信号分析、动作生成等处理,信号处理是对数据采集卡采集到的信号进行数字滤波和信号调理,动作生成单元根据处理的信号及机器人运动控制模式,由机器人的几何尺寸,进行运动学反解,生成运动指令,向运动控制器发送控制指令。上位机同时还具有患者康复训练时监测、实时显示、记录数据等功能,这些功能均在所开发的康复软件系统中实现。

（3）驱动单元采用松下交流伺服电机及驱动器,型号为 MSMD 小惯量型（图5-6）,该伺服电机具有位置、速度和转矩三种控制模式可供选择,根据第 1 章的分析可知,外骨骼髋关节、膝关节电机功率分别为 400W、200W,支撑机构电机功率为750W,电机额定转速为 3000r/m。当运动控制卡接收中央处理器的动作命令,对运动进行规划,并输出至伺服驱动器驱动电机转动,从而实现对外骨骼机器人的控制。

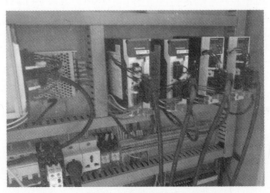

图 5-6　伺服电机驱动器及外围电路

5.1.3 康复策略的制订

从下肢疾病患者的统计结果来看,主要包括下肢关节(膝关节、髋关节)疾病患者,同时还有大量偏瘫、截瘫、脑卒中、中枢神经损伤病人,这些患者都可以作为外骨骼机器人的康复对象。

根据医生的要求,在对患者进行康复训练之前,首先要对患者进行康复评定,确定出患病程度,不同疾病类型的患者,评定方法有很多种,主要采用国际通用的评定方法[7]。针对骨关节疾病评定方法:膝关节 HSS 评分;髋关节 Harris 评分;偏瘫的评定方法:Brunnstrom 偏瘫运动功能分级;同时还可对肌张力进行分级评定。这些评定方法均在上位机软件中实现。医生可直接对患者进行评定,并作为患者康复训练前后的对比参考。

评定指标包括:关节活动度、EMG 信号强度、肌力大小等参数。这些数据均可通过外骨骼机器人系统人机交互接口测量获取,并结合医生对患者的观察,确定出患者疾病等级。

医生在确定患者的运动能力等级后,由此制订相应的康复策略,并下达指令控制外骨骼机器人,对患者进行康复训练,以逐步增强患者肌肉的收缩能力。康复过程的主要步骤:在初级康复训练阶段,外骨骼机器人根据设定的步态或角度带动患者的下肢运动,训练完全为被动过程。但是随着康复进程的深入,患者的下肢力量逐渐增加,行走能力也逐步恢复,患者必然会要求主动参与到康复训练过程中,希望按照自己意图主动行走,此时外骨骼机器人必须能够迅速判断出患者的运动意识,以帮助患者助力行走。因此,不同训练阶段应该采取不同的康复策略。在整个康复训练过程中,我们归纳的训练策略如表 5-1 所列,在训练初期,患者主要跟随机器人运动,以逐渐恢复自身运动能力,使肌肉能部分主动收缩,可测量 EMG 信号计算肌力大小,表征恢复程度;康复训练进入中期,此时可结合患者的运动意图进行主动康复训练,外骨骼主要给人体提供助力,以补偿肌肉收缩力的不足,应该将被动训练与主动肌力训练结合起来帮助患者;在进入康复后期,主要进行机器人主动控制实现人体运动,并使患者逐渐减小对机器人的依赖程度。

表 5-1　康复策略

早期 被动康复	中期 半主动康复	后期 主动康复
(1)患者软瘫不能运动;	(1)患者肌电部分恢复;	(1)患者可进行部分运动;
(2)利用机器人代替人体下肢运动;	(2)机器人被动康复与主动控制训练结合;	(2)机器人主动控制;
(3)关节训练及步态训练。	(3)EMG 信号增强训练。	(3)进行功能锻炼及肌力训练。

218

5.1.4 康复机器人系统软件

基于以上分析,利用 Microsoft Visual Basic 6.0 编写了外骨骼机器人康复训练系统软件,在上位机实现,开发了良好的人机交互控制界面,以方便医生进行操作和控制。软件主要应用于下肢残疾的病人(包括关节病人、截瘫病人、脑卒中病人、中枢神经损伤病人等)进行康复训练,使病人腿部恢复肌力和正常行走能力,并可矫正步态。

软件主要功能:控制下肢外骨骼康复机器人按照科学数据进行运动,从而帮助下肢残疾病人进行下肢康复训练。主要功能体现在以下几点:

(1)软件实现对病人腿部进行康复训练有四种模式:被动屈伸模式、被动训练模式、主动屈伸模式和主动行走模式。能够根据病人的实际训练要求更改训练步幅、步频、训练次数等训练参数。四种模式中都可以显示训练过程的关节角度、速度、位置,有"执行""停止"等操作按钮功能。

(2)病人信息管理功能:有存储病人训练信息的数据库,用于存储病人基本信息、训练信息、评估信息。

(3)病人康复评估功能:对病人当前下肢康复情况进行评估,用于评估病人当前的康复疗效。

(4)训练步态三维动态仿真功能:用于仿真出病人即将要进行步态训练的三维动态模型。

(5)训练数据显示功能:用于实时显示训练过程关节摆动角度曲线、关节速度曲线。

软件主要特点:

(1)安全:软件配有开机自检功能,防止机器人处于非正常的工作状态,保证病人安全。

(2)科学:软件的操作流程是遵照标准康复疗程而开发的,训练模式、步态数据得到医生的认可。

(3)功能丰富:医生可以根据病人腿部受伤情况,选取不同的训练模式和训练参数。

(4)人机交互界面友好:软件可对病人步态进行三维动态仿真,训练过程可实时显示关节摆动角度、速度、位置等,软件包括 1 个软件启动界面(图 5-7)、11 个主操作界面,方便用户进行操作。

图 5-8 所示为医生生成处方界面,此界面内可以选择训练模式,训练参数,并对运动过程进行三维动画仿真。图 5-9 为训练结果显示界面,可实时监控关节训练状态,显示所采集肌肉的 EMG 信号、关节角度、交互力等信息,并负责系统运行的起、停控制。

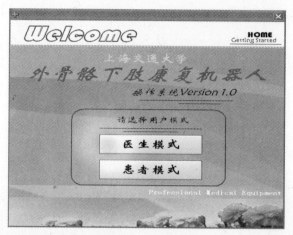

图 5-7　启动界面

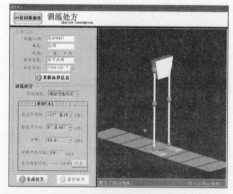

图 5-8　医生生成处方界面

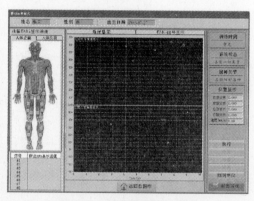

图 5-9　训练结果显示界面

5.2　复合康复策略

根据以上几种康复训练模式,需要制订相应的外骨骼机器人系统控制策略。包括被动控制及主动控制。被动控制模式适用于下肢重症患者,以及部分丧失行走能力的人,主要利用标准数据(步态、关节角度)对患者进行训练。主动控制模式针对下肢有运动能力的患者,由于病人运动会产生 EMG 信号,因此可通过采集 EMG 信号,提取其中的特性数据,表征肌肉的激活程度,计算肌肉力与关节力矩,进行人体关节的力矩补偿控制。外骨骼机器人系统的控制流程如图 5-10 所示。

在被动模式下,可根据患者的身高、体重等基本信息,从步态数据库中给患者提供标准步态进行被动训练;在主动模式下,则需获取人体生理 EMG 信号、人与外骨骼交互力信息,进行信息融合处理识别人的运动意图,以此控制外骨骼。

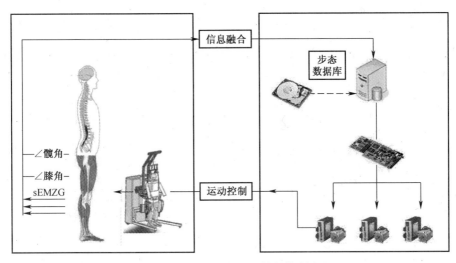

图 5-10　外骨骼机器人系统的控制流程

5.2.1　被动康复策略

　　根据康复机器人机构的特性及预先设定的康复需求,被动康复模式主要包括左腿被动屈伸、右腿被动屈伸、双腿被动屈伸、左腿被动步态、右腿被动步态、双腿被动步态等模式。该模式主要针对手术后等长期未接受理疗的下肢运动功能损伤患者,这部分患者由于长期缺乏运动,骨关节在一定程度上形成黏连,导致关节活动度受限,活动范围明显小于健康人的运动范围,需要借助外部辅助牵拉、弯曲等理疗手段,逐步缓解骨关节黏连情况,从而使患者的关节活动范围逐渐恢复正常,以便接受进一步的康复治疗。同时,该模式还适用于瘫痪等运动功能丧失的患者进行辅助理疗,使患者避免长期静养而导致的肌肉萎缩,并能在一定程度上反向刺激运动神经通路,促进运动功能的重建。训练过程中将实时检测人机交互力,以避免运动过程中出现肌肉痉挛现象。

　　被动康复训练包含两种康复方法:①关节被动训练,②步态被动训练,主要从运动学角度,控制外骨骼关节使之跟随设定值运动,如图 5-11 所示。

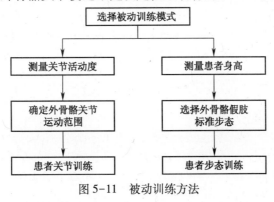

图 5-11　被动训练方法

（1）关节被动训练:临床统计数据表明,在进行康复训练患者中,关节病人占较大比例。关节被动训练针对此类患者,主要对下肢膝关节或髋关节进行助力训练。训练方法是首先根据患者关节的最大活动范围,确定外骨骼关节的运动范围,并将患者腿部与外骨骼绑定,进行不同角度、速度下的关节运动训练。

（2）步态被动训练:测量患者身高信息,从标准步态数据库选取相对应步态数据,由上位机进行运动反解,求解出各关节运动数据,控制各伺服电机运动。从而使外骨骼机械腿各关节协调运动,与标准步态同步。患者跟随外骨骼机器人进行标准步态训练,逐步恢复患者运动机能,进一步矫正患者的行走姿势。

机器人控制流程(图5-12):由上位机提供步态训练及关节训练两种方法供康复医生选择,在确定患者的疾病类型后,选择被动康复模式,发送运动指令给下位机中的运动控制器;控制器直接驱动外骨骼关节运动,并由伺服电机上的编码器反馈角度信息,实现外骨骼关节的位置闭环控制,外骨骼带动患者关节运动,实现步态或关节被动训练。

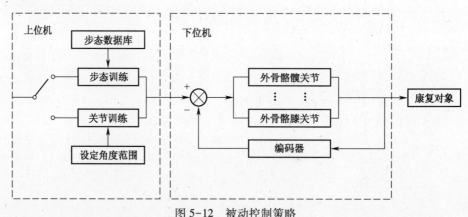

图 5-12　被动控制策略

5.2.2　主动康复策略

根据康复机器人机构的特性及预先设定的康复需求,主动康复模式主要包括左腿主动屈伸、右腿主动屈伸、双腿主动屈伸、左腿主动步态、右腿主动步态、双腿主动步态等模式。其中,按助力模式不同又可分为:辅助力康复模式和阻抗力康复模式。该康复模式主要针对由于中风、手术等原因接受了较长时间的静养治疗,导致肌肉出现一定程度的萎缩,从而无法完成一些基本的日常活动的患者。通过主动康复训练,能够帮助患者缓解肌肉萎缩,逐步恢复肌肉收缩能力,并逐步适应负重状态下的步态状况。训练过程中将实时监测人机交互力与人体 sEMG 信号,以此评估人体康复过程中的状况。由于主动训练模式对人体体力消耗较大,这样可以使使用者在训练过程中避免出现肌肉痉挛与身体过度疲劳。

主动控制策略借助人机交互接口实现。在康复训练后期,患者肌肉收缩水平得到一定恢复,但是肌肉产生的收缩力仍不能有效地带动人体关节运动,因此需要通过外骨骼机器人给患者提供一定的力补偿,使者在机器人的帮助下能够按照自己的意图运动。

由第4章分析可知,采集人体EMG信号,利用骨骼肌力学模型可计算人体实际肌肉力及关节力矩,利用该力信息控制外骨骼机器人,作为人体运动意图的预测力矩。采用力矩模式控制外骨骼。外骨骼在此过程中,提供患者运动所需力矩,起到助力作用。而利用人机交互接口实时检测人与外骨骼之间的交互力,检测训练效果。

主动控制策略的流程(图5-13):利用人机交互接口采集人体下肢参与运动肌肉的EMG信号和关节角度,结合肌肉力学模型预测肌肉主动收缩力,并计算肌肉在关节上产生的主动力矩,并预测出外骨骼关节需要对人体提供的作用力大小,通过等比例放大,以此作为人体运动所需力的参考值;利用外骨骼关节逆向动力学计算电机驱动力矩,也就是外骨骼关节提供给人体的实际力矩,输入给外骨骼关节上的伺服电机,电机在力矩模式下工作,驱动外骨骼关节对人体进行力补偿(助力),从而实现对外骨骼系统按照人的意图进行运动。

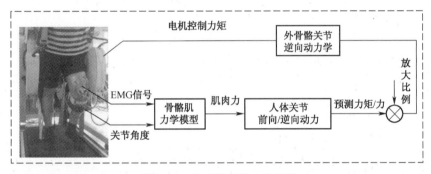

图5-13 主动控制策略的流程

5.2.3 递进式康复策略

为实现有效、恰当的物理康复治疗,提出了个性化的递进式康复治疗策略。如图5-14所示,这一策略通过一个监测评估系统以及一个主动柔顺控制器来实现。其中,监测评估系统通过实时运动解码和状态评估算法,确定康复模式和康复系统参数。

主动柔顺控制器按照由监测评估系统所确定的康复模式和系统参数,以及预先建立的人机系统动力学模型,康复过程中的人机交互力,对外骨骼机构进行运动控制,从而实现人体-外骨骼系统的协调运动。

按照上述方法,递进式康复治疗通过实时监测患者的生理状况,实时更新外骨骼控制系统的控制参数。根据擅长中风及瘫痪疾病康复治疗的主治医生的建议,并根据所提出康复系统的特性,选取了四种较常用的康复模式作为递进康复策略,如图5-15所示,对于运动能力未完全丧失的患者,康复模式包括被动屈伸模式、主

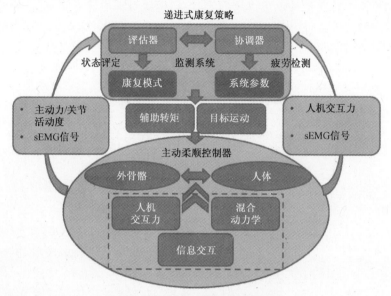

图 5-14 递进式康复策略框图

动屈伸模式、被动步态模式和主动步态模式。康复过程中的控制参数包括辅助力（辅助转矩），关节运动范围和运动频率。这些参数通过实施监测人机交互力和 sEMG 信号，经由协调控制器计算确定。通过评估系统根据如下规则进行评估并确定所需康复模式。如图 5-15 所示，当在评定过程中，人体关节运动范围小于某一设定值时，将采用被动屈伸模式，以逐渐增加关节活动范围，减小关节黏连造成的影响，被动屈伸康复过程中实时检测人机交互力及下肢 sEMG 信号，按照下式确定被动屈伸的频率。

$$r = r_0 - k_r F_{int} \cdot sgn(\dot{\theta}), \qquad |F_{int}| \leq F_{sec} \qquad (5-1)$$

式中：r 为康复实际频率；r_0 为康复初始设定频率；k_r 为补偿系数；F_{int} 为人机交互力。$sgn(\dot{\theta})$ 为与关节转动方向相关的符号函数。

如人体关节运动范围大于某一设定值时，则进入第二阶段。系统将评估人体关节主动收缩力，如果主动收缩力小于某一设定值时，将采用主动屈伸模式，以逐渐增强人体下肢肌肉收缩力，避免或者缓解肌肉萎缩的影响。主动屈伸康复过程中，将实时检测 sEMG 信号，并根据下式确定主动辅助力。

$$F_A = \left(F_0 - k_F \int_0^T \frac{F_{sEMG} \cdot sgn(\dot{\theta})}{T} dt \right) / l_{fatigue}, \qquad |F_{int}| \leq F_{sec} \qquad (5-2)$$

式中：F_A 为需求辅助力大小；F_0 为初始设定辅助力大小；F_{sEMG} 为通过前文所述方法利用 sEMG 信号求取得到的人体关节主动屈伸力；T 为一个运动周期的时间；K_F 为补偿系数；$l_{fatigue}$ 为疲劳程度。

当人体主动收缩力大于某一设定值时，将评估人体在空载状态下的步态，如果步态存在异常,将采取被动步态康复模式,以矫正患者的异常步态,让患者逐步适应、记忆正常步态,并按照式(5-1)确定被动步态的频率。进一步,将评估患者在独立无辅助情况下的步态情况,并确定是否采取主动步态康复训练模式,以改善患者独立步行的步态及独立步行的力量、耐力。康复训练过程中,与主动屈伸模式相类似,根据下式确定辅助力的大小。

$$l_{fatigue} = k_1(\tau_{ave} - \tau_0) + 1 \tag{5-3}$$

式中:k_1是疲劳系数;τ_{ave}为连续三次训练运动的平均周期;τ_0为训练初始时连续三次训练运动的平均周期。

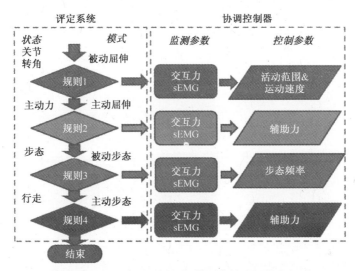

图5-15 基于实时监测与评估的参数更新策略框图

由于当肌肉和身体产生疲劳时,会导致康复训练的平均运动周期逐渐延长。基于这一现象,本书提出疲劳程度$l_{fatigue}$的估计方法式(5-3)。康复过程中,辅助力F_A在每个运动周期后都会根据算法进行更新。而由于人体疲劳是一个相对长期的效应,因此,$l_{fatigue}$将会在每三次运动周期后进行更新。

所有模式的康复过程中如果人机交互力大于设定的阈值,机构将从弯曲(伸展)状态转为伸展(弯曲)状态,以此来避免使用者在使用过程中肌肉痉挛情况下,持续物理康复治疗而产生的肌肉损伤。

5.2.4 基于物联网的远程康复策略

随着人口老龄化趋势的日益显著,随之也产生了一系列的问题,其中之一便是老龄人口的康复治疗问题,这是一项需要消耗大量人力、物力等医疗资源的工程,医疗资源紧缺问题凸显。随着近年来智慧城市的兴起与发展,社区化治疗成了一种趋势[8],也成为解决医疗资源紧缺问题的有效途径之一。与传统的基于本地医院的康复治疗模式相比,基于社区化的智慧医疗能够提供便捷、有效的康复治疗,充分的医患交互,以及快速的医疗资源重新配置,从而使医疗资源利用得到最大化,避免资源浪费。物联网技术使这一设想成为可能[9]。物联网包含了一系列技术使一个较大范围内的仪器、设备或其他物体相互连接,并通过网络技术使他们能够互相通信,获取所需信息[10, 11]。医疗康复系统中,通过物联网技术将一系列的医疗设备在网络上实现互联,为患者提供实时医疗监护及有效的远程治疗[12]。基于物联网的医疗系统中,通常通过各种传感设备进行信息采集,经由中继设备进行信息交互与操作,并保证信息的安全性;并通过相互连接的监测设备进行实时监控,并负责安全警报;同时,由中继设备进行数据收集、存储。

如图 5-16 所示,文中所建立的基于物联网的康复系统由三部分组成,分别包括主控端、服务器和物联网网络对象,通过有线网络、Wi-Fi、射频识别(RFID)、蓝牙等无线通信技术,根据不同使用情况下的特定要求进行信息的实时交互[13, 14],利用全球定位系统(Global Positioning System,GPS)进行准确定位。其中,主控端主要指医生、护士、患者等具有不同权限的使用者,并通过诸如智能电话、个人计算机等终端设备接入物联网。同时,由于特定的医疗应用也决定了对康复系统的需求,因此也作为系统的主控者之一。物联网网络对象主要指基于物联网的智能设备、患者以及护工等人力资源,通过以太网、多媒体技术或短信等技术相互通信、连接。由于目前大多数常规的医疗设备无法接入物联网,但这些设备往往在当前的医疗过程中起到不可替代的作用,因此,这些常规设备也被纳入了所建立医疗康复系统,通过全球唯一标识(Unique Identifier,UID)技术进行智能编码,并通过工作人员按照物联网中的相关要求进行操作与信息传输。服务器为系统的中央处理单元,主要负责数据收集、存储、分析、权限控制、康复策略的生成、康复子系统建立以及医疗设备的远程操控。

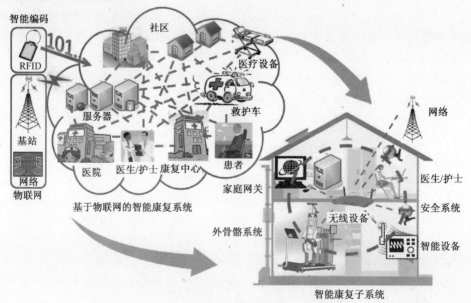

图 5-16　基于物联网的智能康复系统简图

226

其运行过程如图5-17所示,包括三个层面的智能平台。分别为人体-物联网康复系统交互接口平台,信息及应用管理平台,以及基于智能设计方法的系统优化平台。

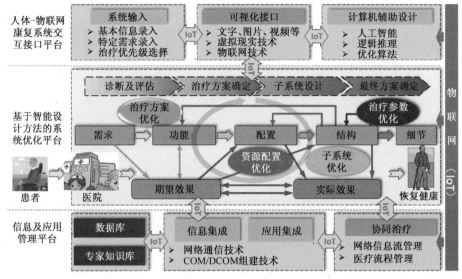

图5-17 基于物联网技术的远程康复治疗系统原理图

(1) 人体-物联网康复系统交互接口平台:使用者通过接口将病症、康复需求、个人特殊需求(包括费用要求、治疗时间等信息)输入系统;同时,系统将治疗策略、治疗效果等治疗过程中的相关信息通过文字、语音、图片、视频或虚拟现实等方法反馈给使用者。

(2) 信息及应用管理平台:主要为数据库与专家知识库。通过网络通信技术,收集所有患者、医生、设备等医疗资源的相关信息(包括基本信息、使用信息、地点、状况及其他特征信息),存储在数据库中,并根据所有病例成立专家知识库,供医生患者借鉴用。同时,包括网络信息流管理实现数据传递的有效畅通、治疗流程管理实现各个不同诊疗部门间的信息统一管理等模块。

(3) 基于智能设计方法的系统优化平台:为基于物联网的康复治疗系统的核心部分,包括诊断评估、康复策略生成、子系统生成和康复策略确定四个步骤。首先,由医生对患者进行详细的病情诊断与身体状况评估,并通过输入终端,将患者的详细信息输入系统,由系统进行自动识别、存储和分类。同时对患者的个人偏好进行记录,如希望较低的治疗费用、较便捷的治疗过程或较好的治疗资源等。此后,根据患者的具体情况,参照病例库中的相关病例,并根据数据库中关于医疗资源的地点、使用时间等相关信息,系统将自动给出建议的康复治疗方案,由医生和患者共同优化、修正及确认,并生成初步的治疗方案,确定所需要接受的治疗类目及需要涉及治疗的医院、科室、设备等。然后,根据所确定的初步治疗方案中所涉及的医疗资源,结合数据库中所记录的相关信息,以成本、患者数量、时间为优化目

227

标,对医疗资源的位置、分配使用时间等重新做资源配置,使有限的医疗资源能够最大化地满足更多病人的治疗需求,并对特定患者生成对应的康复子系统,由医生进行修正、确认。最后,根据所生成的康复治疗策略及康复子系统,参照相关病例,生成治疗流程中的各项参数,如对应设备的治疗时间、疗程、强度等,有患者和医生做最后的优化和确认,并生成最终处方及花费等治疗信息。治疗过程中,各治疗环节根据处方进行治疗,并记录相关数据。由主治医生进行远程跟踪及监测,可在必要的时候对处方进行干预和修正。

5.3 临床康复试验

5.3.1 外骨骼机器人空载检测

为了考察机器人系统整体性能,在空载情况下,外骨骼机器人按照设定程序进行长时间运行。如图5-18所示,实验前机器人系统先进行自检,每个关节依次运动,计算出各关节摆动范围,从而确定系统的工作区间。

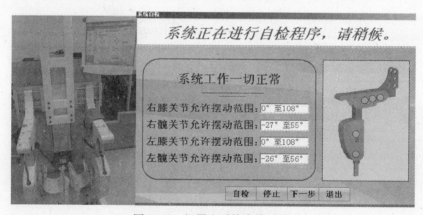

图 5-18 机器人系统自检过程

设定关节运动范围,从伺服电机的编码器中读取各关节的位置信息,换算为关节实际角度,比较理论值与实际位置之间误差,确定系统控制精度。图5-19分别描述了机器人系统中髋关节、膝关节和支撑机构的角度实际值与理论值的对比情况:系统在步态训练模式下工作,在连续运行一段时间后,记录外骨骼关节的位置数据,其中数据采样时间50ms,比较电机位置响应曲线与理论曲线,两组数据基本吻合,说明外骨骼机器人系统具有很高的响应速度和控制精度。

5.3.2 外骨骼康复机器人应用实验

在外骨骼机器人走向临床应用之前,需要对各种训练模式进行调试,检测训练效果,首先在普通人身上进行,如图5-20所示,测试者的身高170cm,体重65kg。将测试者的腿绑定在外骨骼机械腿内侧的矫正器内,并穿戴上安全吊带,选择训练模式。

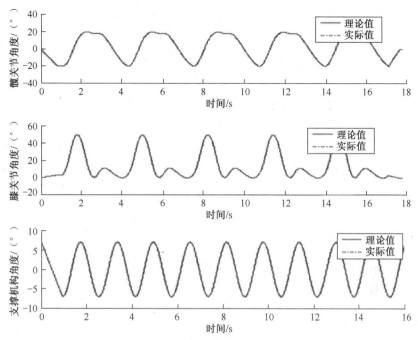

图 5-19　空载情况下各关节实际位置与理论值对比

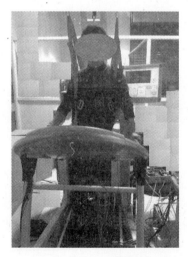

图 5-20　被动训练

1. 关节屈伸训练

设定单关节运动范围,人腿在外骨骼关节的带动下循环往复运动。如图 5-21 所示,膝关节的运动范围 0°~60°,髋关节的运动范围是 0°~15°,一个运动周期时间为 6.5s,在有负载作用下外骨骼关节角度可较好地与理论设定值吻合。人体重量加载在外骨骼上,对系统的运行影响不大,基本与空载情况一致。说明外骨骼具有良好的负载性能。

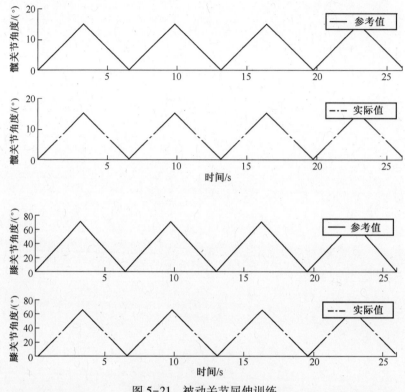

图 5-21　被动关节屈伸训练

2. 下肢步态训练

同样可选择被动步态模式下进行康复训练,设定一个步态周期时间为8s,髋关节运动范围-18°~18°;膝关节运动范围:0°~45°;重心移动范围-7~7mm。人体在外骨骼的带动下进行步态训练,记录的数据信息如图5-22所示,可知外骨骼机构可较容易地带动整个人运动,系统响应迅速。

3. 主动肌力训练(图5-23)

主动肌力训练是康复对象主动参与的一种训练模式。训练过程中采用了人机交互接口(气囊、EMG采集仪等设备),在康复训练中,利用外骨骼机器人给患者提供一个阻抗,测试者可通过抬腿和收腿,产生主动收缩力抵抗外骨骼提供的阻力,通过不断抬收腿运动,以此增强人的肌肉收缩能力。采用的训练方式包含等长肌力训练、等速肌力训练。

(1)等长肌力训练:在进行等长肌力训练时,外骨骼关节角度不变,将气囊与人腿绑定,固定关节不动。训练开始时,首先设定外骨骼髋、膝关节角度分别为30°和45°,使人腿处于固定姿态,然后给气囊充气,小腿通过重复做屈伸运动训练大腿肌肉。在此过程中,记录气囊压力值和各块肌肉的EMG信号,如图5-24所示,图中可明显看出,股四头肌与股二头肌、半腱/半膜肌作为一组拮抗肌,分别负责膝关

230

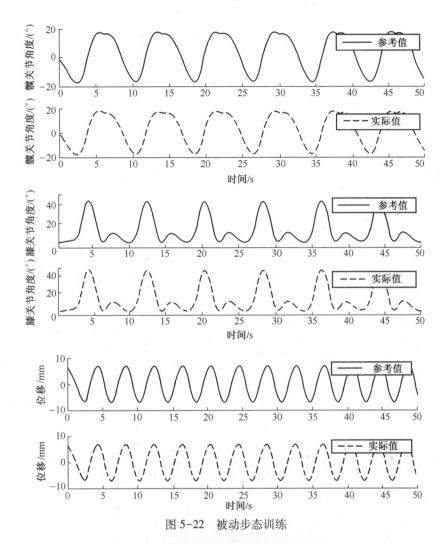

图 5-22　被动步态训练

图 5-23　主动肌力训练

节的伸长和屈曲。在人小腿向前踢腿过程中,股四头肌的 EMG 信号较强,而在向后屈曲时,股二头肌、半腱/半膜肌信号较强,而且股外头肌也参与协调收缩,由力学模型计算各块肌肉力矩大小,表征训练效果,如图 5-25 所示。

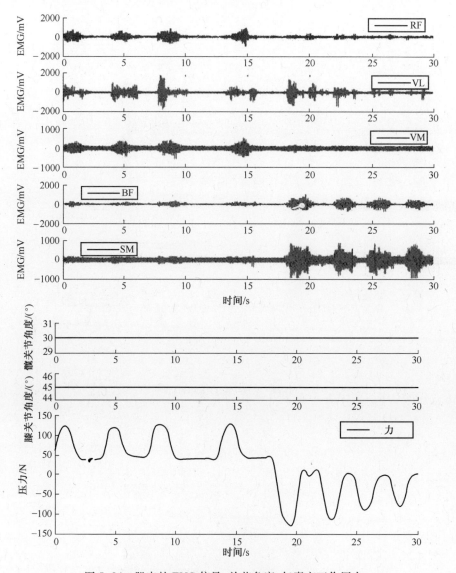

图 5-24　肌肉的 EMG 信号、关节角度、气囊交互作用力

（2）等速肌力训练:训练原理和等长肌力训练方法相同,外骨骼关节按照一定速度运动,测试者被绑定腿部跟随关节运动,在踢腿过程中,肌肉主动收缩对抗外骨骼关节运动,交互力由压力气囊记录,如图 5-26 所示。

4. 主动控制训练

主动控制训练模式是控制外骨骼机器人按照人的意图进行运动,并且外骨骼

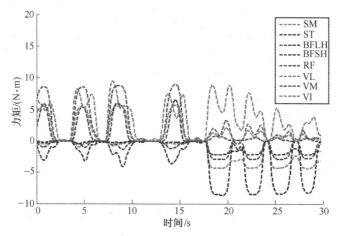

图 5-25　各块肌肉收缩产生的主动力矩

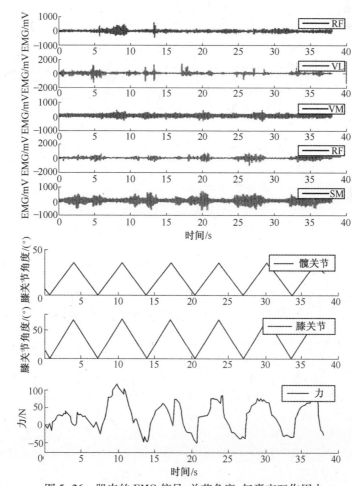

图 5-26　肌肉的 EMG 信号、关节角度、气囊交互作用力

会对人体关节进行主动助力训练。由主动控制策略可知,实现该模式的方法需利用人机交互接口,使电机工作在力矩控制模式下。首先通过肌电仪采集人体 EMG 信号,利用肌肉力学模型预测人体关节运动所需的力矩,并作为控制信号给外骨骼关节中的伺服电机,电机驱动外骨骼关节主动运动,给人体关节以相应的力矩,使关节能够在省力模式下运动,由此实现对外骨骼系统的主动控制。另外,利用人机交互接口,采集人与外骨骼之间的接触力信息,以此检测外骨骼对人体助力的大小,观察训练效果。目前,我们已经实现此种训练模式。如图 5-27 所示,将人体膝关节与外骨骼关节内侧矫正器绑定,并在大腿前侧的股直肌和后侧的股二头肌上粘贴肌电电极,用于采集这两块肌肉的 EMG 信号,预测关节运动意图,表征关节运动所需力矩。通过气囊压力传感器采集交互力信息,检测训练效果。

EMG信号采集 ——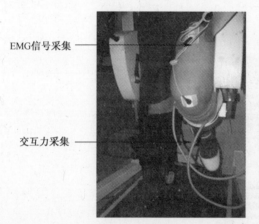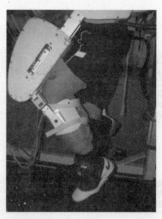

交互力采集 ——

图 5-27　主动控制训练

实验过程中,按照实验者意图,人体膝关节做向后抬腿及向前踢腿运动,利用外骨骼进行的主动肌力补偿训练。从实验者的体验感受来看,当人体有向后运动趋势时,大腿股二头肌的 EMG 信号被检测出来,外骨骼会及时响应,推动小腿向后运动,对人体小腿进行助力,同样,当人体前踢时,外骨骼也会对小腿进行助力。由于 EMG 信号的产生会比人体肌肉力产生早 200ms 左右,人体不需要消耗太多的 ATP 来产生收缩力使关节运动,人体自身只需消耗较小的能量,从而实现了对人体关节的主动控制训练。基本达到了我们原设定的研究目标。记录实验过程中的数据如图 5-28 所示,分别为股直肌、股二头肌 EMG 信号、预测的电机控制信号、人与外骨骼之间交互力信息。从图中的 EMG 信号可知,在人小腿抬腿及前踢过程中,由于大腿股二头肌与股直肌为一对拮抗肌,两块肌肉的 EMG 信号交替产生,互不干扰,这是我们利用 EMG 信号进行主动控制的前提条件。利用 EMG 信号分别表征出肌肉的激活程度,并计算出关节运动所需力矩,产生的预测控制电压模拟信号见图 5-28,同时对比检测的交互力信息,发现,两个信号的变化趋势基本吻合,接触力信号能很好地跟随预测控制信号,说明人体运动所需的力主要来自与外骨骼对人体的支撑力,而人体自身基本上所需的肌肉则较小,主要在运动前产生,而外骨骼可以起到很好的助力作用,从实验中还发现一现象,人体小腿向后抬腿过程中,预测的控制电压信号比向前踢腿的信号要大,这主要是后抬腿时需要克服人腿重力,而前踢过程中人腿在重力作用下运动,所需的外骨骼推力较小。因此,实验证明采用主动控制训练模式达到了预期的效果。

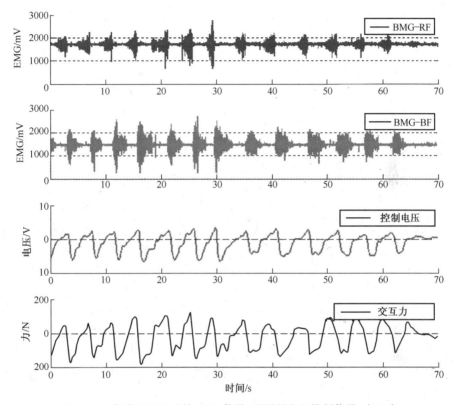

图 5-28 实验过程记录的 EMG 信号、预测的电机控制信号、交互力

5.3.3 实验装置及病人选取

为评估文中提出的下肢康复系统在临床康复过程中的效果,进行了中风患者的初步临床实验。临床康复实验选取在上海市第六人民医院(一所以骨科与医疗康复闻名的三级甲等医院)进行。由于实验条件有限,实验者包括一名 54 岁男性,身体左侧中风,患病 2 个月,记为 S1;一名 30 岁女性,身体左下肢中风,患病 1 个月,记为 S2;一名 68 岁男性,身体右侧中风,患病 2 年,记为 S3。根据初步评定,其关节活动度分别为:0°~80°, 0°~103° 以及 0°~92°。根据外骨骼交互力检测系统的评定,在关节角度为 60° 时,其关节最大等长主动收缩力分别为:弯曲力 36N、60N、47N,伸展力 65N、52N、62N。

实验装置选取前面所提出的床式下肢外骨骼机器人、基于 sEMG 及多源生物信号的模糊神经网络控制器,基于力触觉的人机交互接口,以及基于物联网的智能康复系统。

5.3.4 临床实验目的、过程及方法

临床实验目的主要包括三点：①通过实验验证所提出的递进式康复治疗模式中实时检测评估算法的有效性；②评估外骨骼下肢康复系统对于中风病人下肢康复的临床表现及疗效；③通过模拟的方式初步评估基于物联网的智能康复系统的可行性。

为验证实时检测评估算法的有效性，进行主动屈伸模式下的实时检测与评估实验。实验过程中，实验者被要求利用下肢外骨骼机器人进行主动屈伸助力康复实验，每组实验时间约2min，共5组实验。实验过程中，设定参数 F_0 为40N，k_F 为0.1，以及 k_1 为0.001，同时实时监测人机交互力、疲劳程度评估值与设定辅助力大小。

根据所提出的递进式康复策略，康复过程包括：被动屈伸模式、主动屈伸模式、被动步态模式和主动步态模式。临床康复过程中，实验者被要求尽可能地集中注意力并使出全力参与到每个阶段的康复训练中，以使康复效果最大化。同时，在康复过程中辅助以低频电刺激理疗和红外理疗等常规理疗手段，以缓解物理康复训练过程中产生的疼痛感，提高血液循环，避免产生炎症。并选取相似病例作为对照，以此验证康复系统的性能。

同时，为验证基于物联网的智能康复系统的有效性，在医生进行常规诊断过程中，同时利用所建立的智能康复系统进行处方生成，将系统自动生成的处方与医生开具的处方进行比较，验证自动生成处方的相似度和有效性。其中，包含病例30例。然后，将57例真实病例的临床数据，上海市21所三级甲等医院，18所康复医疗中心以及包括康复机器人、理疗仪等相关设备的真实信息录入智能康复系统的数据库，根据患者的情况，通过智能设计方法，模拟建立康复子系统，并给出模拟的最终详细解决方案和评价指标。

5.3.5 实验评价指标及统计方法

对于实时监测和评估实验，观察疲劳评估值与训练时间、人体实际情况是否相符，设定辅助力是否随疲劳程度改变而变化。

对于临床康复实验，其评价指标为患者的关节活动范围、关节肌肉收缩力和步速（步态情况）随康复流程的变化情况。对于每项指标每次康复后都进行测量，每项指标测量3次，取其平均值作为有效值。并记录患者在康复治疗过程中的不适等不良反应。

对于基于物联网的智能康复系统的实验，以处方的修改率 φ 作为评价指标，根据下式进行计算求取：

$$\varphi = \frac{\sum \left| \dfrac{\varphi_r^i - \varphi_0^i}{\varphi_{op}^i} \right|}{n} \tag{5-4}$$

236

式中：φ_r^i为所生成的处方中第i个参数的修正值，即医生处方值；φ_0^i为所生成的处方中第i个参数的初始值；φ_{op}^i为第i个参数可选择的范围；n为处方中所有参数的数量。

并比较经系统重新资源配置后，所有患者平均治疗成本、就诊里程、治疗预期疗效的变化情况。

5.4　对照实验结果与分析

5.4.1　临床实验结果与案例

临床康复实验在上海市第六人民医院医学康复科进行，图5-29为临床康复实验照片。

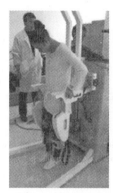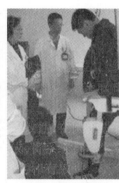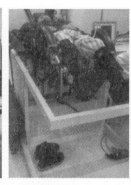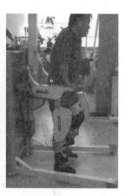

图5-29　临床康复实验照片

图5-30所示为主动屈伸康复训练过程中，根据式（5-2）和式（5-3），实时更新系统参数，得到的相关参数曲线。其辅助力按人体关节主动收缩力和人体疲劳

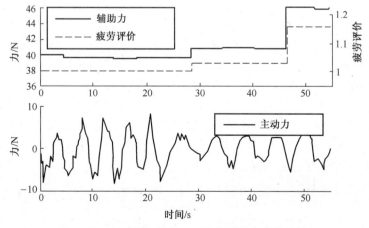

图5-30　主动屈伸过程中实时监测评估实验结果

237

程度实时更新,同时,疲劳程度评估值随康复运动过程中的屈伸周期实时变化,并对于多组实验都具有相同趋势。

图 5-31 所示为临床康复试验结果。康复过程中,根据三位患者不同的关节活动范围,其被动屈伸训练分别持续了 14 天、4 天和 8 天。经过被动屈伸训练,患者 S1 的关节活动范围从 80°增加到 95°,患者 S2 的关节活动范围从 103°增加到 103°,患者 S3 的关节活动范围从 92°增加到 99°。第二阶段康复过程为主动屈伸康复训练,经过这一阶段的康复训练,患者 S1 的膝关节主动弯曲力从 35N 增强到 50N,主动伸展力从 65N 增强到 91N;患者 S2 的膝关节主动弯曲力从 60N 增强到 148N,主动伸展力从 52N 增强到 115N;患者 S3 的膝关节主动弯曲力从 47N 增强到 50N,主动伸展力从 62N 增强到 66N。第三阶段为被动及主动步态训练,经过约三周的康复训练,患者 S1 和 S2 能够完成基本的独立行走运动,步速分别约为 0.2m/s 和 0.8m/s。同时,实验者在整个康复过程中并没有表现出疼痛或不适程度有所增加的情况。

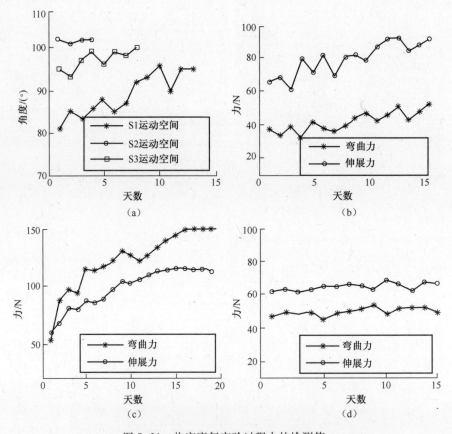

图 5-31　临床康复实验过程中的检测值

(a) 三名患者的关节活动度曲线;(b) 患者 S1 的关节主动力随时间的变化曲线;
(c) 患者 S2 的关节主动力随时间的变化曲线;(d) 患者 S3 的关节主动力随时间的变化曲线。

在基于物联网的智能康复系统的实验中,经过 30 例病例处方的对比,由智能康复系统自动生成的处方与医生开具的处方相比,其平均修改率约为 7.51%。图 5-32 为用智能康复系统,根据患者的不同需求,利用所提出的智能设计方法,重新配置医疗资源获得的康复方案。

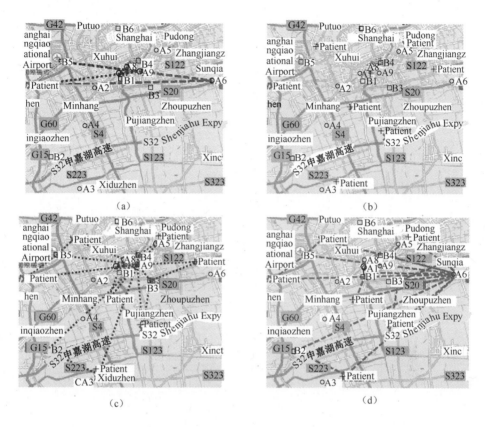

图 5-32　康复方案

（a）对于一名患者,根据不同需求所生成的康复方案;（b）对于多名患者具有最短平均就诊距离的康复方案;
（c）对于多名患者具有最低平均就医费用的康复方案;（d）对于多名患者具有最佳医疗资源的康复方案。
图中"+"表示患者;"○"表示医院;"□"表示康复中心;连接患者、医院及康复中心的一
组虚线即为一套康复方案。

图 5-33 为系统资源重新配置前后,所有患者平均治疗成本、就诊里程、治疗预期疗效比较结果。平均就医里程从 11.144km 减小到 5.1km,减小了约 49.08%;平均就医成本从 305.6 降低到 131,降低了约 53.14%;治疗预期疗效从 4 增加到 9,增加了 125%(预期疗效值越高,表示获得的医疗资源越多,疗效越好)。从这一模拟实验可以看出,对医疗资源进行适当的重新配置,能够有效地提高医疗系统的整体效率,为患者提供更为便捷、优质的医疗服务,并缓解由于医疗资源分配不均而造成的局部医疗资源紧缺或闲置现象。

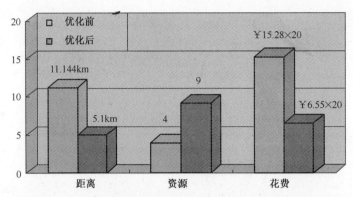

图 5-33 系统资源重新配置前后，所有患者平均治疗成本、
就诊里程、治疗预期疗效比较

5.4.2 实验结果分析

目前，外骨骼机器人系统已经在上海市第六人民医院康复科开展了临床实际应用，使用对象主要有下肢关节疾病病人，不同的对象采用上述不同的训练模式。图 5-34 所示：一名关节患者在医生的指导下，以增强患者肌肉收缩能力为目的，制订了相应的康复策略，在主/被动训练模式下，利用外骨骼机器人进行康复训练，并取得了一定的康复疗效。由于时间原因，基于 EMG 信号的主动肌控制补偿训练模式目前还没有在患者身上展开应用，虽然实际病人腿部肌肉的 EMG 信号会与正常情况有所不同，但是 EMG 信号的频率及强度特征同样可以反映出其肌肉的激活程度，并以此表征患者的实际肌力状态，我们课题组将在以上研究基础上，深入展开外骨骼机器人系统的临床实验研究。

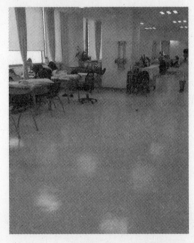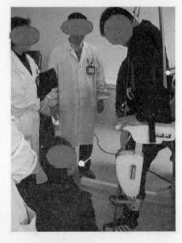

图 5-34 患者在医生指导下进行康复训练

如图 5-30 所示，实验过程中，按式（5-3）计算得到的疲劳程度评估值随着康

240

复时间的推进逐渐增大,其趋势与辅助力设定值相同,与人体平均主动屈伸力趋势相反,既当人体平均主动屈伸力逐渐变小时,认为人体疲劳程度逐渐增减,逐步增加系统的辅助力大小,反之亦然。因此这一控制策略能够在训练过程中,针对使用者的身体状况,实时更新系统参数,提供合理的治疗方案,避免使用者在主动训练过程中的过度疲劳及运动损伤的发生。但是,其中也存在一定的问题,如疲劳程度估计中的参数和方程需要根据进一步的实验进行修正和确认。

临床康复实验结果表明,被动屈伸训练中,外骨骼机构能够提供持续准确的被动辅助训练,对由于骨关节黏连等原因造成的关节活动度减小有一定的效果。主动屈伸训练能够帮助由于中风等疾病长期卧床而造成的肌肉萎缩患者逐步恢复肌肉收缩力。试验中,对于患者 S3 效果并不明显,其原因可能是患者 S3 在 2 年的患病过程中都缺乏必要的康复训练,造成下肢肌肉的严重萎缩,而且其年龄相对较大,因此康复效果一般。

传统康复治疗中,通常采用下肢关节功能康复器(CPM 机)进行被动屈伸训练,对于患病时间不久的患者,经过约 15~30 天的康复训练,基本能恢复正常的关节活动度。外骨骼机器人被动屈伸模式的原理与其基本相同,因此康复效果也基本相同。

目前国内传统治疗方法对于肌力恢复的训练还相对较少,主要依靠病人自身进行恢复锻炼,如进行屈伸锻炼、步行锻炼或进行一些适度的器械锻炼,而缺少正规的针对肌力恢复的医疗设备。因此,对于传统治疗方法,影响肌力恢复的主观因素较多,有些患者锻炼较频繁,能够在短期内恢复肌力,有些患者缺乏必要的恢复训练,导致肌力长期难以恢复。从外骨骼机器人的肌力恢复治疗实验来看,它能够提供安全、量化的肌力康复训练,并能有效恢复患者肌力。因此,不失为一种提供肌力恢复的有效手段之一。

传统的步态训练通常是在理疗师或医护人员的搀扶与看护下,借助拐杖、护栏等减重辅助器具,在平地、阶梯或跑步机上进行。与传统步态训练相比,外骨骼辅助下的步态训练能够提供基本类似的临床训练效果,同时能够大大减小医护人员的工作量,并方便患者进行自主训练。

临床实验过程中,对于机器人辅助下的康复训练的安全问题也进行了全程的观察和记录。实验过程中及康复训练之后,所有患者都没有出现任何明显的不良反应以及明显的疲劳或不适情况。同时,对于健康的测试者,也未出现任何的不适情况。因此,可以认为外骨骼康复系统的安全性能够令人满意。

参 考 文 献

[1] Hayashi T, Kawamoto H, Sankai Y. Control method of robot suit HAL working as operator′s muscle using biological and dynamical information [J]. IEEE/RSJ International Conference on Intelligent Robots and Systems,2005:3063-3068.

[2] Sankai Y. HAL:Hybrid assistive limb based on cybernics[M].Berlin:Springer,2010.

[3] Riener R, Lunenburger L, Jezernik S, et al. Patient-cooperative strategies for robot-aided tread-mill training: first experimental results[J].IEEE Transactions on Neural System and Rehabilitation Engineering, 2005, 13(3): 380-394.

[4] Veneman J F, Kruidhof R, Hekman E, et al. Design and evaluation of the LOPES exoskeleton ro-bot for interactive gait rehabilitation[J]. IEEE Transactions on Neural Systems and Rehabilitation Engineering, 2007, 15(3): 379-386.

[5] Kong K, Jeon D. Design and control of an exoskeleton for the elderly and patients[J]. IEEE/ASME Transactions On Mechatronics, 2006,11(4):428-432.

[6] 江利进,龙腾宇.固高运动控制卡在五轴数控磨床的应用研究[J].机械,2005,32(12): 46-48.

[7] 孙权. 康复评定[M]. 北京:人民卫生出版社,2010.

[8] Dohler M, Ratti C, Paraszczak J, et al. SMART CITIES [J]. IEEE Communications Magazine, 2013, 51(6):70-71.

[9] Li X, Lu R, Liang X, et al. Smart community: an internet of things application [J]. IEEE Com-munications Magazine, 2011, 49(11): 68-75.

[10] Atzori L, Iera A, Morabito G. The internet of things: a survey [J]. Computer Networks, 2010, 54(15): 2787-805.

[11] Chui M, L Ffler M, ROBERTS R. The internet of things [J]. McKinsey Quarterly, 2010, 2: 1-9.

[12] Tarouco L M R, Bertholdo L M, Granville L Z, et al. Internet of things in healthcare: Interoper-atibility and security issues[C]//IEEE International Conference on Communications,2012,11 (18):6121-6125.

[13] Li S, Xu L, Wang X. Compressed sensing signal and data acquisition in wireless sensor networks and internet of things [J]. IEEE Transactions on Industrial Informatics, 2011, 9(4): 10.

[14] Wang L, Xu L D, Bi Z, et al. Data cleaning for RFID and WSN integration [J]. IEEE Trans ctions on Industrial Informatics,2013,10(1):408-418.

第6章 基于骨骼肌生物力学模型的仿生骨骼肌设计

骨骼肌被称为自然界最完美高效的生物驱动器[1]。多年来,骨骼肌仿生设计一直是国内外学者竞相研究的热点。学者一致认为,如果人类可以实现生物骨骼肌仿生,就有可能实现复杂的生物多样性运动,比如像猎豹一样奔跑,像海豚一样游泳,甚至像麻雀一样急停疾飞[2]。此外骨骼肌仿生技术还可以极大地推进仿人机器人的研究,实现对人类复杂肢体动作的模拟,比如复杂环境下的人类行走,复杂而精密的手术操作,果园中水果的摘取等。而这些都是常规驱动(电机、液压等)机器人不能或者很难做到的[3]。

从20世纪30年代至今,国内外诸多学者致力于骨骼肌特性的研究,提出了一系列骨骼肌生物力学模型来描述骨骼肌力学特性[5-14],这为人工骨骼肌的研究提供了理论依据。然而,骨骼肌仿生并非对骨骼肌的盲目模拟,而需要综合考虑仿生设计目标、仿生特性辨识以及技术实现。此外,不同生物以及同种生物不同部位的骨骼肌特性也有所不同。因此骨骼肌仿生研究的第一步是解决仿生设计方法及设计准则问题,即如何指导仿生设计。骨骼肌仿生研究的第二步是仿生材料的选取与处理,即如何实现仿生设计。骨骼肌具有复杂的生物力学特性,因此,没有一种驱动装置或者材料可以有效地模拟骨骼肌特性[15, 16]。多少年来,从传统的电机、液压驱动[17-21],到气动人工肌肉驱动[3],再到现在的压电陶瓷、电聚合物、碳纳米管以及形状记忆合金等智能驱动材料[22-27],都被用来进行仿生肌肉研究。然而,微纳尺度下的骨骼肌结构仿生(人工分子马达驱动)受到微纳技术以及仿生材料的限制而很难实现。宏观尺度下的骨骼肌仿生,由于传统驱动装置(电机、液压、气动)的大体积、低功率-重量比等缺点,使人工骨骼肌普遍存在控制不精确、与生物骨骼肌动力学不匹配及结构笨重等问题[15]。此外,单一的智能驱动材料,比如压电陶瓷、电聚合物等,由于驱动电压、环境等不可改变的制约因素也无法实现骨骼肌仿生。因此,大多数仿生设计仅停留在初步的驱动层面或者构想层面。

骨骼肌仿生研究不仅需要对骨骼肌的生物学特性进行全面详细的研究、辨识,并能抽取和建立合适的仿生模型。在选择合适的仿生材料进行人工骨骼肌设计的同时,还必须克服仿生材料的不足,这进一步需要对仿生材料的驱动等特性进行详细的研究。由此可见,人工骨骼肌研究涉及生物学、机械学、仿生学、材料学等多学科研究内容。

与其他驱动装置及驱动材料相比,形状记忆合金(SMA)具有诸多类骨骼肌特性,比如柔性、大功率密度、大输出力等[28]。此外,SMA 不仅具有驱动功能,还具有自传感功能,即通过自身电阻的变化感知自身长度的变化。此外,与电聚合物苛刻的驱动电压(大于 1000V)相比,SMA 驱动在低电压下(5V)就可以实现。可见,SMA 更具有实现骨骼肌仿生的优势和可行性。因此本学位论文采用 SMA 丝作为主要驱动元素。然而,SMA 的诸多不利因素限制了其在骨骼肌仿生中的应用,这是我们在人工骨骼肌设计中必须面对和解决的:

(1) SMA 的低应变和低响应速度。与骨骼肌应变量(20%~40%)相比,SMA 仅仅具有最大 10%的应变量。此外,由于 SMA 的响应速度很大程度上受制于 SMA 的相变速度,并进一步受制于温度变化速度。因此,如何有效提高 SMA 的应变量以及相变速度是必须考虑的。

(2) SMA 的自传感特性。SMA 具有类骨骼肌的自传感特性,即通过电阻来反馈 SMA 长度的变化。然而 SMA 的电阻变化受制于温度、应力、材料组成等多重因素的影响。建立有效的自传感模型是实现人工骨骼肌集成驱动与传感的关键。

(3) SMA 的迟滞特性。SMA 固有的非线性饱和迟滞特性严重制约了 SMA 的驱动速度和精度,甚至会造成驱动系统的不稳定性,从而制约了 SMA 的仿生应用。此外,其迟滞特性同时受制于应力及驱动频率的影响,表现出复杂的应力及频率依赖性。因此消除 SMA 迟滞影响,是实现人工骨骼肌驱动应用的关键。

基于以上分析,下面主要从以下四个方面对相关领域的研究现状进行综述,分别是仿生设计方法、生物骨骼肌结构功能及生物力学模型、人工骨骼肌、SMA 人工骨骼肌关键技术。

6.1　骨骼肌仿生技术概况

仿生设计旨在通过研究生物系统来解决工程系统的问题。仿生设计对可持续设计以及创新设计有着广泛的影响。从古至今,仿生设计的案例不胜枚举。早在远古时代,人类祖先就通过模仿蜘蛛网编网打鱼。工业时代,人们通过模仿动植物的结构构造,创造出各种新颖的建筑物、机械器件等。比如通过模仿鸟发明飞机,通过模仿人类、动物发明各种仿生机器人等。尽管仿生设计的案例很多,但是仿生设计方法的理论研究却很少出现,这是因为仿生设计具有很强的主观性,其次生物多样性也很难实现仿生设计方法论的统一。仿生设计方法论研究旨在通过建立完整的仿生设计理论体系,指导并衡量仿生设计。

仿生设计是仿生学在设计领域的具体体现,伴随着仿生学的发展而发展。早在 1960 年,美国俄亥俄州召开了第一次仿生学会议,第一次将仿生学命名为“Bionics”,此时的仿生设计就是指复制自然。这一时期的仿生设计被称作 1991 年美国空军科研处提出“biomimetics”的新称谓,指出仿生学目的是寻求生物学为材料设计和处理提供帮助。后来人工骨骼肌研究的目的是模拟骨骼肌的结构、功能等特性,从而进一步模拟动物柔性且又灵活的运动技能[29]。自 20 世纪 40 年代起,美、日等国便开始研究人工骨骼肌,并将其应用于军事侦察、战场运输等领域。依据驱动器的不同,人工骨骼肌可分为机械类、气动类、智能材料类以及生物类四大类,如图 6-1 所示。下面对其在骨骼肌仿生领域的应用现状逐一讨论。

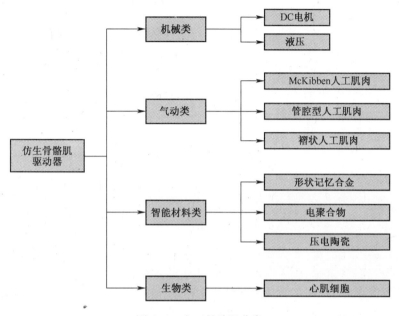

图 6-1　人工骨骼肌分类

1. 机械类人工骨骼肌

机械类人工骨骼肌驱动器主要指基于电机和液压驱动的人工肌肉驱动器。它们具有精度高,易于控制、响应速度快,输出力大等优点,是目前应用最为广泛且成熟的驱动器。基于电机以及液压驱动的机器人研究也日臻成熟,应用也极其广泛。比如喷涂机器人、焊接机器人等。然而这些机器人不能或者很难完成在人们看来很简单的动作。比如拧螺丝、玩具组装、摘苹果等。究其原因,机械类驱动器固有的高刚性特性使其只能在特定已知的环境下以及自由空间内活动,而无法像生物肌肉那样具有柔性运动特性,可以很好地适应未知环境。

从 20 世纪 80 年代开始,美国麻省理工学院 Leg 实验室一直致力于基于传统驱动器的大型动物骨骼肌及运动特性的仿生研究。他们通过对电机以及液压驱动器串联弹簧来实现对生物骨骼肌的模拟,弹簧的引入提高了机械类驱动器的柔性、环境适应性和储能特性。这一类驱动器统称为 SEA（Series Elastic Actuator）[30],如图 6-2 所示。

Leg 实验室利用 SEA 设计了多款仿生机器人来实现大型动物的奔跑和跳跃仿生。如图 6-3 (a)所示,Lab 小组设计了一款基于液压 SEA 驱动的 Uniroo 仿生机器人用于模拟袋鼠的跳跃运动[31],该仿生机器人在踝关节安装了一个不锈钢卷簧,可以实现稳态期能量的存储以及跳跃期能量的瞬间释放。Uniroo 机器人可以

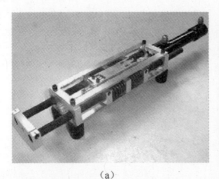 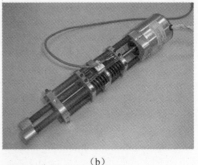

（a） （b）

图 6-2 SEA

(a)电机串联弹簧驱动器；(b)液压串联弹簧驱动器。

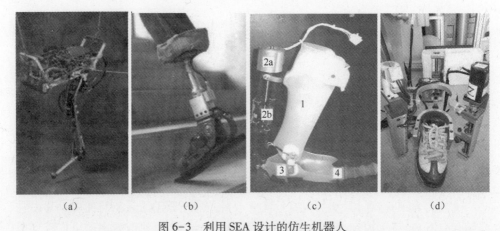

（a） （b） （c） （d）

图 6-3 利用 SEA 设计的仿生机器人

(a) MIT Uniroo 机器人;(b) MIT 主动式踝足假肢;(c) MIT 主动式踝足矫形器;(d) SJTU 踝足外骨骼。

很好地模拟袋鼠下肢跳跃和稳定功能。此外,MIT Media 实验室的 Hugh Herr 教授从骨骼肌仿生的角度,利用电机 SEA 设计了主动式踝足假肢以及主动式踝足矫形器[15, 32-34],串联弹簧的引入不仅可以实现对人体踝足步态的驱动和储能仿生,还可以将电机的瞬时功率提高 1.4 倍[35]。此外,上海交通大学殷跃红教授课题组基于踝足骨骼肌仿生的角度设计了三自由度主动式踝足外骨骼,利用三个伺服电机实现踝足的内外翻、趾屈、背屈动作,并通过对小腿骨骼肌 EMG 信号的采集驱动外骨骼运动[20]。

目前最为先进的仿生机器人是由日本本田公司研制的 ASIMO[36],该机器人身高 1.3m,体重 52kg。使用伺服电机实现多自由度运动。该机器人关节处有柔性阻尼材料连接电机与驱动关节。这种结构和前面 SEA 具有相似缓冲和储能的作用,如图 6-4 所示。此外,美国波士顿动力公司利用液压驱动器研制的 BigDog(图 6-4(b)),模拟生物狗的四肢运动,行进速度可以达到 4km/h,同样利用到了弹簧来模拟骨骼肌的储能缓冲功能[37]。

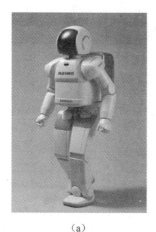 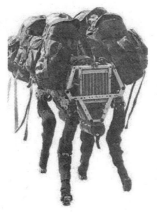

（a）　　　　　　　　　（b）

图 6-4　ASIMO（a）和 BigDog（b）

　　基于传统的电机、液压驱动器虽然可以制造出类似于 ASIMO、BigDog 等先进的仿生机器人，实现对人工骨骼肌的部分仿生，但是传统驱动器固有的缺点依旧是仿生机器人发展的最大瓶颈。①尽管通过串联弹簧阻尼等形式可以有效降低电机液压驱动器的刚度，但是诸如 SEA 驱动装置与生物骨骼肌相比，依旧具有刚性很大、体积笨拙，结构复杂等缺点。此外，其力/自重比远低于生物骨骼肌，很难实现对生物肌肉柔性运动特性的模拟。②电机液压驱动器一般用于连续且重复性的转动装置。如果实现骨骼肌非连续且复杂的收缩运动，则需要更为复杂的传动装置。③与骨骼肌集成驱动、传感以及储能的多功能特性相比，电机液压仅仅具有驱动功能，其反馈功能也只有通过外加传感器才能实现。为此，国内外学者一致致力于新型驱动器的研究，拟希望实现对骨骼肌结构和功能的仿生。

　　2. 气动类人工骨骼肌

　　气动类人工骨骼肌是以空气作为驱动源的驱动器。气动人工肌肉是目前为止研究最为深入的肌肉仿生驱动器。依据结构的不同，气动人工肌肉可以分为许多种类，但是其主要结构以及驱动原理基本相同。在结构上，气动人工肌肉一般由容易变形的橡胶囊和外部起限制变形的网状支撑组成。橡胶囊和网状支撑的两端通过连接件固定在一起。当对气动肌肉充气加压后，橡胶管膨胀并和支撑网紧贴住。橡胶管受到支撑网的限制而产生轴向收缩。当充气压力减小时，气动肌肉会在橡胶管的回复力以及外部负载的作用下恢复到原先的长度。气动肌肉的收缩伸长状态如图 6-5 所示。

　　在已知的气动人工肌肉中，McKibben 气动肌肉是最经典、应用最为广泛的一种。与传统的机械类驱动器相比，气动人工肌肉具有清洁、动态特性好、摩擦力低、无爬行现象等优点。此外，气动肌肉单向驱动、高力/自重比、柔性结构等性能均与生物骨骼肌相似，因此，气动肌肉一直是骨骼肌仿生研究的主要材料之一。

　　美国华盛顿大学仿生机器人实验室在过去 20 年间一直致力于气动肌肉的骨

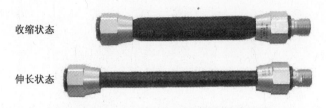

收缩状态

伸长状态

图 6-5　气动人工肌肉伸缩状态

骼肌仿生特性及应用研究[3, 38-41]。他们在建立 McKibben 静态模型的基础上,通过与骨骼肌生物力学特性对比发现,Mckibben 气动肌肉只能部分地模拟骨骼肌的力-长度特性。却无法模拟骨骼肌的力-速度特性。这是由于气动肌肉的阻尼很小,而骨骼肌的黏性阻尼很大。为此,他们通过并联液压阻尼缸来实现阻尼的仿生模拟。此外,他们采用了双根并联弹簧来模拟肌腱的非线性特性以及储能缓冲作用。其设计的气动人工骨骼肌如图 6-6 所示。其改进后的气动肌肉-肌腱系统实现了对骨骼肌生物力学特性的近似模拟。然而,气动肌肉结构也变得很复杂。日本学者 Norihiko Saga[42, 43]对 McKibben 肌肉进行了同样的仿生物力学特性分析,得到了相似的骨骼肌生物力学特性仿生结果。

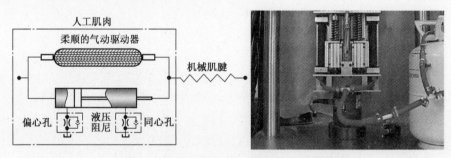

图 6-6　华盛顿大学设计的气动人工骨骼肌

　　气动肌肉不仅具有柔性、直线驱动等特性,还能够实现能量的储存、释放以及吸收运动冲击。气动肌肉的这些类骨骼肌特性可以让其较为灵活地应用于仿生及康复医疗机器人驱动中。在仿生机器人领域,美国范德堡大学研制了一款基于气动肌肉驱动的四自由度爬墙机器人 ROBIN[44],如图 6-7(a)所示。该机器人每个自由度都采用肌肉对拉的形式,模拟壁虎的运动方式,可以实现在垂直面上的前进、后退以及转弯。此外,德国卡尔其大学研制了的一款六足机器人 AirBug[45, 46],模拟六足节肢昆虫。该机器人重 20kg,由 8 根气动肌肉驱动,如图 6-7(b)所示。利用气动肌肉还可以实现对人体肌肉群的模拟。如图 6-7(c)所示,由华盛顿大学研制的人体上臂仿生机器人,该机器人利用多根并联气动肌肉,充分模拟人体上臂肘关节以及腕关节肌肉群·这一点是传统驱动器所不能做到的。

　　在康复机器人领域,气动肌肉的类骨骼肌特性也得到了充分的体现。美国哈佛大学[47]利用 3 根并联式 McKibben 气动肌肉,设计了柔性穿戴式踝足外骨骼机

248

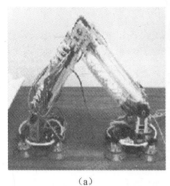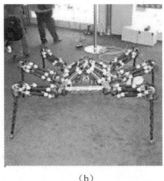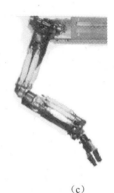

（a）　　　　　　　　　　（b）　　　　　　　　　　（c）

图 6-7　基于气动肌肉驱动的机器人

（a）ROBIN 机器人；（b）AirBug 机器人；华盛顿大学研制的上臂仿生机器人。

器人，如图 6-8（a）所示，可以应用于足下垂患者的康复和助行。这 3 根气动肌肉充分模拟人体踝关节的胫骨前肌、拇长伸肌和指长伸肌，有效实现了人体踝足的背屈和外翻。此外，美国密西根大学利用两根 Mckibben 气动肌肉对拉的形式，设计了一款主动式踝足矫形器[48, 49]，如图 6-8（b）所示。该矫形器自身质量为 1.6kg，不包括控制器和空气压缩器，可以为病人提供最大为 70N·m 趾屈转矩和 38N·m 的背屈转矩。

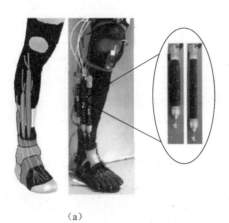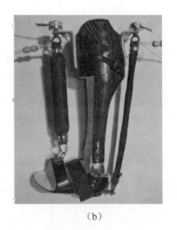

（a）　　　　　　　　　　　　　　　　　（b）

图 6-8　哈佛大学踝足外骨骼（a）和密西根大学踝足矫形器（b）

尽管气动人工肌肉具有柔性、高功率/重量比等诸多类骨骼肌特性，基于气动人工肌肉的仿生设计也层出不穷。然而，其诸多缺点依旧限制了其仿生应用。首先，气动肌肉需要高压气罐装置作为气源提供能量。笨重的气罐装置极大地降低了气动肌肉的力/重量比，并极大地限制了气动肌肉的应用范围和活动空间。为了能够实现基于气动肌肉的便携式驱动应用。有学者采用迷你气罐，设计了一款便携式踝足矫形器[50, 51]，如图 6-9 所示，然而这并没有从根本上解决问题。其次，与骨骼肌不同，气动肌肉在驱动过程中气流会产生巨大的噪声，此外，气动肌肉的固有非线性特征使其很难实现精确地控制，这些都极大地限制了其仿生应用。

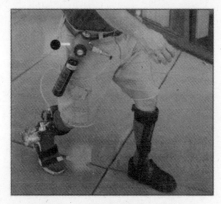

图 6-9　便携式踝足矫形器

3. 智能材料类人工骨骼肌

受到传统的机械类、气动类驱动器诸多不可克服的限制因素的影响，国内外诸多学者一直在寻找智能仿生材料，拟希望实现对生物骨骼肌结构和功能的仿生。现有的智能仿生材料中，最具有代表性的是电致活性聚合物（Electroactive Polymer，EAP）和形状记忆合金（Shape Memory Alloy，SMA）。

1）电致活性聚合物（EAP）

EAP 是一类新型的功能材料，具有电能、机械能高效转化特性。早在一个多世纪以前，人们就已经发现了 EAP 的驱动特性。在外电场的作用下，EAP 的长度和体积可以出现大幅度的增加或收缩。EAP 按电能转换机理可分为电子型和离子型[2]，如表 6-1 所列。电子型 EAP 包括介电弹性体、铁电聚合物、电致伸缩弹性体、驻极体等。电子型 EAP 都以电场作为驱动源，并且在直流电压下可以维持形变，这一点可以应用于仿生肌肉的研制和机器人驱动。此外，这些材料具有很高的能量密度，并可以在空气环境下运行。然而它们的驱动电压太高，严重制约了其应用发展。与电子型 EAP 不同的是，离子型 EAP 通过电解质中离子扩散来驱动。离子型 EAP 主要包括导电聚合物、离子交换膜金属复合材料、碳纳米管、离子聚合物凝胶等。它们仅通过 1~2V 低电压就可以实现驱动。然而其对驱动环境要求苛刻，需要电解质作为驱动载体，因此必须一直保持潮湿的环境。

表 6-1　EAP 优缺点对比

EAP 类型	优　点	缺　点
电子型 EAP	（1）响应速度快（毫秒级）； （2）在直流电场刺激下能保持形变； （3）可以产生相对较大的驱动力； （4）具有较高的能量密度； （5）可长时间运行在室温条件下。	（1）需要极高的电压驱动（约 100MV/m），铁电聚合物也需要 20MV/m； （2）与电压极性无关，只能产生单向驱动。

EAP 类型	优　　点	缺　　点
离子型 EAP	(1)依据电压极性可实现双向驱动； (2)低电压驱动； (3)一些离子型 EAP(如导电聚合物)具有独特的双重稳定性。	(1)需要使用电解液； (2)极低的电机械效率； (3)慢响应速度； (4)驱动力小； (5)无法保持形变。

多少年来，EAP 材料的诸多类骨骼肌特性，使其一直是骨骼肌仿生研究的重要智能材料之一。离子交换膜金属复合材料(Ionic Polymer-Metal Composite,IPMC)是离子型 EAP 中的一种典型智能材料,其由阳离子交换膜和铂等贵金属通过化学镀方法复合而成。IPMC 低电压驱动即可实现。当对 IPMC 薄膜通入直流电时,薄膜会向阳极方向弯曲,并且弯曲程度与电压幅值呈正比例关系。当通过交流电压时,薄膜则会产生左右摆动弯曲,并且其位移与电压幅值和频率有关。IPMC 材料具有驱动电压低、响应速度快等优点,因此受到研究人员的青睐。IPMC 可以用于微小机器人夹持器研究及仿生昆虫、仿生鱼的驱动研究,具有很大的应用潜力。如图 6-10 (a)所示为 IPMC 薄膜施加直流电压时,薄膜向阳极弯曲。如图 6-10 (b)为基于 IPMC 驱动的仿生手,该仿生手可以模拟手指的抓取动作。对仿生手施加电压后产生变形从而实现石块的抓取操作。

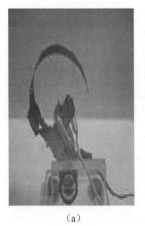
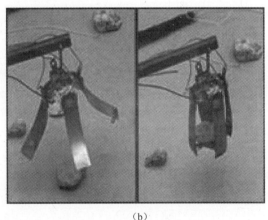

(a) (b)

图 6-10　IPMC 驱动器(a)及基于 EAP 的仿生手抓取石块(b)

电介质弹性体是电子型 EAP 材料中的典型代表,也是目前科研学者最为关注的 EAP 驱动材料。这种材料具有柔性、噪声小、可塑性强等优点,因此也被用来进行仿生肌肉研究[23, 24, 52]。美国斯坦福研究院(SRI)利用电介质弹性体制作了两自由度的柱形弹簧卷驱动器,该驱动器大小与手指相当,可产生 8MPa 的驱动应力,相当于骨骼肌的 30 倍。该驱动器在高电压(5.5kV)下会产生弯曲变形,如图 6-11所示形变产生的力能举起 1kg 重的物体,如图 6-12 所示。基于该驱动器,

SRI 设计了六腿仿生机器人 FLEX2(图 6-12(a)),该机器人具有类生物步态,步速可达 315cm/s。为了进一步 EAP 的骨骼肌仿生特性,有学者利用电介质弹性体制作成了和骨骼肌形状、应变类似的人工骨骼肌(图 6-12 (b))对肱二头肌的模拟,拟希望其能应用在医疗康复领域。

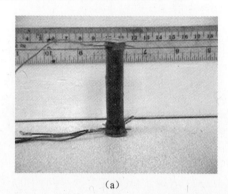
(a)

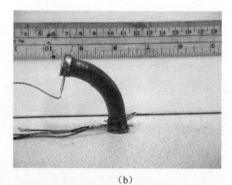
(b)

图 6-11 静止态(a)和高压驱动态,驱动电压 5.5kV(b)

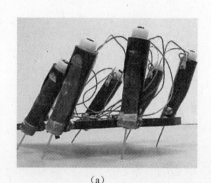
(a)

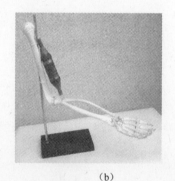
(b)

图 6-12 FLEX2(a)和 EAP 人工骨骼肌(b)

作为聚合物,EAP 可以很容易地塑造成所需的形状,多种 EAP 仿生驱动器也相继出现。然而 EAP 驱动器依旧具有驱动效率低、鲁棒性差等缺点。此外,EAP 材料大多只是处在实验室研究阶段,并没有走向商业化。EAP 苛刻的驱动条件(超高电压或者液体环境)严重制约着其仿生应用。

2) 形状记忆合金

形状记忆合金(SMA)是一种独特的金属材料,与一般金属材料受力会产生永久变形不同,SMA 在发生塑性变形后,经过加热到某一温度之上,能够回复到变形前形状[53]。SMA 在一定的机械循环负载条件下可以吸收和消耗机械能,显示出良好的阻尼作用。SMA 的这些特性,与其独特的晶体结构密切相关。SMA 主要由两种体相组成,分别是低温时的马氏体(Martensite)和高温时的奥氏体(Austenite),每种体相呈现完全不同的晶体结构,因而也具有完全不同的材料特性。此外,一些SMA 也会有中间相体(R-phase),如图 6-13 所示。奥氏体呈体心立方结构,而马氏体呈面心立方结构。从微观晶体学上讲,SMA 驱动的实质是 SMA 晶格之间的相互转化,即马氏体相变,在马氏体相变过程中,SMA 晶格原子会高度有序"军事化"的迁移。无数个微观晶格的移动累加实现 SMA 的宏观变形。

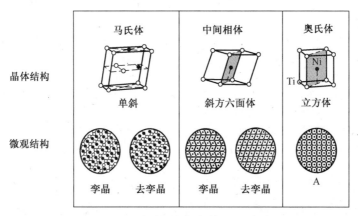

图 6-13　Nitinol 各相体的晶体结构和微观结构示意图

　　SMA 拥有两个独特的材料特性:形状记忆效应(Shape Memory Effect)和超弹性(Superelasticity)[53]。形状记忆效应是指 SMA 在低温变形后,通过加热可以恢复到原来的形状,如同具有记忆功能。超弹性则是指等温状态下的 SMA 在应力循环负载条件下可以达到最大 10%的变形量,这远远大于普通的合金弹性变形量。这两种特性的实验结果见图 6-14[54]。正是基于这一点,SMA 在智能驱动上面具有广泛的应用范围。

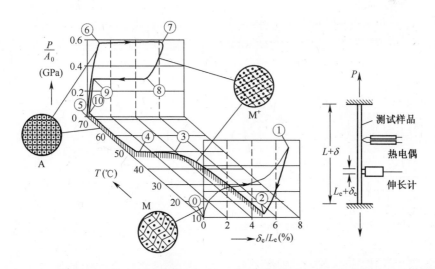

图 6-14　SMA 形状记忆效应(0~5)和超弹性(5~10)实验结果图

　　SMA 具有很多类骨骼肌特性,比如高功率密度、大输出力、柔顺性、单向收缩等。此外,SMA 除了具有驱动功能外,还具有自感知功能,再者,SMA 驱动简单,低压电流加热即可实现。因此 SMA 不仅可以作为驱动器、传感器以及缓冲器,还是骨骼肌仿生材料的极好选择。几十年来,国内外学者一直致力于利用 SMA 设计人工肌肉执行器方面的研究,并希望利用 SMA 人工肌肉实现对假肢外骨骼或者机器人的柔性驱动[55-59]。

现有最具代表性的研究成果是麻省理工学院的 H. Asada[58]等人采用 SMA 丝驱动的仿生手,如图 6-15(a)所示。该手采用矩阵式排布和协同式控制方法。通过 SMA 驱动该手可实现 16 种之多的人手动作模式,而采用传统的驱动方式很难满足这一要求。此外,加拿大多伦多大学 A. Price 等人[57]将 SMA 设置成辫式,并将其应用于两自由度仿生上肢的驱动,如图 6-15(b)所示。SMA 作为驱动器与其他驱动器特性的相关比较如表 6-2 所示,可见,SMA 除了在应变、速度及功率特性上略低于生物骨骼肌外,其他特性都远优于生物骨骼肌,尤其 SMA 具有远高于骨骼肌的力/重量比特性,因此,SMA 有条件实现大输出力、大功率密度以及具有"驱动-传感-结构"多功能特性的集成人工骨骼肌。在 2006 年的 *Science* 中介绍了美国德克萨斯州大学达拉斯分校的 Von Howard Ebron 等人[56]采用不同的加热方法,研制出以酒精和氢为动力的超强人工肌肉,它可以把化学能转化为热能,导致 SMA 收缩,热度下降时则会放松。这种人工肌肉的举重能力是一般骨骼肌的 100 倍。可以用它制造出性能更为优越的假肢,也可用来设计外骨骼机器人,让消防员、战士或航天员拥有超人般的力量。

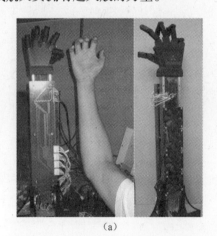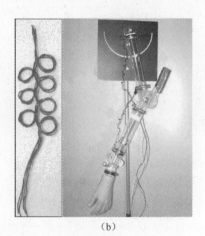

(a)　　　　　　　　　　　　　　　　　(b)

图 6-15　SMA 驱动的仿生手(a)和辫式 SMA-AM 驱动的仿生上肢(b)

表 6-2　相关驱动器与生物骨骼肌参数对比

驱动类型	应变/%	应力/MPa	能量密度/(J/g)	最大应变率/(%/s)	弹性模量/MPa	驱动效率/%	相对速度(全周期)
生物骨骼肌	20	0.1	0.041	>50	10~60	20	中等
介电弹性体	25	1.0	0.1	>450	0.1~10	60~90	中等~快

驱动类型	应变/%	应力/MPa	能量密度/(J/g)	最大应变率/(%/s)	弹性模量/MPa	驱动效率/%	相对速度(全周期)
IPMC	0.5	3	0.004	3.3	50~100	1.5~3	慢~中等
电磁驱动器	50	0.1	0.003	>1000	—	>80	快
压电陶瓷	0.2	110	0.013	>1000	25000	>90	快
SMA	10	700	>15	300	9000	<10	慢

6.2 生物骨骼肌特性辨识及建模

生物系统辨识(BSI)是仿生设计的第一步。如果将一个人工驱动器称为人工骨骼肌,我们首先必须清楚生物骨骼肌共有且区别于其他驱动器的独特结构、功能及力学特性。对这些特性模拟就是骨骼肌仿生设计的主要目的。然而,不同脊椎动物骨骼肌的表现特性千差万别,同一种动物的骨骼肌也不尽相同。尽管如此,骨骼肌基本的结构组成、驱动原理以及力学特性是相同的。本小节所采用的方法就是通过深入分析骨骼肌复杂的结构功能特性,抽取简化但不失正确性的结构功能模型。此外,针对骨骼肌生物力学特性,通过对 4M 骨骼肌生物力学模型的进一步简化以及不同脊椎动物的骨骼肌力学数据,建立修正的 4M 骨骼肌生物力学模型,确定骨骼肌仿生设计指导准则,指导仿生设计。

6.2.1 骨骼肌生物特性辨识

6.2.1.1 骨骼肌结构功能特性

结构上,骨骼肌主要包括肌纤维和结缔组织。每根肌纤维包含无数根并联肌原纤维,每根肌原纤维包含无数个串联肌小节。每个肌小节由粗肌丝和细肌丝构成。其中细肌丝由肌动蛋白构成,粗肌丝由肌球蛋白构成,肌球蛋白又称为分子马达。骨骼肌收缩就是无数个分子马达集体运行的宏观体现。肌纤维是骨骼肌主动收缩元(Contractile Element ,CE),结缔组织是并联弹性元(Parallel Elastic Element, PE)。此外,骨骼肌还存在串联弹性元(Series Elastic Element,SE)(主要是指肌小节中的肌联蛋白)。每块骨骼肌通过肌腱与骨骼相连。因此,详细的骨骼肌-肌腱系统可以用图 6-16 表示(简单起见,我们可以把骨骼肌-肌腱系统看成骨骼肌系统)。

动物实验数据表明[61],骨骼肌 PE 在骨骼肌长度小于静息长度(静息长度是指骨骼肌输出力最大时的骨骼肌长度)时,具有很小的弹性力,而当大于静息长度

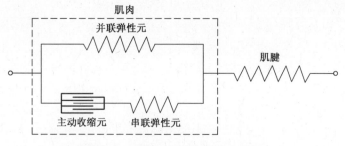

图 6-16　骨骼肌-肌腱系统示意图

时,其输出力会以指数的形式迅速增加。因此,在静息长度内,对骨骼肌模型以及仿生设计来说,PE 部分是可以忽略的。然而,当超过静息长度时,则必须考虑的。骨骼肌 PE 的这种结构,不仅保证了骨骼肌收缩过程中能量存储和释放,还具有防止肌纤维以及骨骼肌整体拉伤的作用。此外,骨骼肌 SE 与肌腱相比,其被动弹性以及储能等特性均可以忽略不计[62]。因此骨骼肌-肌腱系统可以进一步简化为图 6-17 所示。

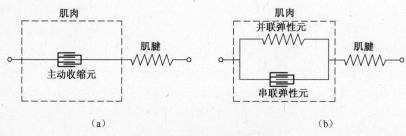

图 6-17　骨骼肌-肌腱简化图
(a) 小于静息长度时;(b) 大于静息长度时。

功能上,骨骼肌是一种多功能生物驱动器,其功能可以分为三大类:驱动功能、自传感功能和储能功能。组织的结构决定其功能,骨骼肌的多功能特性与其独特的结构构造密不可分。骨骼肌具有集成驱动与自传感功能。如上一小节所述,骨骼肌的驱动功能主要来源于肌纤维。而其传感功能来源于集成于骨骼肌内部的本体感受器。骨骼肌受控于运动神经元。然而骨骼肌为了有效地工作,运动神经元不仅要在合适的时刻发电脉冲信号,还要在运动过程中依据运动性质、肌肉负载随时调整放电频率。这种放电频率的实时调节依赖于骨骼肌本体感受器向中枢神经系统的实时反馈。

骨骼肌本体感受器主要分为两种:高尔基腱器官(Golgi Tendon organ,GTO)和肌梭(Muscle Spindles)。GTOs 位于骨骼肌与肌腱的结合部分且与肌腱纤维交织在一起。当骨骼肌收缩时,GTOs 可以敏感地感受运动单位收缩力的变化。因此,GTOs 可以看成集成在骨骼肌内部的力传感器。肌梭是一种集成在骨骼肌内部的特殊类型的肌纤维,被纺锤形梭囊所包裹。因此肌梭又称为肌内梭,其他肌纤维则

256

称为肌外梭。二者相互平行。肌内梭有两种,分别是核袋型(Nuclear Bag)和核链型(Nuclear Chain)。核袋型可以感知骨骼肌长度以及速度的变化,核链型则能够感知骨骼肌的长度值。因此,肌梭可以看成集成在骨骼肌内部的位移传感器。肌梭的性质使其在机体反射响应、本体感觉以及运动和姿势控制等方面发挥重要作用。一块骨骼肌的功能性单位被称为运动单位(Motor Unit),一个运动单位包括一个运动神经元和由此神经元支配的所有肌纤维。这个功能性单位以及本体感受器形成了骨骼肌完整的力位置双闭环控制回路,如图 6-18 所示。

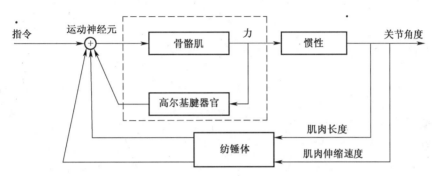

图 6-18　骨骼肌集成驱动传感控制示意图

　　骨骼肌的储能功能依赖于骨骼肌结缔组织以及肌腱特殊的黏弹性结构。骨骼肌结缔组织与肌腱串联,其在骨骼肌主动收缩和被动拉伸过程中被拉长,产生张力的同时储存弹性势能;当骨骼肌舒张时弹性体回缩,储存的弹性势能被释放出来。结缔组织及肌腱的这种储能功能不仅能够大大降低骨骼肌的能量消耗,提高做功效率,还具有防止骨骼肌拉伤的作用。

6.2.1.2　骨骼肌生物力学特性

　　骨骼肌力学特性仿生是骨骼肌仿生设计的关键。骨骼肌力学特性可以通过研究骨骼肌等张收缩和等长收缩力学特性来描述[5]。等张收缩特性指骨骼肌在恒定张力情况下的收缩特性。等长收缩特性则是指骨骼肌在恒定长度情况下的收缩特性。4M 模型详细描述了骨骼肌在不同宏微观因素影响下的收缩力及收缩速度特性[63-67]。本节以 4M 模型为基础,在深入分析骨骼肌力学特性的同时,结合已有的动物骨骼肌数据,对模型进一步修改,以便指导人工骨骼肌设计。

　　4M 模型是以单个肌小节为对象,运用非平衡统计力学原理,在详细分析分子马达空间结构、集体运行特性以及肌小节串并联特性的基础上,从微观到宏观自下而上推导建立的骨骼肌宏观力学模型。该模型充分考虑了负载力、[ATP]浓度以及动作电位(用[Ca^{2+}]sp 表示)对骨骼肌收缩力的影响,并将骨骼肌模型描述如图 6-19 所示。肌小节是骨骼肌收缩的基本单位,分子马达是骨骼肌收缩最核心单元[67]。在肌肉收缩过程中,分子马达通过发生构象改变,产生循环做功冲程,并呈现出复杂的化学状态。大量分子马达的集体运行引起肌小节粗细肌丝的相对滑动,进一步使骨骼肌产生收缩[68]。

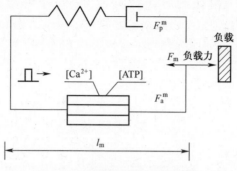

图 6-19　骨骼肌简化结构图[67]

1. 等长收缩特性

骨骼肌主动收缩力是无数串并联肌小节收缩力的累加。此外,由于骨骼肌包含主动收缩元和被动弹性元,二者呈并联关系。因此肌肉收缩力 F 由主动力 F_a 和被动力 F_p 两部分组成,并满足如下关系:

$$F = F_a + F_p \tag{6-1}$$

依据 4M 模型,骨骼肌主动收缩力满足如下关系:

$$F_a = \frac{A\alpha\beta n_0 k_c}{s} \int_0^L x\rho(x,t)\,\mathrm{d}x \tag{6-2}$$

式中:a 为肌小节粗细肌丝的交叠程度,与骨骼肌长度有关,当骨骼肌长度为静息长度时,$a=1$,此时主动力最大;β 为肌肉激活程度,与动作电位频率有关,$\beta=1$ 表示骨骼肌在强直刺激条件下收缩;k_c 为分子马达弹性系数;An_0/s 为骨骼肌中分子马达的数目;$\int_0^L x\rho(x,t)\,\mathrm{d}x$ 为 x 的一阶矩,即分子马达相对于细肌丝运动的平均位移量,可以看成常量[67]。

当骨骼肌在未激活状态下被动拉伸时,肌肉力主要由骨骼肌并联弹性元(PE)提供,此时骨骼肌可以描述为非线性黏弹性体[69],并满足如下关系式:

$$F_p = k_m \Delta l + \gamma \dot{l} \tag{6-3}$$

式中:k_m 为 PE 的非线性弹性系数;γ 为 PE 阻尼系数;Δl 为骨骼肌的长度变化量;$\dot{l}$ 为骨骼肌的伸缩速度。

2. 等张收缩特性

肌小节的收缩速度,即粗细肌丝的相对滑行速度,由分子马达不同化学状态间的跃迁速率所决定,跃迁速率取决于负载力以及[ATP]。依据 4M 模型,肌小节收缩速度满足如下关系式:

$$v = \frac{1}{N}\sum_{i=1}^{N} v_i = \frac{1}{N}\sum_{i=1}^{N} LJ_i \tag{6-4}$$

式中:$v_i = LJ_i(x)$ 为分子马达在状态 i 的运动速度;N 为分子马达的所有化学状态。

258

图 6-20 为分子马达负载力、[ATP] 以及肌小节收缩速度关系图。可见，[ATP] 越高，收缩速度越大，在一定负载区间内 (2~6pN)，收缩速度与负载力呈反比关系。此外，由于骨骼肌肌纤维长度约等于最长肌原纤维长度，即所有串联肌小节长度之和。故骨骼肌收缩速度等于各肌小节收缩速度之和，因此骨骼肌收缩速度-负载力也具有图 6-20 所示的反比例关系特性。这与 Hill 实验得到的宏观骨骼肌力-速度特性基本一致。

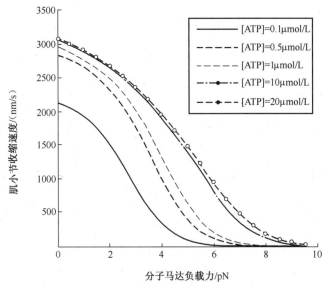

图 6-20　负载力与收缩速度之间关系

6.2.2　骨骼肌收缩特性建模

由上小节分析可知，骨骼肌受多重因素的影响，呈现出复杂的生物力学特性。4M 模型从微观分子马达的角度详细描述了宏观骨骼肌的生物力学特性较具有一般性。然而该模型涉及过多的生物参数，无法直接应用于人工骨骼肌设计。为此我们依据骨骼肌特性，结合多种脊椎动物骨骼肌实验数据，从骨骼肌等长收缩和等张收缩特性两方面提出 4M 修正模型，以便指导人工骨骼肌设计。

6.2.2.1　等长收缩建模

等长收缩特性是指骨骼肌在恒定长度情况下（零收缩速度）的收缩特性。由图 6-17 可知，骨骼肌主要包括主动收缩元和被动弹性元两部分。在等长收缩条件下，这两部分的力学特性截然不同。

1. 主动收缩元

主动收缩元 (CE) 指骨骼肌肌纤维，是骨骼肌的主要结构，也是 4M 骨骼肌模型分析的重点。Cook 等人发现 CE 可以看成一个带有并联阻尼的力发生器[70]。由式 (6-2) 可以看出，对一指定骨骼肌，其主动力只取决于肌小节粗细肌丝交叠程度和骨骼肌激活程度,交叠程度可以通过测量肌小节长度来描述。因此,骨骼肌主动力可以描述为与骨骼肌长度以及激活量相关的函数关系式。此外,由 Gordon 等人的单肌纤维力的长度依赖性实验结果可知,在等长收缩条件下,肌纤维力呈现出先增后减的抛物线特性,并且在静息长度处输出力最大。因此,骨骼肌主动力可以描述为如下形式:

$$\frac{F_a}{F_0} = \beta \left[a \left(\frac{l}{l_0} \right)^2 + b \left(\frac{l}{l_0} \right) + c \right] \tag{6-5}$$

式中:l_0 为骨骼肌静息长度;F_0 为骨骼肌在静息长度下的最大等长收缩力;l 为骨骼肌实时长度;F_a 为在实时长度下的主动收缩力;β 为骨骼肌激活量,且 $\beta \in [0,1]$,$\beta = 1$ 表示骨骼肌处于强直收缩状态,$\beta = 0$ 则表示骨骼肌未激活,处于被动状态;a、b 和 c 为模型参数,可以通过已知的老鼠[71]、青蛙[72]、猫[73]以及人类[74]的骨骼肌数据来确定。详细的参数数据如表 6-3 所列。

表 6-3　等长收缩条件下骨骼肌主动力-长度数据

脊椎动物	a	b	c	l_0/mm	F_0/N	线性相关的显著性水平 R^2
老鼠	−4.50	8.95	−3.45	27.0	0.29	0.97
青蛙	−6.79	14.69	−6.88	31.0	0.67	0.96
猫	−5.71	11.52	−4.81	31.9	0.18	0.99
人类	−13.43	28.23	−13.96	215.9	193.1	0.75

进一步依据式(6-5),在强直等长收缩状态下骨骼肌主动力-长度结果如图6-21 所示(注意:为了方便比较,实验结果做了无量纲处理)。四种脊椎动物的结果证明了骨骼肌先高后低的抛物线形式,然而物种不同,曲线宽度相差很大。其中人类骨骼肌主动力驱动范围最小,而青蛙和老鼠的驱动范围很大。此外,猫骨骼肌在大大超过静息长度后依旧能产生收缩力。

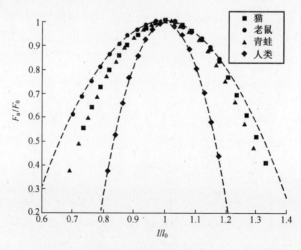

图 6-21　脊椎动物骨骼肌等长收缩状态下主动力-长度无量纲关系

2. 被动弹性元

骨骼肌被动弹性元分为并联弹性元(PE)和串联弹性元(SE),由于 SE 在变形量、储能功能等方面远小于 PE,因此,这里被动弹性元主要是指 PE。结构上,PE 主要指骨骼肌结缔组织。依据 6.2.1.2 节分析,骨骼肌在未激活状态下($\beta = 0$)肌肉力主要由 PE 提供,此时骨骼肌可以描述为非线性黏弹性体,并满足式(6-3)。实验发现,PE 呈非线性轻阻尼特性[75]。此外,由 6.2.1.1 结构分析得知,PE 主要工作在静息长度外,且输出力会以指数的形式迅速增加。因此,式(6-3)可以简化为如下形式:

$$\frac{F_p}{F_0} = \begin{cases} 0, & l < l_0 \\ k_1 \left(\frac{l}{l_0} \right)^{k_2}, & l \geqslant l_0 \end{cases} \quad (6\text{-}6)$$

式中:l 为骨骼肌实时长度;F_p 为在实时长度下的被动弹性力;k_1、k_2 为被动力模型参数,其数据是通过青蛙[72]、猫[73]以及人类[74]骨骼肌数据来确定的。详细参数如表 6-4 所列。

表 6-4　等长收缩条件下骨骼肌被动力-长度数据

脊椎动物	k_1	k_2	l_0/mm	F_0/N	R^2
青蛙	0.0006	20.63	31.0	0.67	0.95
猫	0.0301	9.16	31.9	0.18	0.95
人类	0.0037	10.43	215.9	193.1	0.89

依据式(6-6),可得到骨骼肌在等长收缩状态下被动力-长度结果,如图 6-22 所示。由图可见,骨骼肌 PE 被动力在静息长度处几乎为零,但是超过静息长度后会快速增加。此外,不同动物的骨骼肌被动力和收缩长度差别都很大,但是其被动力-长度关系基本上都满足式(6-6)。

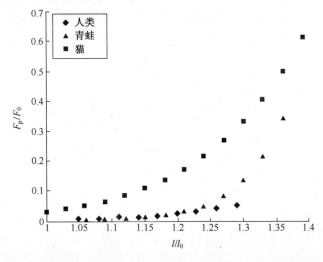

图 6-22　脊椎动物骨骼肌等长收缩状态下被动力-长度无量纲关系

骨骼肌收缩力是主动力和被动力的总和,满足式(6-1)。骨骼肌总收缩力-长

261

度关系如图 6-23 所示。可见,在静息长度内,骨骼肌收缩力主要取决于主动力,当超过静息长度时,被动力逐渐起主要作用。然而,大多数单关节的骨骼肌并没有被牵拉到被动张力起主要作用的程度[5]。此外,不同的骨骼肌主动力-长度曲线基本一致,而被动力-长度曲线差异明显,这与骨骼肌的结缔组织(弹性成分)的多少有关。由 4M 模型(式(6-2))可知,不同骨骼肌的输出力与并联肌纤维数目成正比。而且骨骼肌主动结构与被动结构在力学特性上是相互匹配的。因此在实际仿生中,我们可以依据骨骼肌肌纤维的最大收缩力及收缩范围来确定被动张力的最大值,从而确定骨骼肌总张力-长度曲线。

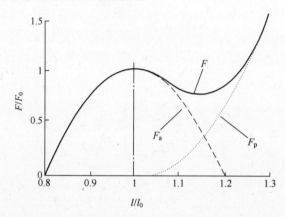

图 6-23　骨骼肌主动力-长度、被动力-长度及总张力-长度的无量纲关系

骨骼肌通过接受支配它的运动神经元发出的动作电位的刺激产生主动收缩。动作电位频率即骨骼肌激活量 β。刺激的频率因不同运动单位而异。刺激肌纤维的频率越大,骨骼肌的主动收缩力越大。然而当刺激频率超过某一定值时,收缩力达到最大值,此时骨骼肌处在强直收缩状态(最大激活量状态)。图 6-23 中 $\beta = 1$。依据前述分析,我们可以得到骨骼肌在不同激活量状态下的力-长度关系,如图 6-24 所示。

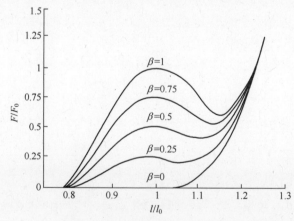

图 6-24　骨骼肌在不同激活量下的总张力-长度无量纲关系

262

6.2.2.2 等张收缩建模

等张收缩特性是指骨骼肌在恒定张力情况下的力-速度特性。等张收缩又分为向心收缩和离心收缩。骨骼肌在向心收缩过程中做正功,而在离心收缩过程中做负功。下面我们主要讨论向心收缩过程。在等张收缩条件下,骨骼肌收缩力随着收缩速度的增大而降低,二者呈反比例关系。此外,骨骼肌收缩力不仅和收缩速度有关,还和长度、激活量有关。学者 Hill 用实验证明了骨骼肌在静息长度时收缩力-速度之间的双曲线关系[6],然而其实验是在骨骼肌强直收缩状态下进行的,并没有考虑激活量影响。4M 模型从微观角度描述了分子马达负载力、[ATP]以及肌小节收缩速度关系,如图 6-20 所示。骨骼肌微观状态呈现出类似的反比例关系特性。这里我们将骨骼肌长度限定在静息长度区间,考虑激活量因素的影响,结合4M 模型以及 Hill 实验结果,给出如下骨骼肌收缩力、速度、激活量关系方程:

$$\left(\frac{F}{\overline{F}_0} + a\right)\left(\frac{v}{v_0} + b\right) = (1 + a)b \tag{6-7}$$

式中:$\overline{F}_0 = \beta F_0$。

这里 F_0 是骨骼肌最大收缩力,v_0 是最大收缩速度,F 是实时收缩力,v 是实时收缩速度。β 是骨骼肌激活量,且 $\beta \in [0,1]$。a,b 是模型参数常量。其取值不仅取决于生物种类,还取决于骨骼肌类型。依据已知的动物骨骼肌数据[73, 75-77]可得模型参数的取值,如表 6-5 所列。

表 6-5 脊椎动物骨骼肌力-速度数据

脊椎动物	a	F_0/N	b	$v_0/(mm/s)$
老鼠	0.356	4.3	0.38	144
青蛙	0.27	0.67	0.28	42
猫	0.27	0.18	0.30	191
人类	0.81	200	0.81	1115

依据式(6-7)可得骨骼肌在等张收缩状态下收缩力-速度结果,如图 6-25 所示,此时 $\beta = 1$。可以看出,人类骨骼肌收缩力在特定速度下均大于其他三种脊椎动物的收缩力。考虑激活量的影响,依据式(6-7)可得到骨骼在不同激活量状态下的肌力-速度关系,如图 6-26 所示。

综合考虑骨骼肌力-速度-长度的关系特性可得

$$F = \beta \cdot F_0 \cdot f(l) \cdot g(v) \tag{6-8}$$

依据式(6-8),以人类骨骼肌数据为例可得骨骼肌力-速度-长度三维关系图,如图 6-27 所示,该图清晰地描述了骨骼肌生物力学特性。注意,这里激活量 $\beta = 1$。

本节以实现骨骼肌仿生为目标,系统地阐述了基于生物灵感的仿生设计方法。该方法主要包括四部分:概念选择、子概念设计、后期设计以及迭代学习。该设计方法为复杂生物体多目标仿生设计提供了详细的设计思路以及准则。依据该设计方法,本节对骨骼肌系统进行了详细的分析和辨识,简化了骨骼肌结构和功能特性,并建立了骨骼肌生物力学模型,可作为骨骼肌仿生设计的指导准则。

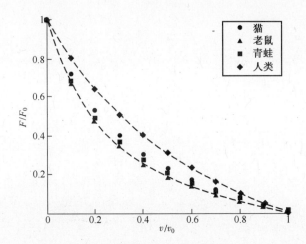

图 6-25　脊椎动物骨骼肌等张收缩状态下被动力-长度无量纲关系

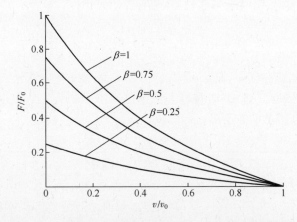

图 6-26　骨骼肌在不同激活量下的力-速度无量纲关系

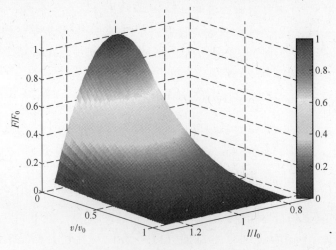

图 6-27　骨骼肌力-速度-长度无量纲关系三维图

6.3　驱动-传感-结构一体化的 SMA 人工骨骼肌

生物骨骼肌属于一种集驱动-自传感-结构功能于一体的高度集成的驱动器。多少年来,从传统的电机、液压驱动[17-21],到气动人工肌肉驱动[3],再到现在的压电陶瓷、电聚合物、碳纳米管以及形状记忆合金(SMA)等智能材料驱动[22-27],都被用来进行人工骨骼肌研究。然而因受到微纳技术以及仿生材料的限制,所以微纳尺度下的骨骼肌结构仿生(人工分子马达驱动)很难实现;宏观尺度下的骨骼肌仿生,由于传统驱动装置(电机、液压、气动)的大体积、低功率-重量比等缺点,使人工骨骼肌普遍存在控制不精确、与生物骨骼肌动力学不匹配及结构笨重等问题。此外,单一的智能驱动材料,比如压电陶瓷、电聚合物等,由于驱动电压、驱动环境等不可改变的制约因素也无法实现骨骼肌仿生。与其他驱动装置及驱动材料相比,SMA 具有诸多类骨骼肌特性,比如柔性、大功率密度、大输出力等[28]。此外,SMA 不仅具有驱动功能,还具有自传感功能,即通过自身电阻的变化感知自身长度的变化。此外,与电聚合物苛刻的驱动电压(大于 1000V)相比,SMA 驱动在低电压(5V)下就可以实现。可见,SMA 更具有实现骨骼肌仿生的优势和可行性。

本节以 BID 方法为指导,详细阐述 SMA 人工骨骼肌(SMA-AM)设计实现过程,在深入分析对比骨骼肌力学特性和 SMA 驱动特性的基础上,克服 SMA 小应变的缺点,实现对骨骼肌主动力-速度-激活量-长度特性的近似模拟。针对骨骼肌被动结构,通过引入 PET 网封装的硅管实现对骨骼肌非线性被动力学特性的仿生。此外,通过引入管道式强制风冷系统,提高了 SMA-AM 的响应速度,同时保留了 SMA 的致密紧凑、大功率密度及柔顺特性。最后通过类骨骼肌实验验证了 SMA-AM 的仿生物力学特性。

此外,尽管 SMA 具有自传感功能,但是其自传感特性并没有被完全认知,已知的 SMA 自传感模型也少之又少。学者 Lan 等人基于电阻加热实验,利用 6 阶多项式拟合建立了电阻-应变模型。本节从相变自由能的角度,深入分析了 SMA 的电阻率变化特性。在利用差示扫描量热法(Differential Scanning Calorimetry,DSC)确定 SMA 的相变温度区间及相变潜热变化特性的基础上,建立了关于 SMA 电阻率的相变动力学模型。进而通过热-机-电实验得到不同热-机械负载下 SMA 电阻率变化曲线,验证了电阻率动力学模型的正确性。进一步基于此推导建立了关于 SMA"电阻-长度"的自传感模型。最后将该自传感模型应用于 SMA-偏置弹簧单自由度机器人踝足系统。精确的角度跟踪证明了 SMA 的自传感功能,从而为后续实现基于 SMA-AM 集成驱动与传感的主动式踝足康复系统的研制奠定了理论基础。

6.3.1　SMA 关键技术

不论利用何种驱动器或者智能材料来进行人工骨骼肌的研究,绝非是驱动材料单纯的结构设计。而是在克服驱动材料自身不足的前提下实现对生物骨骼肌结构、多功能特性的模拟,其中最主要的就是对骨骼肌柔性结构、集成驱动与传感、大功率密度以及生物力学特性的模拟,只有这样才能更进一步模拟生物独特的运动方式。然而从上面一系列人工骨骼肌研究现状可以看出,绝大多数人工骨骼肌研究都没有做到这一点。其主要原因就是仿生设计原则的不统一以及仿生材料的限制。与其他驱动材料相比,SMA 具有诸多类骨骼肌特性,然而迄今为止,并没有学者从骨骼肌结构功能及力学特性上进行基于 SMA 的骨骼肌仿生设计。这是因为以下一系列关键技术问题的制约:

1. SMA 的低应变、低响应速度

SMA 的低应变和低响应速度是制约 SMA 人工骨骼肌结构设计的首要因素。低应变是 SMA 的固有特性,因此只有通过合适的结构设计来达到应变的间接增加。比如有学者利用 SMA 弹簧作为驱动器[82],虽然利用弹簧的驱动形式可以增大有效变形量,但却大大降低了 SMA 的输出力。现有的结构设计大多是以牺牲输出力来实现应变的有效增加的[53-57]。这并不利于具有大输出力的人工骨骼肌设计。SMA 的响应速度主要取决于 SMA 的相变速度,从而进一步取决于 SMA 的加热和冷却速度。相对于加热的简单方便性,比如电流加热,提高 SMA 冷却速度则是提高响应速度的关键。最简单的方法就是增大 SMA 的表面积,即选择小直径的SMA 丝[59, 83]。SMA 直径越小,冷却时间越短,响应速度越快。澳大利亚国立大学的 Y. H. Teh 和 R. Featherstone[59] 利用直径为 0.05mm 的 SMA 丝设计了 2-DOF的 SMA 驱动装置。他们利用自然冷却和快速电流加热的方式使 SMA 的驱动频率达到 2Hz。然而 SMA 直径越小,其输出力也越小。多根并联的 SMA 可以增大输出力,但是这也会增大设计的复杂性。此外,通过强直冷却的方式也可以提高 SMA冷却速度。SMA 冷却方式有很多种,H. Asada[58] 等人设计的仿生手利用 3 个冷却风扇提供风冷。美国犹他州大学的学者[82] 利用多根管道水冷循环的方式已达到控制 SMA 驱动器的目的。此外,麻省理工学院的学者[85] 利用帕尔贴半导体制冷方式对分段 SMA 进行强制冷却。不同的冷却方式给 SMA 驱动结构的设计带来不同程度的复杂性,从而影响 SMA 驱动器的功率密度。因此,如何在保证 SMA 大输出力、大功率密度、柔性等特性的同时,提高 SMA 的应变量和响应速度,并能够模拟骨骼肌生物力学特性是 SMA 人工骨骼肌结构设计的关键。

2. SMA 的自传感特性分析

实现人工骨骼肌的集成驱动与传感功能是实现骨骼肌集成仿生设计的关键。与传统的驱动器(比如电机、气动人工肌肉)相比,SMA 具有类似骨骼肌肌梭的自传感特性。SMA 在发生相变的同时,电阻、晶格结构以及长度都会发生变化,因此电阻和长度之间存在特定的对应关系。通过建立电阻-长度变化关系,可以实现电阻值反馈 SMA 长度值。利用这一特性,可以实现 SMA 集成自感知驱动器的设计。早在 20 世纪 80 年代,日本学者 Ikuta 等人[86, 87]就利用 SMA 设计了具有集成驱动与传感功能的内窥镜,如图 6-28 所示。国内方面,北京航空航天大学王田苗教授

课题组[88]利用SMA设计了主动式手术钳,同样利用到了SMA自传感特性。上海交通大学殷跃红教授课题组依据胆结石特性,设计了柔性主动式结石微抓取器,用于胆结石手术。该抓取器采用4根并联式SMA作为驱动和传感器,实现了结石的主动抓取[89]。

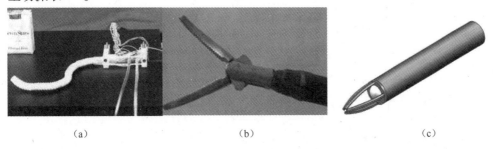

(a)   (b)   (c)

图6-28 主动式内窥镜(a)、主动式手术钳(b)和主动式结石微抓取器(c)

尽管SMA的自传感应用很多,但是其自传感应用存在精度不高、鲁棒性差、不具有一般性等缺点。这是因为SMA电阻不仅和SMA相变有关,还受制于SMA的材料组成、SMA马氏体晶格重构以及R相等多重因素的影响[27, 89]。因此建立有效的自传感模型是解决上述问题的关键。捷克学者[90, 91]从微观晶体的角度,利用中子散射实验分析NiTi SMA的相变特性,并建立了关于电阻率的微观机械模型,详细解释了SMA电阻率与应力、温度等的关系。然而该模型过于复杂无法直接应用于自传感控制。台湾学者Lan等人[92-94]基于电阻加热实验,利用6阶多项式拟合建立了电阻-应变模型。他们通过实验发现SMA外部负载越大,电阻-应变迟滞越小,线性度越好。基于建立的自传感模型,Lan实现了对SMA微抓取器的集成驱动与反馈。基于同样实验方法,美国休斯敦大学Song[95, 96]等人也得到类似的结果,并将其应用位置跟踪控制中。然而基于电加热实验的自传感模型会因为SMA丝的变化而改变,因此不具有一般性。如何建立统一的自传感模型,并能准确地描述不同SMA丝的电阻变化特性是亟须解决的问题。

3. SMA的迟滞非线性特性分析及控制

在对SMA加热冷却过程中,SMA的晶格相变使SMA呈现出很强的迟滞非线性效应。有别于普通的非线性特性,迟滞现象是智能驱动材料(比如压电陶瓷、SMA等)中常见的非线性现象。在实际系统中,迟滞并非输入输出间的简单滞后关系,而是多值映射关系。SMA的强非线性特性严重制约了其控制精度,甚至会导致SMA驱动系统的不稳定性,因此在实际应用中,消除SMA迟滞现象对系统控制的影响十分重要。而精确描述SMA迟滞特性并建立能表征该特性的数学模型是解决上述问题的关键。迄今为止,人们已经建立了多种数学模型来描述SMA迟滞现象,主要分为两类。一类是物理本构模型,具有代表性的有Tanaka模型[97]以及Brinson模型[98]。该模型准确的描述了SMA本构特性及相变动力学特性。然而该模型涉及了很多未知的材料参数,很难直接用于控制系统中。

另一类数学模型是唯象迟滞模型[99],具有代表性的有Presiach模型、Prindtl-

Ishlinskii 模型等。但这一类模型大多用来描述 PZT 迟滞特性,只有少部分模型真正用来描述 SMA 迟滞特性。这是因为 SMA 呈现出比 PZT 更为复杂的迟滞现象。SMA 的迟滞特性不仅与驱动频率有关,还和外部负载有关,且呈现出饱和非平滑非线性特性,如图 6-29 所示[100]。Preisach 模型是描述 SMA 迟滞曲线应用最广泛的模型之一[99]。美国学者 Hughes 等人通过实验验证了 SMA 迟滞曲线满足 Preisach 模型的两大特性:同余特性和擦除特性[101]。因此证明了 Preisach 模型可以用来描述 SMA 迟滞现象。此后,国内外有很多学者利用 Preisach 模型实现对 SMA 迟滞特性的描述和补偿[102-108]。然而,Preisach 模型很难获取解析逆解,因此很难用于实时控制系统中。Prindtl-Ishlinskii 模型具有解析逆解,因此可以较为方便地应用于 SMA 的迟滞补偿[109-111],然而该模型包含很多非线性加权算子,增加了计算的复杂性,依旧不适合于实时控制系统中[112]。此外这些模型都没有考虑应力及驱动频率对 SMA 迟滞特性的影响。先进的控制方法,比如神经网络控制[113]、遗传算法[114]、变结构控制[115]、滑模控制[116]等,也被用来描述 SMA 迟滞现象。然而这些控制策略都是对特定应力或者频率状态下的 SMA 迟滞曲线进行描述和补偿,也都没有考虑变应力和变频率的影响。

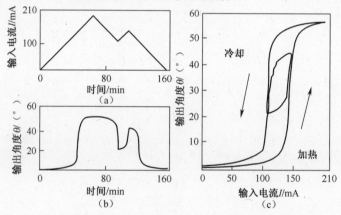

图 6-29　SMA 输入信号(a)、输出响应(b)和输入输出间迟滞曲线(c)

　　在实际生活中,骨骼肌不仅能够实现不同频率范围的伸缩运动,还能够承受不同的负载力,并实现较为准确的位置控制。因此,SMA 人工骨骼肌也必须具有这种仿生能力。因此,描述 SMA 在变应力、变负载状态下的迟滞特性,并对迟滞进行描述和控制,是实现 SMA 人工骨骼肌驱动功能的关键。

6.3.2　基于 SMA 的人工骨骼肌设计实现

　　尽管很多驱动器和智能材料被用来进行人工骨骼肌研究,这些驱动装置在某一方面与骨骼肌也具有相似性质,然而这些装置都无法实现对骨骼肌生物力学特性,即力-长度-速度-激活量关系特性仿生。迄今为止也很少有学者从这个角度进行人工骨骼肌设计。

6.2 节中,我们通过对 4M 模型的合理分析与简化,提出了 4M 修正模型:利用抛物线模型描述骨骼肌主动力-长度-激活量特性、利用指数模型描述骨骼肌被动力-长度特性,以及利用双曲线模型描述骨骼肌张力-速度-激活量特性。由相应的特性曲线描述可知,不同的脊椎动物的骨骼肌力-速度-长度-激活量关系不尽相同。因此针对骨骼肌仿生设计,与实现对特定动物的力学特性仿生相比,依据现有的骨骼肌数据确定仿生范围是更为合理和可行。

针对骨骼肌等张收缩力学(力-速度)特性仿生,依据 4M 修正模型以及已知的骨骼肌数据,可以确定如下的参数取值范围:$a, b \in [0.27, 0.81]$。力-速度的包络曲线如图 6-30 中的阴影区域所示。同样针对骨骼肌主动元等长收缩力学特性(主动元力-长度)仿生,我们可以确定如下的参数取值范围:$a \in [-13.43, -4.5], b \in [8.95, 28.23], c \in [-13.96, -3.45]$,依据该范围可以得到主动力-长度的肌肉包络曲线,如图 6-31 中的阴影区域所示。此外,骨骼肌被动元等长收缩力学特性(被动力-长度)仿生是依据骨骼肌主动力-长度特性匹配进行的,即保证骨骼肌被动弹性元伸长量及拉伸力与骨骼肌主动元收缩量及收缩力的匹配,其被动元-长度的肌肉包络曲线如图 6-32 所示。

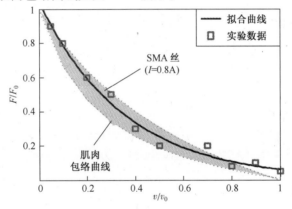

图 6-30 SMA 丝等张收缩条件下的力-速度特性

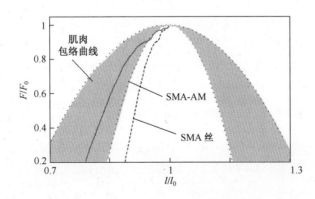

图 6-31 SMA 丝及 SMA 人工骨骼肌(SMA-AM)等长收缩条件下的力-长度特性

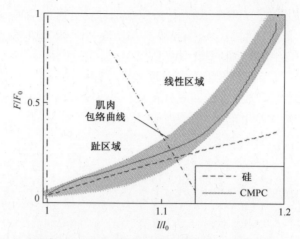

图 6-32　硅橡胶管及 CMPC 弹性力-长度曲线

需要指出,尽管肌肉包络曲线没有也不可能涉及所有动物的骨骼肌生物力学特性,但是其已经清晰地阐述了动物骨骼肌生物力学变化趋势,同时也为人工骨骼肌的设计提供了清晰的设计原则及仿生标准,即:人工骨骼肌在类生物骨骼肌收缩实验下得到的收缩力学特性需落在肌肉包络曲线内。

6.3.2.1　主动收缩元仿生设计

形状记忆合金(SMA)具有诸多类骨骼肌特性,比如高功率密度、大输出力、柔顺性、单向收缩等,同时还具有类似骨骼肌肌梭的自感知功能。因此我们选择 SMA 丝作为骨骼肌仿生的主动元素,并进一步研究探索 SMA 的自感知特性,从而实现人工骨骼肌的集成驱动与传感。

依据 BID 方法,在骨骼肌仿生设计中,我们遵循的基本的设计原则是实现骨骼肌生物力学、多功能特性仿生,同时保证仿生结构的简约和紧凑特性。我们选用的 SMA 是美国 DYNALLOY 公司生产的 Flexinol® 等原子量的 NiTi 形状记忆合金丝,如图 6-33 所示,该丝具有很好的形状记忆特性。

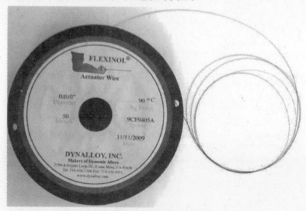

图 6-33　Flexinol® 等原子量的 NiTi 形状记忆合金丝产品图

SMA 丝的主动收缩特性类似于骨骼肌肌纤维。许多学者正是基于这一点特性将 SMA 丝称为仿生肌肉。然而,他们并没有深入了解 SMA 是否具有仿生物力学特性。即 SMA 丝是否能够实现对骨骼肌等张收缩及等长收缩特性的模拟。为解决上述问题,我们对 SMA 丝进行了一系列类骨骼肌收缩实验。实验主要分为两部分:快速释放试验和等长收缩实验。实验方法与 Hill 经典的骨骼肌收缩实现方法类似。具体的实现装置如图 6-34 所示。

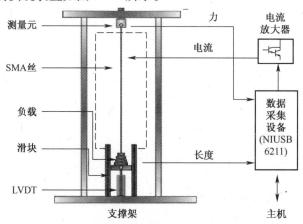

图 6-34　SMA 类骨骼肌收缩实验装置图

取一段直径为 0.25mm 长度为 220mm 的 SMA 丝,丝的一端与一个力传感器固定连接,另一端与可变负载连接。此外,负载下面连接有分辨率为 0.01mm 的直线位移传感器,它与可拆卸式滑块连接,整个装置固定在自制的实验架上。SMA 通过自制的电流放大器加热驱动,增益系数为 0.4A/V,通过自然空气对流实现冷却。此外,一个安装有采集卡型号为 NI USB 6211 的计算机实现对电流放大器的信号控制以及 SMA 丝收缩力、收缩长度数据的采集和控制。整个操作通过 LabView 环境实现。

SMA 主要具有两个相体,分别是马氏体和奥氏体,当对 SMA 进行电加热激活时,SMA 丝收缩并发生马氏体相变。进一步冷却时,SMA 丝会在外部负载力的作用下恢复初始长度并发生马氏体逆相变。注意:SMA 马氏体状态下的长度是 SMA 的最大长度值,为便于比较,我们称此时的长度为 SMA 的静息长度。

对处于强直刺激状态以及固定在静息长度处的骨骼肌瞬间释放,骨骼肌会快速收缩,通过测量骨骼肌在不同负载下的收缩速度,可以有效地得到骨骼肌等张收缩条件下的收缩力-收缩速度特性,二者呈双曲线关系。为分析 SMA 丝的等张收缩特性,我们以单根 SMA 丝为对象,利用上述实验装置进行强直刺激下的 SMA 快速释放试验。具体操作步骤是:将 SMA 丝末端滑块固定,并保证 SMA 处在静息长度处,利用电加热的方式将 SMA 加热到马氏体相变结束温度 A_f 以上,然后瞬间释放 SMA 丝,并记录 SMA 丝在不同负载下的速度值。SMA 丝在等张收缩条件下的力-速度特性如图 6-30 所示。可以看出,SMA 丝力-速度曲线基本上处在骨骼肌力-速度包络区间里面,这说明 SMA 丝具有类骨骼肌等张收缩特性。

同样依据类骨骼肌等长收缩实验,我们进一步研究 SMA 的等长收缩特性。具体实验步骤是:去除外部负载,将 SMA 丝固定在区间为 $[0.9l_0, l_0]$ 的范围内,l_0 为 SMA 丝静息长度。电加热 SMA 至 A_f 以上产生强直收缩并记录收缩力。从而得到等长收缩条件下的力-长度特性曲线,如图 6-31 所示。可见,SMA 丝收缩力随着长度的增大慢慢增大,并在静息长度 l_0 处达到最大值 F_0。SMA 丝的力-长度曲线呈现出类骨骼肌的抛物线形式。然而,SMA 无法模拟大于静息长度时的骨骼肌力-长度特性。这是因为超过静息长度后,SMA 会因为塑性变形而毁坏。此外,SMA 丝的力-长度曲线没有落在骨骼肌包络区间里面,这是因为 SMA 的最大应变量只有 10%,低于骨骼肌的 20% ~ 40%。SMA 的低应变制约着其在人工骨骼肌中的发展。

低应变是 SMA 的固有特性,因此只有通过合适的结构设计来达到应变的间接增加。有学者利用 SMA 弹簧作为驱动器,虽然 SMA 弹簧的应变量远大于 SMA 丝,但是其收缩力远低于 SMA 丝,这并不利于具有大输出力的人工骨骼肌设计。现有的结构设计也大多都是以牺牲输出力来实现应变的有效增加。为了提高 SMA 的应变量并保证 SMA 丝的大输出力特性,受肌小节粗细肌丝滑行结构的启发,我们通过一个称之为"Muscle frame"的结构,实现多根并联 SMA 丝的回转和滑动排布,并将 SMA 丝应变量提高近一倍(大约 20%)。该结构即是 SMA 人工骨骼肌的主动驱动元。详细设计结构及驱动原理如图 6-35 所示。

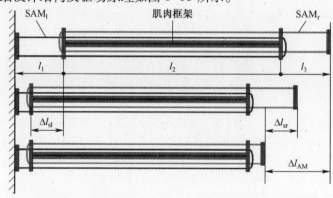

图 6-35　并联回转式 SMA 人工骨骼肌结构及收缩原理

多根并联的 SMA 丝通过"Muscle frame"分为左、中、右三部分,并在"Muscle frame"处重合并回转排布。该结构的整体长度即 SMA-AM 的长度 l_{AM},如图 6-35 所示。假设 SMA-AM 的应变为 ε_{AM},其满足:

$$\begin{cases} l_{AM} = l_1 + l_2 + l_3 \\ \varepsilon_{AM} = \dfrac{\Delta l_{AM}}{l_{AM}} \end{cases} \quad (6-9)$$

此外,左右两部分的 SMA 丝在收缩过程中的长度变化量满足下式:

$$\begin{cases} \Delta l_{\mathrm{sl}} = (l_1 + l_2)\varepsilon \\ \Delta l_{\mathrm{sr}} = (l_2 + l_3)\varepsilon \end{cases} \qquad (6\text{-}10)$$

依据式(6-9)和式(6-10),可以求得 SMA-AM 的应变表达式:

$$\varepsilon_{\mathrm{AM}} = \frac{\Delta l_{\mathrm{sl}} + \Delta l_{\mathrm{sr}}}{l_{\mathrm{AM}}} = \left(1 + \frac{l_2}{l_{\mathrm{AM}}}\right)\varepsilon \leqslant 2\varepsilon \qquad (6\text{-}11)$$

式中:ε 为单根 SMA 丝的应变量,最大值为 10%。

由式(6-11)可见,通过改变"Muscle frame"在整个 SMA-AM 的长度比例,就可以将 SMA-AM 的有效应变量提高到近 20%,从而基本满足了静息长度内骨骼肌等长收缩特性的模拟,如图 6-31 的 SMA-AM 曲线所示。

需要指出,如同肌肉结缔组织具有保护肌纤维防止过拉伸的作用一样,SMA 也需要并联弹性组织来保护其防止过拉伸,否则会导致 SMA 的塑性变形而产生永久损坏。这一点可以通过下面的被动弹性元设计分析解决。

6.3.2.2　被动弹性元仿生设计

骨骼肌结缔组织是骨骼肌被动弹性元的主要组成部分。被动弹性元不仅具有保护肌纤维的功能,还呈现出非线性的力-长度特性,如图 6-23 所示。然而需要指出,在图 6-23 中描述的骨骼肌数据中,骨骼肌被动伸长量及最大弹性力都不相同,这一点不同于骨骼肌主动力-长度曲线。为了便于分析,我们将弹性力归一化到最大值 F_0,以及伸长量归一到 $1.2l_0$,得到了如图 6-32 所示的弹性力-长度包络区间。可以看出,当骨骼肌长度小于静息长度时,被动弹性元处于松弛状态,当大于静息长度后,弹性力-长度曲线可以分为两部分:①趾区域,该区结缔组织被逐渐拉直,呈现出小弹性系数特性。②线性区域,该区结缔组织的硬度迅速增大并开始变形,呈现出大弹性系数特性。为实现对骨骼肌被动弹性元特性的仿生,我们采用硅橡胶管并联聚对苯二甲酸(Polyethylene Terephthalate)网的结构。其中 PET 网包裹在硅管外部并与其两端固结在一起,并统称为定制的被动复合材料 Ccustom Made Passive Composite,CMPC)。众所周知,硅橡胶管的变形量很大(一般大于 100%),而骨骼肌超过静息长度后的应变量仅 10%~20%。因此我们通过引入并联 PET 网限制硅管的变形量。同样基于图 6-34 的实验平台,我们以 CMPC 为对象进行被动拉伸试验。在拉伸试验初始,PET 网处在松弛状态,CMPC 的弹性力由硅管提供,并呈现出低变形系数特性,类似骨骼肌曲线的趾区域。当 PET 网被逐渐拉伸至张紧状态时,CMPC 的弹性力快速增加,并呈现出高变形系数特性,类似骨骼肌曲线的线性区域。通过改变硅管的长度、直径、壁厚以及 PET 网的长度值,我们可以得到处在包络区间内的力-长度曲线,如图 6-32 中的肌肉包络曲线所示。其中 CMPC 的具体参数最终确定为:硅管长度为 250mm,直径为 10mm,壁厚 1.5mm 以及 PET 网长度 263mm。

6.3.2.3　仿生结构验证

基于前两小节的分析,我们利用并联回转式 SMA 丝模拟骨骼肌的主动收缩元,利用 CMPC 模拟骨骼肌的被动弹性元。SMA 人工骨骼肌(SMA-AM)详细的设计结构如图 6-36 所示。多根回转并联式 SMA 丝嵌入在 CMPC 内部。CMPC 的两端与"hose barb"管接头固定并黏结在一起。这里我们选择了 8 根直径为 0.25mm 的 SMA 丝作为 SMA-AM 的驱动元。由前述分析可知,SMA-AM 的最大收缩力为 230N。需要注意的是,通过改变并联的 SMA 丝的数量,可以实现任意想要的输出力。SMA 并联数量越多,输出力越大。

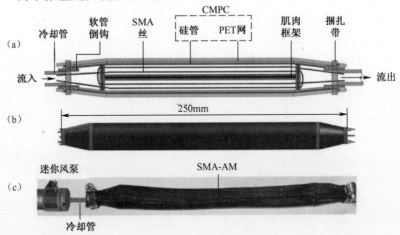

图 6-36 SMA 人工骨骼肌结构(SMA-AM)的示意图(a)、三维图(b)和实物图(c)

SMA-AM 总长为 250mm,直径为 10mm。由于电加热即可实现 SMA-AM 的收缩,因此与气动人工肌肉相比,SMA-AM 具有更高的力/重量比以及结构紧凑性。然而,CMPC 内部有限的散热空间严重制约了 SMA 的冷却速度。为提高 SMA 的响应速度并保证 SMA-AM 的结构紧凑特性,我们引入管道式风冷方法,如图 6-36 所示。在 SMA-AM 端部,我们利用迷你风泵产生强制风冷,并通过冷却管与 CMPC 连接。实验证明,SMA-AM 的冷却时间从自然冷却下的 10s 下降到强制风冷下的 1s。同时我们发现,采用强制水冷系统,SMA-AM 的冷却时间会下降到 0.2s。然而利用水冷方法必须考虑冷却水的回收装置,这样会使 SMA-AM 结构变得复杂。此外我们侧重的是 SMA-AM 在人体踝足康复系统中的应用研究,1s 的冷却时间已经足够。因此我们选择管道风冷方法。

为验证 SMA-AM 的仿骨骼肌力学特性,我们以 SMA-AM 为样本,利用图 6-34 的实验装置进行等长收缩实验。加热电流的大小可以表征 SMA 的相变程度,从而进一步表征 SMA-AM 的激活程度,因此通过改变电流值可以得到 SMA-AM 在不同激活程度下的力-长度曲线,详细结果如图 6-37 所示。当加热电流为 600mA 时,SMA-AM 强直收缩,并产生最大的收缩力 F_0。随着电流减小,收缩力逐渐下降,但是被动弹性力并不发生改变,这是因为 CMPC 的弹性力与 SMA 主动力无关。比较图 6-37 与图 6-23 可以发现,SMA-AM 呈现出了和骨骼肌类似的力-长度曲线特性,基本上实现了对骨骼肌生物力学特性的仿生。

需要说明的是,CMPC 在产生张力的同时会储存弹性势能,在张力消除后会恢

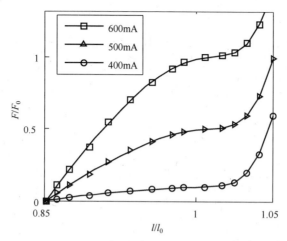

图 6-37　SMA 人工骨骼肌结构(SMA-AM)的力-长度无量纲实验曲线

复至原长并释放储存的弹性势能。因此,CMPC 不仅能够保护 SMA 防止过拉伸和过载,还能够在一定程度上模拟骨骼肌结缔组织的储能功能。

6.3.3　SMA 自传感特性

6.3.3.1　SMA 电阻率相变动力学

电阻率是表征材料导电性能的物理参数。其与材料几何因素(如形状、长度、横截面积等)无关,而与导体的材料结构、材料温度以及外加负载有关。从微观晶体角度分析,电阻率主要取决于材料的晶格结构。SMA 主要具有三种晶格结构,分别是奥氏体状态下的体心立方结构、马氏体状态下的面心立方结构以及 R 相状态下的斜方六面体结构。马氏体相变是一种金属材料中的无扩散相变。相变过程中,晶格原子往往以类切变的机制协同移动,从而造成晶格结构的改变,所以无扩散相变有时候被称为军团式相变。无数个原子微小的相对位移的累加引起宏观上的形状变化。马氏体相变产生晶格结构改变的同时必然会引起电阻率值的改变。SMA 独特的材料特性(形状记忆效应和超弹性)正是由于不同相体之间的晶格结构改变引起的。

影响 SMA 相变的主要因素是温度和应力。依据温度或者应力变化的不同,马氏体相变分为两种:马氏体正相变和马氏体逆相变。SMA 详细的相变过程如图 6-38 所示。升温(或卸载)时发生从 B19′晶体结构的马氏体(M)转变成 B2 晶体结构的奥氏体(A)的马氏体逆相变;降温(或加载)时发生从 B2 转变成 B19′的马氏体正相变。在马氏体正相变过程中,有时还会出现具有菱方晶体结构的中间 R 相(R)[117, 118]。

对于普通合金来说,材料的电阻率取决于材料结构、温度以及外部应力。然而对于指定的形状记忆合金材料来说(我们选用的是美国 DYNALLOY 公司生产的 Flexinol® 等原子量的 NiTi SMA 丝,直径为 0.15mm),SMA 的电阻率不仅具有普通

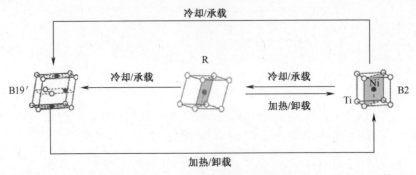

图 6-38　SMA 相变过程示意图

合金电阻率相同的影响因素,还和 SMA 的相变程度、马氏体重取向及 R 相畸变程度有关。SMA 电阻率详细的影响因素关系如图 6-39 所示。框①表示 SMA 电阻率随着温度、应力值的改变而线性变化,这一点类似于普通合金材料。框②、框③、框④表示 SMA 电阻率不同于合金材料的特性。其中,框②表示 SMA 电阻率和应力或温度引起的马氏体相变密切相关;框③和框④分别表示 SMA 电阻率随着马氏体重取向及 R 相畸变程度而线性变化。其中马氏体重取向取决于外部应力,而 R 相畸变取决于温度。由此可知,对于特定的 SMA 来说,温度和应力变化影响电阻率的变化。

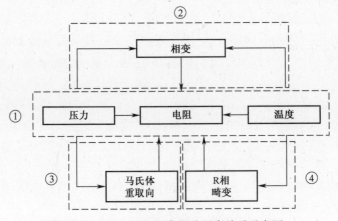

图 6-39　SMA 丝电阻率影响因素关系示意图

针对 SMA 的电阻率分析,可以分为相变区间和非相变区间两部分。在非相变区间,电阻率主要受应力、温度的影响,因此我们通过引入电阻率温度系数(Temperature Coefficient of Resistivity,TCR)以及电阻率应力系数(Stress Coefficient of Resistivity,SCR)来表述温度及应力对 SMA 电阻率的直接影响。此外,由于马氏体重取向程度与应力成正比,而 R 相畸变程度与温度成反比[89]。因此我们用正 SCR 及负 TCR 两个参数值来间接描述上述两个影响因素。详细的参数取值可以通过实验得出,如表 6-6 和表 6-7 所列。依据上述分析,可以得到 SMA 电阻率在非相变区间的关系表达式:

276

$$\rho_{iT}^{\sigma} = \rho_{0i}^{0} + \alpha_i(T - T_{0i}) + \beta_i\sigma \qquad (6-12)$$

式中:下标 i 为 SMA 的独立相态 A、M 或者 R;T 为实时的温度;σ 为加载在 SMA 丝上的外部负载;ρ_{0i}^{0} 为各独立相态在温度 T_{0i} 以及零负载下的电阻率值,可以通过实验测得;ρ_{iT}^{σ} 为各独立相态在温度 T 以及零负载下的电阻率值;α_i 为电阻率温度系数(TCR);β_i 为电阻率应力系数(SCR)。

与非相变区间不同,相变区间的电阻率变化主要取决于 SMA 的相变程度。然而 SMA 呈现出复杂的相变过程,如图 6-38 所示。中间相 R 相的存在进一步使相变结构及电阻率特性变得复杂。为此我们运用差示扫描量热法(Differential Scanning Calorimetry,DSC)对 TiNi SMA 进行热循环测试实验,深入了解 SMA 的相变过程。并进一步通过对 SMA 相变自由能的描述建立关于 SMA 电阻率的相变动力学模型,从而详细描述电阻率的变化特性。尽管 R 相使电阻率特性复杂化,但是我们在后续热-机-电实验中发现,电阻率在 A→M 以及 A→R 相变区间具有相似性。因此为描述方便,我们暂时忽略 R 相的存在,而只考虑电阻率在 A、M 两相间的相变特性,该特性可以合理地推广到 R 相存在的情况。

表 6-6　SMA 丝的实验材料参数

参　　数	马氏体	R-相	奥氏体
$\alpha_i / (\mu\Omega \cdot cm/℃)$	0.08	−0.05	0.05
$\beta_i / (\mu\Omega \cdot cm/MPa)$	0.05	0.04	0.04
$C_i / (MPa/℃)$	3.68	—	6.06
$\rho_{0i}^{0} / (\mu\Omega \cdot cm)$	100.5	104.2	95.2
$T_{0i} /℃$	34	58	79

表 6-7　SMA 丝的相变参数

参　　数	M→A	A→R	R→M
零负载下的相变起始温度/℃	73	—	44
零负载下的相变峰值温度/℃	76	58	39
零负载下的相变结束温度/℃	79	—	34
相变潜热 $Q_i /(J/g)$	24.5	0	11.2
最大可恢复应变/%	4.8	0.8	4

SMA 在发生马氏体正逆相变的过程中,会伴随着潜热(Latent Heat)的释放或者吸收。DSC 分析是一种研究 SMA 相变潜热的有效方法,该方法不仅可以确定 SMA 相变温度,还可以精确地计算 SMA 相变潜热的大小及变化趋势。我们通过对 DSC 曲线的分析和模拟,从相变自由能的角度描述电阻率的变化特性并建模。在 DSC 实验中,我们利用德国 Netzsch 公司的 DSC 200 F3 Maia® 分析仪,对美国 DY-NALLOY 公司生产的 Flexinol® 等原子量的 NiTi SMA 丝样本进行相变测试。为保

证 DSC 曲线的准确性,我们对 SMA 样本进行了三次相同的热循环加载,每次热循环温度区间为-10~120℃ ,其中加热和冷却速度满足: dT/dt = 10℃/min 。

三次热循环后的 DSC 曲线逐渐稳定收敛,如图 6-40 所示。横坐标是程控温度,纵坐标是热流。由图可见,在升温过程中,出现了一个吸热峰值曲线,该曲线表示 SMA 的马氏体逆相变过程(M→A)。在降温过程中,出现了两个放热峰值曲线,其中一个放热峰值曲线很明显,另外一个则不明显,该曲线表示 SMA 的马氏体正相变过程(A→R 和 R→M)。峰值的产生是由相变潜热的变化所引起的。这里我们分别定义 M_s、M_p 和 M_f 为 R→M 相变的起始、峰值以及结束温度。定义 A_s、A_p 和 A_f 为 M→A 相变的起始、峰值及结束温度。定义 R_p 为 A→R 相变的峰值温度。由于 A→R 相变释放的潜热过少,DSC 没有检测出 R 相变的起始 R_s 和结束温度 R_f 。因此,我们暂时忽略 R 相的影响。相关的温度参数及数据如图 6-41 及表 6-7 所示。此外,温度参数基本满足如下关系式:

$$\begin{cases} A_p = \dfrac{A_f + A_s}{2} \\ M_p = \dfrac{M_f + M_s}{2} \end{cases} \tag{6-13}$$

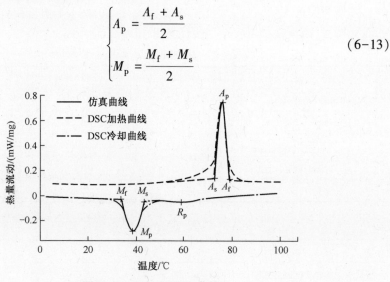

图 6-40　SMA 丝 DSC 曲线

在某一温度下 SMA 发生马氏体正相变还是逆相变,主要取决于相体 Gibbs 自由能的相对大小。而马氏体相变驱动力则是两相 Gibbs 自由能之差 ΔG 。在无外部负载情况下,SMA 丝马氏体相变所引起的自由能变化 ΔG 满足如下关系:

$$\Delta G = \Delta H - T\Delta S \tag{6-14}$$

式中:ΔH 为相变过程中的焓变;ΔS 为熵变,此外由于 SMA 相变过程中弹性储能 E_s 的参与,ΔH 满足如下关系:

$$\Delta H = \Delta Q + E_s \tag{6-15}$$

式中:ΔQ 为 SMA 相变潜热,可以由 DSC 测得。弹性储能 E_s 可以由下式估算[118]:

$$E_s = \frac{|T_f - T_s|}{2}\Delta S \tag{6-16}$$

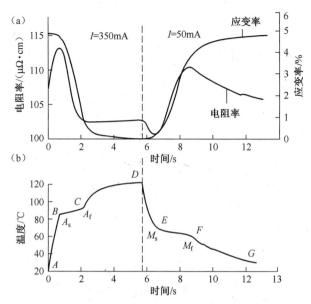

图 6-41　SMA 丝在加热和冷却过程中的电阻率、应变响应实验图(a)及温度响应分析图(b)

式中：$T_i(i=s,f)$ 为相变温度；ΔS 在相当大的温度及负载应力范围内为常数值。联立式(3-6)、式(6-15)和式(6-16)并对温度求导可得

$$\frac{\mathrm{d}\Delta G}{\mathrm{d}T}=\frac{\mathrm{d}\Delta Q}{\mathrm{d}T}-\Delta S \tag{6-17}$$

为描述 SMA 的相变潜热 ΔQ，我们采用余弦函数来模拟 SMA 马氏体相变期间的热流-温度曲线，如图 6-40 中的仿真曲线所示。需要注意的是，该方法建立在 DSC 曲线具有一定对称性的情况下，即峰值温度满足式(6-13)。我们以马氏体逆相变为例(马氏体正相变具有相似的特性)，其热流-温度关系为

$$f(T)=h\cos\left[a_A(T-A_p)\right]+C_1 \tag{6-18}$$

式中：T 为 SMA 温度；h、C_1 为常数；$a_A=\pi/(A_f-A_s)$。

马氏体逆相变区间的相变潜热 Q 为 DSC 曲线在温度区间 $[A_s,A_f]$ 所包围的面积，其满足下式：

$$\frac{\mathrm{d}Q}{\mathrm{d}T}=f(T)\frac{\mathrm{d}t}{\mathrm{d}T},\ A_s<T<A_f \tag{6-19}$$

依据上一小节分析，在 SMA 相变区间，应力或温度诱发的马氏体相变导致晶格结构的改变。在此区间影响 SMA 电阻率变化主要因素是晶格结构，因此相变过程中电阻率主要取决于应力或温度诱发的马氏体相变程度，从而可以忽略应力或温度对电阻率的直接影响。此外，文献[120]指出相变过程中自由能差对温度的微分与马氏体相变程度对温度的微分存在线性关系。以马氏体逆相变为例，结合式(6-18)和式(6-19)，可得

$$\frac{\mathrm{d}\rho_{M\to A}}{\mathrm{d}T}=k\frac{\mathrm{d}Q}{\mathrm{d}T}+C_2 \tag{6-20}$$

式中：k 为比例系数；C_2 为常数。将式(6-18)、式(6-19)带入式(6-20)得

$$\frac{\mathrm{d}\rho_{M\rightarrow A}}{\mathrm{d}T} = H\cos[a_A(T - A_p)] + C \tag{6-21}$$

式中：H 为比例系数；$C = kC_1 + C_2$。

当温度 $T = A_s$（或 A_f）时，SMA 处在相变起始或者结束阶段，此时晶格结构没有发生变化，电阻率对温度的微分近似满足：$\mathrm{d}\rho_{M\rightarrow A}/\mathrm{d}T = 0$。因此对式(6-21)积分，可得到如下的电阻率–温度关系式：

$$\rho_{M\rightarrow A} = \frac{\rho_{A_f}^0 - \rho_{A_s}^0}{2}\sin[a_A(T - A_p)] + \frac{\rho_{A_f}^0 + \rho_{A_s}^0}{2} \tag{6-22}$$

式中：$A_s \leqslant T \leqslant A_f$；$\rho_{A_s}^0$ 和 $\rho_{A_f}^0$ 分别为零负载下马氏体逆相变的起始和结束电阻率，其取值可以通过式(6-12)求得。依据上述分析，同理可以得到马氏体正相变过程中电阻率–温度关系式：

$$\rho_{A\rightarrow M} = \frac{\rho_{M_s}^0 - \rho_{M_f}^0}{2}\sin[a_M(T - M_p)] + \frac{\rho_{M_s}^0 + \rho_{M_f}^0}{2} \tag{6-23}$$

式中：$M_f \leqslant T \leqslant M_s$；$\rho_{M_s}^0$ 和 $\rho_{M_f}^0$ 分别为零负载下马氏体正相变的起始结束电阻率，同样可以通过式(6-12)求得；$a_M = \pi/(M_s - M_f)$。

前述的电阻率表达式均未考虑应力的影响。由 Clausius–Clapeyron 方程可知，SMA 在外部应力作用下，应力对马氏体相变的影响可以用下式表述：

$$\frac{\mathrm{d}\sigma}{\mathrm{d}T} = -\frac{\Delta S}{\varepsilon} \tag{6-24}$$

式中：σ 为应力值；ε 为相应的应变；ΔS 为熵变，可以看成常数。

由式(6-24)可知，在 SMA 热循环过程中，当有应力加载时 SMA 的相变温度会线性地提高，因此 SMA 电阻率也会相应改变。此外，后续实验我们发现，电阻率还会随着应力的改变而整体改变，文献[121]中呈现出相似的结果。为了准确的描述电阻率、温度及应力的关系，依据上述分析，在式 6-22 的基础上给出如下表达式：

$$\rho_{M\rightarrow A} = \frac{\rho_{A_f}^0 - \rho_{A_s}^0}{2}\sin[a_A(T - A_p) + b_A\sigma] + \frac{\rho_{A_f}^0 + \rho_{A_s}^0}{2} + \beta_A\sigma \tag{6-25}$$

式中：$A_s \leqslant T \leqslant A_f$；$b_A = -a_A/C_A$，$C_A$ 为材料常数，代表马氏体逆相变时的应力–温度系数；β_A 为奥氏体相的电阻率应力系数 SCR。同理，我们可以得到马氏体正相变时的电阻率、温度及应力关系表达式：

$$\rho_{A\rightarrow M} = \frac{\rho_{M_s}^0 - \rho_{M_f}^0}{2}\sin[a_M(T - M_p) + b_M\sigma] + \frac{\rho_{M_s}^0 + \rho_{M_f}^0}{2} + \beta_M\sigma \tag{6-26}$$

式中：$M_f \leqslant T \leqslant M_s$；$b_M = -a_M/C_M$，$C_M$ 为材料常数，代表马氏体正相变时的应力–温度系数；β_M 为马氏体相的电阻率应力系数 SCR。

由图 6-40 可知，当中间相 R 相存在时，马氏体正相变分成两部分，分别是 A→R 相变和 R→M 相变，因此依据前面分析可得

$$\begin{cases} \rho_{A \to R} = \dfrac{\rho_{R_s}^0 - \rho_{R_f}^0}{2} \sin[a_R(T - R_p) + b_R\sigma] + \dfrac{\rho_{R_s}^0 + \rho_{R_f}^0}{2} + \beta_R\sigma \\[3mm] \rho_{R \to M} = \dfrac{\rho_{M_s}^0 - \rho_{M_f}^0}{2} \sin[a_M(T - M_p) + b_M\sigma] + \dfrac{\rho_{M_s}^0 + \rho_{M_f}^0}{2} + \beta_M\sigma \end{cases} \quad (6\text{-}27)$$

式中：$\rho_{R_s}^0$、$\rho_{R_f}^0$ 分别为零负载下 A→R 相变区间的起始和结束电阻率，其电阻率值依旧可以通过式(6-12)求得；$a_R = \pi/(R_s - R_f)$；$b_R = -a_R/C_R$；C_M 为 A→R 相变时的应力-温度系数。

式(6-25)、式(6-26)及式(6-27)详细描述了电阻率在温度、应力影响下的相变动力学模型。下节我们通过热-机-电实验来验证模型的正确性和有效性。

6.3.3.2 热-机-电耦合特性

为研究相变期间 SMA 的电阻率特性，我们对 Flexinol® 等原子量的 NiTi SMA 丝样本进行了一系列的热-机-电实验，其实验平台如图 6-42 所示。我们选择直径为 0.15mm，初始长度为 117mm 的 SMA 丝。丝的一端连接不同的恒定负载以及一个偏置弹簧，恒定负载的等效应力范围为 28~224MPa，偏置弹簧的弹性系数为 390N/m。力传感器以及直线位移传感器分别用来测量 SMA 丝的力及位移。此外，利用美国 OMEGA K 型热电偶测量 SMA 丝的相变温度。热电偶与 SMA 丝的中间位置黏性连接。整个实验装置安装在自制的"holding frame"上面，且与外界隔绝防止外部空气的扰动。安装有数据采集卡(NI USB-6211)的计算机，通过电流放大器实现对 SMA 丝的加热驱动，同时实现对 SMA 丝的力、位移及温度量的实时采集。此外，SMA 丝电阻率可以通过下式实时计算求得：

$$\rho = R \frac{S}{l} = \frac{VU}{l^2 I} \quad (6\text{-}28)$$

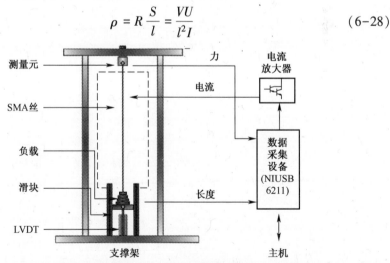

图 6-42　热-机-电实验平台示意图

式中：R 为 SMA 丝电阻值；U 为驱动电压；I 为加热电流；l 为丝的实时长度；S 为丝的横截面积；V 为丝体积。需要注意的是，我们假定 SMA 在相变期间体积不发生变化,因此 V 可以看成常量。此外为了便于讨论,暂时移开偏置弹簧而只考虑恒定负载下的 SMA 电阻率特性分析。

在对 SMA 电加热过程中,SMA 呈现出复杂的热机电耦合特性。尽管温度是诱发 SMA 相变的主要因素,但是由于 SMA 丝过细,热电偶只能实现对稳态或者慢响应温度变化情况下 SMA 丝的温度测量,而无法实现快速电流加热下的温度检测。再者,热电偶也无法检测 SMA 相变潜热造成的温升或者温降。此外从实时反馈控制的角度可知,控制加热或冷却时间比控制加热或冷却温度更具有操作性和可行性。因此,我们依据集总参数方法以及能量守恒定律,结合热电偶稳态温度测量值,对 SMA 进行传热分析,建立 SMA 温度电流的传热模型,并进一步推导建立温度-时间关系式。

如图 6-43 所示,SMA 丝可以描述为半径为 r_0,长度为 L 的长圆柱体。在柱坐标系下,依据能量守恒及傅里叶定律可以得出如下导热微分方程[122]:

$$V\left[\frac{1}{r}\frac{\partial}{\partial r}\left(kr\frac{\partial T}{\partial r}\right) + \frac{1}{r^2}\frac{\partial}{\partial \theta}\left(k\frac{\partial T}{\partial \theta}\right) + \frac{\partial}{\partial z}\left(k\frac{\partial T}{\partial z}\right)\right] + \frac{\mathrm{d}q}{\mathrm{d}t} = \frac{\mathrm{d}E}{\mathrm{d}t} \qquad (6\text{-}29)$$

式中:$\mathrm{d}q/\mathrm{d}t$ 为 SMA 传入或者传出的热传递速率;$\mathrm{d}E/\mathrm{d}t$ 为 SMA 丝的能量储存速率。

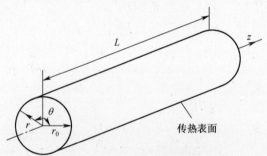

图 6-43 SMA 丝尺寸及坐标示意图

对于细长的 SMA 丝(本实验中的 SMA 丝)来说,依据其几何特征及传热特性,在不失正确性的前提下可以给出如下假设:①细长的 SMA 丝具有很大的长度-直径比,因此 z 方向的温度变化可以忽略;②SMA 丝在圆周方向具有统一的边界条件,因此 θ 方向的温度变化可以忽略;③SMA 丝在整个横截面具有相同的温度,因此 r 方向的温度变化可以忽略。其中假设 3 基于以下分析得来:依据材料传热学[123],Biot(Bi)值越小,表示固体内热阻越小。如果 Bi≪1,表示固体中的导热热阻远小于固体边界层的对流热阻,此时可假定固体内温度均匀分布。对于直径为 0.15mm 的 SMA 丝来说 ($r_0 = 7.5 \times 10^{-5}\mathrm{m}$),$\mathrm{Bi} = h_c r_0/2k \approx 1.8 \times 10^{-4} \ll 1$(其中 $h_c = 80\mathrm{W/m^2 \cdot K}$ 为对流系数,$k = 17\mathrm{W/(m \cdot K)}$ 为导热系数)。基于以上分析假设,式(6-29)可简化为

$$\frac{\mathrm{d}q}{\mathrm{d}t} = \frac{\mathrm{d}E}{\mathrm{d}t} \qquad (6\text{-}30)$$

即 SMA 丝的能量存储速率等于其传热速率。SMA 丝的能量存储通过温度的提升以及相变潜热的吸收实现。当 SMA 处在非相变区间时,能量存储率可用下式表示:

$$\frac{\mathrm{d}E}{\mathrm{d}t} = m_{\mathrm{f}} C_{\mathrm{p}} \frac{\mathrm{d}T}{\mathrm{d}t} \tag{6-31}$$

式中: m_{f} 为 SMA 丝的质量(kg); C_{p} 为定压比热容(J/(kg·℃))。

当 SMA 处在相变区间时,由于相变潜热的释放或者吸收,能量存储率描述如下:

$$\frac{\mathrm{d}E}{\mathrm{d}t} = m_{\mathrm{f}} \left(C_{\mathrm{p}} - Q_{\mathrm{i}} \frac{\mathrm{d}\xi}{\mathrm{d}T} \right) \frac{\mathrm{d}T}{\mathrm{d}t} \tag{6-32}$$

式中: ξ 为马氏体含量; Q_i 为相变潜热;下标 i 表示 M→A 或者 A→M。

由 DSC 试验结果可知,A→R 相变潜热很小(图6-40),因此可以忽略不计。此外,在 A→M 相变期间,相变潜热属于吸热状态,因此, $\mathrm{d}\xi/\mathrm{d}T$ 是负值。SMA 传热速率与 SMA 的加热冷却方式密切相关。这里以电流加热及自然空气冷却为例。在电流加热过程中,传热速率表达式为

$$\frac{\mathrm{d}q}{\mathrm{d}t} = I^2 R - h_{\mathrm{c}} A_{\mathrm{surf}} (T - T_{\mathrm{amb}}) \tag{6-33}$$

式中: A_{surf} 为 SMA 丝的表面积; T_{amb} 为环境温度; T 为 SMA 丝温度; R 为 SMA 平均电阻值; I 为加热电流; h_c 为热对流系数。

在自然冷却过程中,传热速率表达式为

$$\frac{\mathrm{d}q}{\mathrm{d}t} = - h_{\mathrm{c}} A_{\mathrm{surf}} (T - T_{\mathrm{amb}}) \tag{6-34}$$

马氏体含量 ξ 反应马氏体相变程度,对于温度诱发马氏体相变来说, ξ 取值完全取决于温度[124]。因此, ξ 的表达式也可以由前述的 DSC 曲线模拟得到。结合式(6-18)及 ξ 的边界条件(当 $T = A_{\mathrm{s}}$ 时, $\xi = 1$, $\mathrm{d}\xi/\mathrm{d}T = 0$;当 $T = M_{\mathrm{s}}$ 时, $\xi = 0$, $\mathrm{d}\xi/\mathrm{d}T = 0$)可得

$$\frac{\mathrm{d}\xi}{\mathrm{d}T} = - \frac{a_{\mathrm{A}}}{2} \cos [a_{\mathrm{A}} (T - A_{\mathrm{p}})], \qquad \mathrm{M} \rightarrow \mathrm{A} \tag{6-35}$$

$$\frac{\mathrm{d}\xi}{\mathrm{d}T} = - \frac{a_{\mathrm{M}}}{2} \cos [a_{\mathrm{M}} (T - M_{\mathrm{p}})], \qquad \mathrm{A} \rightarrow \mathrm{M} \tag{6-36}$$

基于式(6-30)~式(6-36),通过数值分析得到 SMA 在恒定加热电流下的温度响应特性。SMA 在加热($I = 350\mathrm{mA}$)以及冷却($I = 50\mathrm{mA}$)过程中的温度-时间曲线(图6-41(b))。注意:冷却期间 50mA 的电流仅是为了保证电阻测量,其产生的热量可以忽略。在非相变区间(线段 AB、CD 以及线段 DE、FG),SMA 温度以指数的形式递增或者递减,然而在相变区间(线段 BC、EF),SMA 温度斜率急剧变化,这是由于相变潜热的吸收及释放造成的。其中,线段 BC 代表 M→A,潜热处于吸收阶段。线段 EF 代表 A→M,潜热处于释放阶段。图6-41(b)的解析结果与文献

[124]中的实验结果基本相同。为便于下一步分析,我们依据解析结果将 SMA 在相变区间的温度时间关系近似看成线性,如下式所示:

$$T = K_t t + T_s \tag{6-37}$$

非相变区间的温度时间关系近似看成指数关系,如下式所示:

$$T = K_c e^{t/\tau} + T_c \tag{6-38}$$

式中:$K_c = T_0 - T_{amb} - I^2 R/hA_{surf}$,$T_c = T_{amb} + I^2 R/hA_{surf}$;$\tau = -mC_V/hA_{surf}$。$T_s$ 为相变起始温度;K_t 为线段 BC 以及 EF 的斜率。

1. 纯热驱动特性

无负载热循环中 SMA 丝的电阻率及应变率如图 6-41(a)所示。在加热过程中,电阻率呈现出先快速增大后减小然后又增大的非单调特性。在 BC 段,SMA 经历马氏体逆相变(M→A),该阶段电阻率的降低是由于奥氏体状态下的电阻率小于马氏体状态下的电阻率。在 AB 及 CD 段,SMA 不发生相变,该阶段电阻率升高是由于温度的升高。此外,在 AB 及 CD 段,SMA 应变改变很小,可以忽略不计。而在 BC 段,马氏体逆相变的作用是 SMA 应变急剧降低。在冷却过程中,SMA 电阻率及应变呈现出和加热过程相反的变化趋势。在 EF 段,电阻率增大归因于马氏体正相变(A→M)。在 DE 和 FG 段,电阻率减小归因于温度的降低。美国学者 Churchill 等人[125]利用外部加热的方式也得到了类似的实验结果。

不同大小的加热电流及不同的冷却方法都会影响 SMA 的相变速度[122, 126, 127]。但是只要加热电流足够大,保证加热温度大于马氏体逆相变的结束温度 A_f,在电阻率曲线中就会出现两个极值,如图 6-44 中点 A 和点 B 所示。这两个极值点分别代表马氏体逆相变的起始和结束点。此外,电流越大,电阻率变化越快,逆相变后的电阻率值也越大(如点 C 所示)。

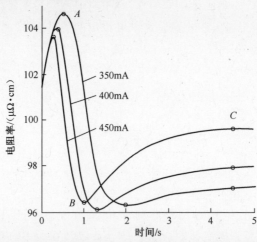

图 6-44　不同加热电流下的电阻率响应结果(28MPa 恒定负载)

2. 应力影响特性

在不同恒定应力下(28~224MPa),SMA 在逆相变过程中的应变及电阻率实验

284

结果如图 6-45(a) 及 6-45(c) 所示。可见,逆相变的起始温度(A_1A_2 表示)和结束温度(B_1 和 B_2 表示)随着负载应力的增加而增加。此外,电阻率除了呈现出先增后减再增的非单调特性外,还随着应力的增加而整体地增加。结合式(6-12)、式(6-26)、式(6-37)及(6-38),可以推得 SMA 电阻率逆相变期间的变化特性,如图 6-46(a)所示。由图 6-46(b)可知,电阻率仿真结果与实验结果基本一致,从而证明了电阻率相变动力学模型的正确性。

SMA 在正相变过程中的应变率及电阻率结果如图 6-45(b)和图 6-45(d)所示。与图 6-48(a)相比,SMA 应变曲线呈现出不同的变化趋势,这由中间 R 相造成的[28]。当应力较低时,SMA 发生两次相变,分别是 A→R 和 R→M 相变。当应力较高时,只发生 A→M 相变。这是由于所有的相变温度都会随着应力的增加而增大,但是应力对温度 R_s 的影响小于其对 M_s 及 A_f 的影响[28],从而 R 相含量会随着应力的增大而逐渐减少。当应力增大到某一值时,温度 M_s 超过 R_s,从而只发生

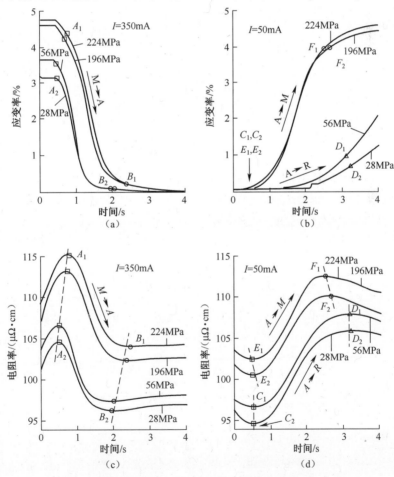

图 6-45 不同恒定负载下 SMA 马氏体逆相变($I=350$mA)及相变
($I=50$mA)中的电阻率及应变实验结果

A→M 相变。A→M 相变会产生大约 5% 的应变量,而 A→R 相变只能产生不到 1% 的应变量。SMA 电阻率呈现出先减后增再减的变化特性,如图 3-16(d) 所示,该变化特性不随着 R 相的出现而改变。在应力小于 56MPa 时,电阻率增加由 A→R 相变引起(C_1C_2 至 D_1D_2 表示);当应力大于 196MPa 时,电阻率增加由 A→M 相变引起(E_1E_2 至 F_1F_2 表示)。此外,电阻率依旧会随着应力的增大而整体增加。

为描述 R 相存在以下的 SMA 相变温度-应力特性,我们对 Brinsion[98] 的临界应力-温度分析给出了如下改进的关系,如图 6-47 所示。冷却过程中马氏体正相变有三种情况,如表 6-8 所列。当外加应力大于 σ_f 时,R 相不会出现,如箭头 a 所示,当外加应力小于 σ_s 时,两次相变连续出现(A→R→M),如箭头 c 所示。当应力介于二者之间时,两次相变混合出现(A→R+M),如箭头 b 所示。

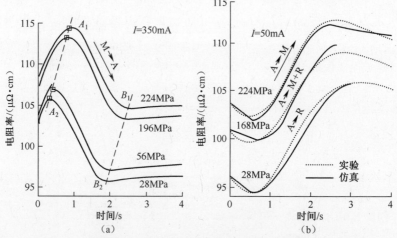

图 6-46 不同恒定负载下 SMA 马氏体逆相变($I=350$mA,(a)图) 及相变($I=50$mA,(b)图)中的电阻率仿真结果

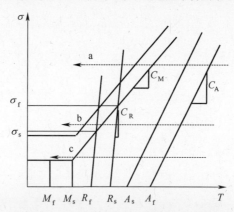

图 6-47 SMA 临界应力-温度关系改进图

为验证电阻率动力学模型的正确性,我们分别取 28MPa、168MPa 以及 224MPa 作为案例进行分析。结合式(6-12)、式(6-26)、式(627)、式(6-37)及(6-38),我

们可以推得 SMA 电阻率在马氏体正相变期间的变化特性。图 6-46(b)描述的是电阻率实验及仿真结果。可见,当 A→R 和 A→M 单独发生时,电阻率仿真结果与实验结果较吻合,从而证明了电阻率相变动力学模型的正确性。当 A→R+M 发生时,误差较大,这是因为电阻率同时受 R 相和 M 相的影响。

表 6-8　应力影响下的 SMA 马氏体相变情况分类

应力/MPa	马氏体相变过程
$\sigma < \sigma_s$	A→R→M
$\sigma_s < \sigma < \sigma_f$	A→R+M
$\sigma > \sigma_f$	A→M

6.3.3.3　SMA 自传感模型

1. 自传感建模

为了实现 SMA 的自传感功能,我们必须建立 SMA 丝的电阻-长度(R-l)关系,首先建立的是 SMA 电阻率-应变($\rho - \varepsilon$)关系式。依据前面的分析,在马氏体相变过程中,SMA 电阻率及马氏体含量都主要取决于相变程度。然而我们在实验中发现电阻率还受外加负载影响,马氏体含量则不然。因此我们可以给出如下电阻率-马氏体含量关系式。当没有 R 相存在时:

$$\rho_{A \leftrightarrow M} = \rho_A^0 + (\rho_M^0 - \rho_A^0)\xi + \beta_{A,M}\sigma \tag{6-39}$$

当有 R 相存在时:

$$\begin{cases} \rho_{A \leftrightarrow R} = \rho_A^0 + (\rho_R^0 - \rho_A^0)\xi_R + \beta_{A,R}\sigma \\ \rho_{R \leftrightarrow M} = \rho_R^0 + (\rho_M^0 - \rho_R^0)\xi_M + \beta_{R,M}\sigma \end{cases} \tag{6-40}$$

式中:上标 0 代表电阻率在零负载应力下的值;β_i 为电阻率应力系数(SCR),可以看成常量,如表 6-8 所列。

依据 Brinson 分析[98],SMA 满足如下本构模型:

$$\sigma - \sigma_0 = E(\varepsilon - \varepsilon_0) + \Theta(T - T_0) + \Omega(\xi - \xi_0) \tag{6-41}$$

式中:E 为杨氏模量;Θ 为热弹性张量;Ω 为 SMA 相变张量:

$$\Omega = -E\varepsilon_L \tag{6-42}$$

其中,$\varepsilon_L = 4.8\%$ 为 SMA 的最大残余应变,是指去除应力后相变引起的最大变形量,该值在温度小于 A_f 时是个常量。结合式(6-39)~式(6-42)可得如下电阻率-应变表达式:

$$\rho = \begin{cases} K_{M \to A}\varepsilon + \rho_A^0 + \beta_A\sigma \ ,M \to A \\ K_{A \to R}\varepsilon + \rho_A^0 + \beta_A\sigma \ , A \to R \\ K_{R \to M}\varepsilon + \rho_R^0 + \beta_R\sigma \ ,R \to M \end{cases} \tag{6-43}$$

其中参数 K 满足:

$$\begin{cases} K_{M \to A} = (\rho_M^0 - \rho_A^0)/\varepsilon_L \\ K_{A \to R} = (\rho_R^0 - \rho_A^0)/\varepsilon_L^R \\ K_{R \to M} = (\rho_M^0 - \rho_R^0)/(\varepsilon_L - \varepsilon_L^R) \end{cases} \tag{6-44}$$

式中：$\varepsilon_L^R = 0.8\%$ 为 A→R 相变引起的最大残余应变，为常数值，且远小于 ε_L。

不同恒定负载下，SMA 电阻率-应变实验及仿真结果如图 6-48 所示。在马氏体逆相变期间（M→A），电阻率-应变呈现出很好的线性特性，电阻率外加负载也呈现出较好的线性关系，实验和仿真结果较为吻合，如图 6-48(a)所示。然而，在马氏体正相变期间（A→M），低负载情况下实验和仿真结果有很大的误差，这是由于冷却过程中 R 相引起的。随着应力的增大，R 相逐渐消失，实验和仿真结果误差逐渐变小，同时电阻率-应变线性度逐渐变好，如图 6-48(b)所示。需要指出，针对特定组成及处理的 SMA 丝，其电阻率值与 SMA 丝的直径、长度等几何元素无关，因此式(6-43)描述的电阻率-应变表达式适用于任何直径及长度的 SMA 丝。

SMA 电阻-长度实验结果如图 6-49(a)所示。当外加负载较大时，R 相被抑制，SMA 电阻-长度具有很好的线性关系，且加热和冷却曲线之间具有很小的滞后。然而当负载较小时，R 相的小应变及大电阻率特性导致电阻-长度曲线在冷却区间形成斜率明显不同的两段。因此在实际自传感应用中应该尽量避免 R 相的存在，最简单的方式就是通过加载一定的预应力。此外，通过材料热处理也可以实现 R 相的抑制[28]。在此我们仅讨论无 R 相状态下的自传感建模。假设 SMA 丝的初始长度是 l_0，那么长度-应变满足如下关系：

$$\varepsilon = \frac{l - l_0}{l_0} \tag{6-45}$$

结合式(6-28)、式(6-43)、式(6-45)，可得如下电阻-长度表达式：

$$\begin{cases} R_h = \dfrac{1}{V}\left(\dfrac{K_A}{l_0}l^3 + H_A l^2\right) , & M \to A \\[3mm] R_c = \dfrac{1}{V}\left(\dfrac{K_M}{l_0}l^3 + H_M l^2\right) , & A \to M \end{cases} \tag{6-46}$$

式中 H 满足：

$$\begin{cases} H_A = \beta_A \sigma + \rho_{A_f}^0 - K_A \\[2mm] H_M = \beta_M \sigma + \rho_{M_s}^0 - K_M \end{cases} \tag{6-47}$$

R_h 和 R_c 分别为 SMA 在加热以及冷却时的电阻值，由于加热冷却曲线的滞后很小，因此将曲线平均化，如下式所示：

$$R = \frac{R_h + R_c}{2} \tag{6-48}$$

结合式(6-46)~式(6-48)，可以得到不同恒定负载下的电阻-长度仿真结果，如图 6-49(b)所示。可见，其仿真结果和实验结果具有很好的一致性。需要指出，上述自传感模型基于 SMA 电阻率-应变的关系推导得来，因此该自传感模型具有一般性和通用性，适用于不同尺寸的 SMA 丝。

2. 自传感模型的应力因素

在实际的驱动应用中，SMA-AM 与人体骨骼肌类似，一般都需要工作在连续

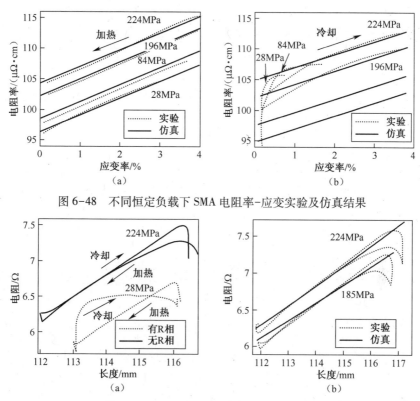

图 6-48　不同恒定负载下 SMA 电阻率-应变实验及仿真结果

图 6-49　SMA 电阻-长度实验及仿真结果

变化的负载情况下,而上述自传感模型建立在恒定负载条件之下。为了验证自传感模型在连续变化负载条件下的正确性,将图 6-50 中的偏置弹簧连接到恒定负载之下,并重新对 SMA 样本做了相同的热-机-电实验。图 6-50 描述的是 SMA 丝在有无偏置弹簧情况下的电阻-长度实验结果。由图可见,两组曲线具有相同的斜率,且重合较好,尤其是加热曲线基本上完全重合。实验结果表明,自传感模型可以有效地描述恒定及连续变化负载应力条件下的电阻-长度关系,从而基本上实现了 SMA-AM 的自传感功能。

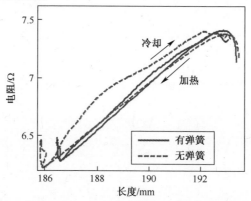

图 6-50　SMA 电阻-长度在有无偏置弹簧条件下的实验结果

6.3.4 SMA 自传感模型的应用

为了进一步验证 SMA 自传感模型的正确性,我们利用多根并联的 SMA 丝作为驱动,建立了基于"SMA-偏置弹簧"的单自由度机器人踝足系统,来初步模拟机器人的踝关节运动,如图 6-51 所示。需要指出的是,本小节我们侧重 SMA 的自传感功能验证,因此采用的是电流加热和传统的自然冷却的方式。不同的冷却方式主要影响传热模型的热对流系数,但并不会影响 SMA 的自反馈功能[121]。

偏置弹簧具有两个作用:①为 SMA 丝提供足够的回复力;②模拟可变负载的情况。电流加热以及数据处理方法与之前的实验方法相同。实验开始之前,通过改变弹簧长度给 SMA 丝添加 112MPa 的预应力,实现对 R 相的抑制。此外,所有的并联 SMA 丝具有相同几何尺寸(长度、直径),因此我们选取其中一根作为自传感器来实现对所有 SMA 丝长度的反馈。

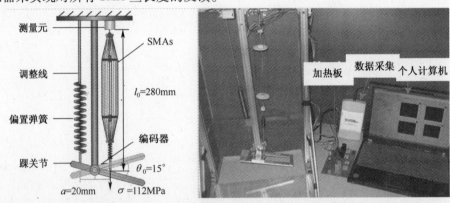

图 6-51　SMA 驱动的单自由度机器人踝足系统

我们通过模糊调节的 PID 控制器来实现对上述系统的控制,控制编程环境为 LabView,控制框图如图 6-52 所示。通过使用 MAX-MIN 模糊调节方法,并将 PID 参数的调节范围控制在 $K_P = 0.1 \sim 0.5$, $K_I = 0.01 \sim 0.06$ 以及 $K_D = 0.001 \sim 0.002$。此外,踝足系统的关节转角与 SMA 丝的长度满足下式:

$$l - l_0 = \frac{a}{2}\sin(\theta - \theta_0) \tag{6-49}$$

式中:l 为 SMA 长度;θ 为角度;$a/2$ 为力臂;下标 0 表示初始值,如图 6-51 所示。

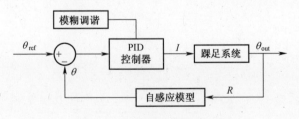

图 6-52　模糊 PID 控制框图

通过对指定 SMA 丝电阻值的实时测量,结合自反馈模型式(6-47)、式(6-48)以及关系式(6-49),可以求得实时的角度反馈信号。为了比较,安装在关节处的编码器也被用来作为反馈信号实现角度跟踪。在 0.05Hz 的正弦角度输入下,基于自传感以及编码器传感的角度跟踪结果如图 6-53 所示。由图可见,两种反馈方式都能实现对输入角度的精确跟踪,从而证明了自传感模型的正确性。当输入频率提高到 0.08Hz 时,如图 6-54 所示,实际角度曲线和参考角度曲线之间出现了一个小的相位滞后。但是两条实际角度曲线基本重合,这是因为 SMA 电阻和长度都和 SMA 相变密切相关,这进一步证明了自传感模型的正确性。

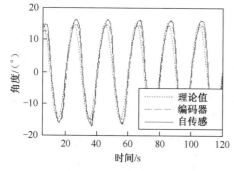

图 6-53　0.05Hz 下的正弦角度跟踪响应

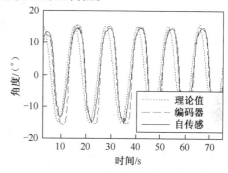

图 6-54　0.08Hz 下的正弦角度跟踪响应

图 6-55 显示的是实验得到的 SMA 在频率范围为 0.01~1Hz 的频率响应。由图可见,SMA 有限的带宽(约 0.17Hz)主要是由 SMA 慢的传热速率造成的,这也是制约 SMA 应用的主要因素之一。本节我们重点研究 SMA 的自传感功能。总的来说,我们所建立的自传感模型在 SMA 的带宽之内可以有效地预测 SMA 的长度,而且该模型具有很好的通用性以及对外部应力的鲁棒性。因此,初步实现了基于 SMA 驱动的人工骨骼肌的集成驱动与传感功能。

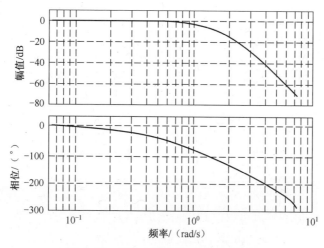

图 6-55　SMA 丝的频率响应实验结果

6.4 SMA 人工骨骼肌迟滞模型与补偿控制

SMA 的多功能特性让 SMA 人工骨骼肌(SMA-AM)实现了类生物骨骼肌的集成驱动与自传感功能。然而在对 SMA 加热驱动过程中,合金晶格相变使 SMA 呈现出很强的迟滞非线性现象。该现象严重制约了 SMA-AM 的控制精度,甚至会导致驱动系统的不稳定性。因此在实际应用中,消除 SMA 迟滞现象对系统控制的影响十分重要。而精确描述 SMA 迟滞特性并建立能表征该特性的数学模型是解决上述问题的关键。

迟滞现象是智能驱动材料(比如压电陶瓷(PZT)、SMA 等)中常见的非线性现象。有别于普通的非线性特性,迟滞并非输入输出间的简单滞后关系,而是多值映射关系。输入信号范围越大,SMA 输出信号的滞后区间越大。截至目前,国内外学者已经建立了多种数学模型来描述 SMA 迟滞现象。模型主要分为两类:一类是物理本构模型,一类是唯象迟滞模型[99]。关于物理本构模型,最具有代表性的是 Tanaka 模型[97] 以及 Brinson 模型[98]。该模型准确的描述了 SMA 本构特性及相变动力学特性。然而该模型涉及了很多未知的材料参数,很难直接用于控制系统中。关于唯象迟滞模型,代表性的有 Duhem 模型[128]、Presiach 模型[101]、Prindtl-Ishlinskii 模型等。然而这一类模型大多用来描述 PZT 迟滞特性,只有少部分模型真正用来描述 SMA 迟滞特性。这是因为 SMA 呈现出比 PZT 更为复杂的迟滞现象。SMA 的迟滞特性不仅与驱动频率有关,还和外部负载有关,且呈现出饱和非平滑非线性特性[100]。尽管有学者通过对 Prindtl-Ishlinskii 模型的修改实现了对 SMA 饱和迟滞特性的模拟[110],但是依旧无法实现对 SMA 在不同应力及频率下迟滞特性的全方位描述。此外,大多数唯象迟滞模型很难获取解析逆模型,因此很难用于实时控制系统中。

除了上述数学模型之外,国内外许多学者利用先进的控制方法,实现对 SMA 迟滞现象的描述和补偿。比如美国休斯敦大学 Song 等人[113]利用神经网络实现对 SMA 在特定弹簧负载下的迟滞建模。韩国学者 Ahn 等人[106]结合遗传算法及 Preisach 模型来实现迟滞补偿。类似的控制方法还有变结构控制[115]、滑模控制[116]等。这些控制方法都是对特定应力或者频率状态下的 SMA 迟滞曲线进行描述和补偿,也没有考虑应力和频率对 SMA 迟滞的影响。

为实现对 SMA 迟滞特性的精确描述,本节在深入分析 SMA 在不同负载及驱动频率下迟滞变化特性的基础上,建立了基于 Sigmoid 的迟滞(Sigmoid-Based Hysteresis,SBH)模型。与现有模型相比,SBH 模型的突出优点是综合考虑了外加负载及驱动频率对 SMA 迟滞的双重影响。此外,该模型参数识别简单、物理概念清晰。实验结果表明该迟滞模型可以有效地描述 SMA 迟滞曲线。此外,依据该模型可以很容易获取解析的逆 SBH 模型。在此基础上,我们建立了基于逆 SBH 模型的前馈控制系统来实现迟滞补偿。实验结果表明,SBH 模型可以有效地补偿 SMA 迟滞曲线,从而为下一步 SMA-AM 的精确快速跟踪控制应用奠定了基础。

6.4.1 迟滞特性描述

迟滞(又叫磁滞、回滞)特性是智能驱动材料中常见的非线性现象。该现象反映的是智能材料驱动器输入信号与输出信号之间固有的材料特性。不同的智能材料所呈现出的迟滞特性既有共性也有各自明显特点。以压电陶瓷(PZT)和形状记忆合金(SMA)为例,他们典型的迟滞曲线分别如图 6-56(a)和 6-56(b)所示。其共性表现在迟滞曲线输入输出之间的多值特性,即对相同的输入信号 $u(t)$,其输出信号 $y(t)$ 呈现多值性。其次迟滞曲线的输出不仅取决于当前输入值,还取决于历史输入值,因此迟滞呈现出一定的非局部记忆特性(Nonlocal Memeory Effect)。此外,依据输入信号 $u(t)$ 幅值的不同,智能材料呈现出大小不同的迟滞回线(Hysteresis Loop)。最大输入信号下的滞环称为主迟滞回线(Major Hysteresis Loop),如图 6-59 中的大回转曲线所示。小输入信号下的滞环称为次迟滞回线(Minor Hysteresis Loop),如图 6-59 中的小回转曲线所示。

PZT 和 SMA 迟滞回线都具有同余特性以及擦除特性两大迟滞属性。同余特性是指迟滞曲线中小滞环的一致性,即当输入信号的最大最小极值相同时,形成的滞环形状也是相同的。擦除特性指输入信号所对应的当前局部最大(小)值会擦除掉小(大)于当前值的历史局部最大(小)值[129]。

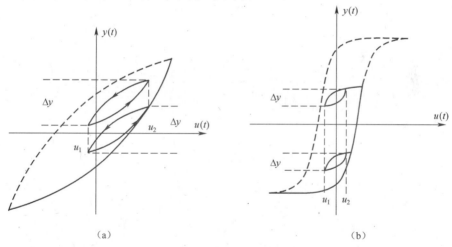

图 6-56 典型迟滞曲线
(a)PZT 迟滞曲线;(b)SMA 迟滞曲线。

为了更清晰地描述迟滞曲线中复杂的非线性特性,Mayerogyz[99]基于迟滞共性特征给出了一种一般性定义。即迟滞非线性系统可以描述成一种输入输出信号之间的迟滞转换器,如图 6-57 所示。图中 $u(t)$ 为系统输入,$y(t)$ 为系统输出。输入输出之间表现出非局部记忆以及多值映射的非线性非光滑特性。$H(\cdot)$ 代表迟滞转换器,不是一个函数。对于一维迟滞系统而言,$H(\cdot)$ 满足如下关系:

$$H(\cdot):C_m[0,T] \times \zeta_0 \rightarrow C_m[0,T] \qquad\qquad (6-50)$$

式中:ζ_0 为系统初始状态;$C_m[0,T]$ 为分段连续单调函数空间。

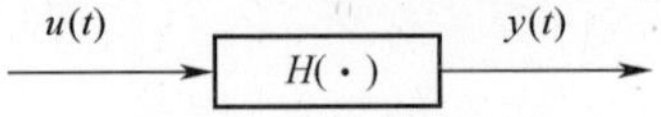

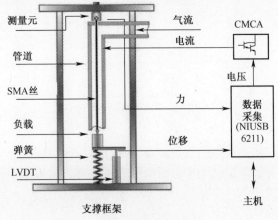

$$\xrightarrow{\quad u(t) \quad} \boxed{H(\cdot)} \xrightarrow{\quad y(t) \quad}$$

图 6-57　迟滞系统

上述一般性定义描述的是迟滞曲线的共性。然而对于 SMA 来说,其迟滞具有更加复杂多变的非线性特性。由图 6-56(a)和 6-56(b)可见,与 PZT 相比,SMA迟滞在输入信号的极值附近呈现出饱和非线性特性。此外,SMA 迟滞不仅具有率相关特性,其还具有应力相关特性,即 SMA 迟滞曲线不仅受影响与输入信号频率,还受影响与外部负载[100]。这是其他所有智能材料迟滞特性所不具有的。

建立合适的 SMA 迟滞模型,首先必须清楚 SMA 详细且特有的迟滞变化特性。由于 SMA 复杂的非线性特性以及缓慢的响应速度,大多数 SMA 的迟滞研究局限在特定负载条件下,很少涉及 SMA 迟滞的率相关特性,即驱动频率对 SMA 迟滞的影响。由前述章节可知,SMA 人工骨骼肌的驱动条件是电流加热和强制管道空气冷却。电流加热及强制风冷可以极大地提高 SMA 的响应速度。此外,我们的目的之一是探究 SMA 人工骨骼肌在大负载条件下的康复应用。因此,必须考虑负载及驱动频率对 SMA 迟滞的影响。本节以单根 SMA 为对象,建立类似于 SMA-AM 的加热冷却方式的实验装置,来深入研究 SMA 的迟滞特性。

详细的实验装置如图 6-58 所示。一根直径为 0.15mm,长度为 220mm 的 SMA丝内嵌在一个柔性冷却软管内部。冷却管外部连接一个迷你风泵(未在图中显示)。风泵可以提供稳定的空气对流。丝的一端与力传感器固定连接,另外一端与外部负载连接。外部负载分为恒定负载和可变负载。恒定负载范围为 56MPa 至280MPa。可变负载由弹性系数为 143N/m 的螺旋弹簧提供。SMA 丝通过电流加热实现收缩驱动,强制空气对流实现冷却。此外,SMA 负载力及位移分别通过力传感器以及位移传感器实时测量。测量数据通过 DAQ 采集卡(NI USB-6211)实

图 6-58　实验装置示意图

现实时的采集和处理。为了得到 SMA 的迟滞曲线,SMA 丝样本在 LabView 环境下实现如下加热电流输入信号控制:

$$\begin{cases} U(t) = A[\,1 + \sin(2\pi ft)\,] \\ I(t) = C_I U(t) \end{cases} \tag{6-51}$$

式中:$U(t)$ 为控制电压;A 为电压幅值;f 为驱动频率;$C_I = 0.4\text{A/V}$ 为增益系数;$I(t)$ 为加热电流。

取驱动频率为 0.1Hz,幅值为 0.6V,外部应力为 56MPa,实验得到的电压电流-时间以及 SMA 丝的位移-时间图分别如图 6-59 和图 6-60 所示。对比两图可发现,尽管驱动电压是正弦曲线,但是 SMA 位移曲线却因为 SMA 迟滞而呈现出宽窄不一的非正弦特性。图 6-61 显示的是 SMA 丝电压-位移关系图。由图可见,SMA丝的加热和冷却曲线之间呈现出约为 0.35V 的滞后宽度。此外,加热和冷却曲线均呈现出相似的类 Sigmoid 曲线以及饱和特性。

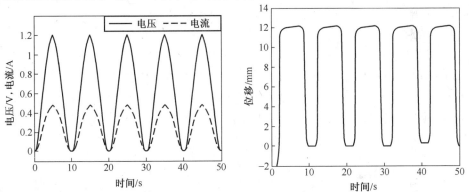

图 6-59　驱动电压及测得的电流-时间图　图 6-60　正弦加热电流下 SMA 丝的位移-时间图

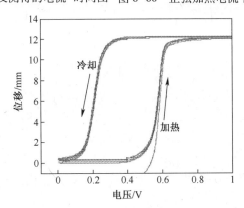

图 6-61　SMA 电压-位移迟滞曲线

1. 迟滞的应力相关特性

为研究 SMA 迟滞的应力相关特性。我们通过改变 SMA 丝的外部负载来重复上述实验。负载分为恒定负载和连续负载两部分。我们暂时只考虑不同恒定应力下的迟滞特性,因此试验中暂时移除偏执弹簧。SMA 丝在 56~280MPa 的应力范围内的电压-位移迟滞曲线如图 6-62 所示。由图可见,随着应力的增加,SMA 迟滞宽度逐渐减小,而其最大位移量逐渐增加。此外,所有的迟滞曲线都呈现出相似的类 Sigmoid 曲线特性。

我们添加偏执弹簧在 112MPa 的预负载之下重复上述实验来进一步研究连续应力对 SMA 迟滞的影响,实验结果如图 6-63 所示。由图可见,SMA 迟滞宽度基本没有变化,而曲线斜率以及最大位移量随着弹簧输出力的增大而减小。进一步实验发现,弹簧弹性系数越大,曲线斜率及最大位移量减小得越多。但是迟滞曲线的类 Sigmoid 形状并没有受到影响。

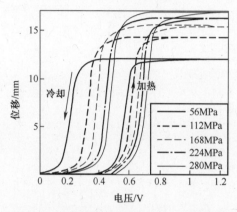
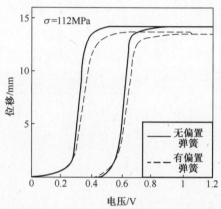

图 6-62 不同恒定负载下的 SMA 迟滞曲线 图 6-63 有无偏置弹簧下的 SMA 迟滞曲线

2. 迟滞的率相关特性

为进一步研究 SMA 迟滞的率相关特性。依据式(6-51),将加热电压频率控制在 0.1~1Hz 之间,幅值限定在 1V。SMA 丝的外部预负载应力为 84MPa。重复上述实验。需要注意的是,在实验过程中,SMA 丝处在连续恒定的管道风冷状态下。

实验得到的 SMA 电压-位移迟滞曲线如图 6-64 所示。由图可见,SMA 迟滞宽度随着驱动电压频率的增大而逐渐增大,在驱动频率低于 0.6Hz 时,SMA 迟滞曲线依旧呈现出相似的类 Sigmoid 形状特性。然而当频率高于 0.6Hz 时,在相变结束区域变得圆滑(虚线圆所示),这是由低传热速率造成的。尽管更加有效和快速的冷却和加热方式可以提高传热速率[122],但是 SMA 的率相关迟滞变化特性是相同的,因此我们只分析强制管道风冷下的迟滞特性。

3. 小滞环特性

上述两点研究的是 SMA 的大滞环特性,即 SMA 经历了完全的马氏体正逆相变。然而当加热电流不足以引起 SMA 的完全相变时,SMA 会出现小滞环现象。为了研究 SMA 的小滞环特性。我们分别在 56MPa 和 168MPa 应力条件下做了两组部分相变实验,详细的实验结果分别如图 6-65(a)和图 6-65(b)所示。可见所有

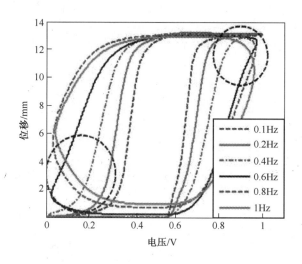

图 6-64 不同驱动频率下的 SMA 迟滞曲线

的 FOD 回转曲线都呈现出相同的类 Sigmoid 形状特性,然而其最大位移量各不相同,这是由相变程度所决定的。SMA 的小滞环特性可以通过在大滞环的基础上引入合适的度量常数进行描述,这一点我们将在下一节详细描述。

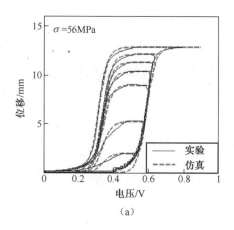

（a）

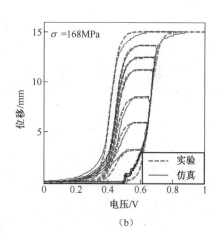

（b）

图 6-65   SMA 小滞环实验及仿真结果

需要指出,我们选择一阶降(First Order Descending, FOD)回转曲线为例来分析部分相变下的迟滞特性[128]。FOD 回转曲线指以 SMA 大滞环上升分支中的某一点为小滞环回转起始点的回转曲线。与一阶降回转曲线呈相反趋势的是一阶升(First Order Ascending, FOA)回转曲线,FOD 和 FOA 呈对称关系,如图 6-66 所示。

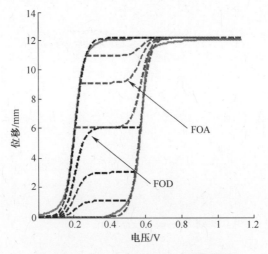

图 6-66　SMA FOD 和 FOA 小滞环描述

6.4.2　迟滞模型

建立精确的能够反映迟滞特性的数学模型是研究迟滞系统的关键。现有的可以用来描述 SMA 迟滞特性的数学模型主要分为两类:物理迟滞模型和唯象迟滞模型。

1. 物理模型

SMA 物理迟滞模型是指从 SMA 材料特性出发,从热力学、能量守恒、应力-温度等角度建立的数学模型[97, 98, 130-132]。其中最具有代表性的是日本学者 Tanaka 提出的指数模型。Tanaka 基于对 SMA 材料应力应变特性的定性研究,指出 SMA 马氏体含量与应力、温度满足如下关系式:

$$\xi = \begin{cases} e^{A_a(T-A_s)+B_a\sigma}, & M \rightarrow A \\ 1 - e^{A_m(T-M_s)+B_m\sigma}, & A \rightarrow M \end{cases} \tag{6-52}$$

式中:A_a、A_m、B_a、B_m 均为材料常数;M_s、A_s 为相变温度。该模型以温度作为输入量,马氏体含量作为输出量,同时考虑了应力对输出量的影响。此后 Liang 等人在 Tanaka 的基础上提出了基于余弦形式的理论模型,指出在 SMA 相变过程中,马氏体含量是关于温度和应力的余弦函数关系式:

$$\xi = \begin{cases} \dfrac{\xi_M}{2}\cos[a_A(T-A_s)+b_A\sigma] + \dfrac{\xi_M}{2}, & M \rightarrow A \\ \dfrac{1-\xi_A}{2}\cos[a_M(T-M_f)+b_M\sigma] + \dfrac{1+\xi_A}{2}, & A \rightarrow M \end{cases} \tag{6-53}$$

Liang 模型假设材料参数为常数,其中温度变化范围满足:

$$A_s \leqslant T \leqslant A_f \quad 或 \quad M_f \leqslant T \leqslant M_s \tag{6-54}$$

应力变化范围满足:

298

$$\begin{cases} C_A(T-A_s) - \dfrac{\pi}{|b_A|} \leqslant \sigma \leqslant C_A(T-A_s), & M \to A \\ \\ C_M(T-M_f) - \dfrac{\pi}{|b_M|} \leqslant \sigma \leqslant C_M(T-M_f), & A \to M \end{cases} \qquad (6-55)$$

式中：C_A、C_M、b_A、b_M 均为材料常数。

后来，美国学者 Brinson 等人在 Liang 模型的基础上，将马氏体含量分成两部分：应力诱发马氏体 ξ_S 和温度诱发马氏体 ξ_T，满足如下关系式：

$$\xi = \xi_S + \xi_T \qquad (6-56)$$

基于不同诱发形式的马氏体、输入温度以及外部应力变化区间，Brinson 给出了更加细化的数学模型。

当 $T > A_s$，$C_A(T-A_f) < \sigma < C_A(T-A_s)$ 时，有

$$\begin{cases} \xi = \dfrac{\xi_0}{2}\cos\left[a_A\left(T - A_s - \dfrac{\sigma}{C_A}\right)\right] + \dfrac{\xi_0}{2} \\ \\ \xi_S = \xi_{S0} - \dfrac{\xi_{S0}}{\xi_0}(\xi_0 - \xi) \\ \\ \xi_T = \xi_{T0} - \dfrac{\xi_{T0}}{\xi_0}(\xi_0 - \xi) \end{cases} \qquad (6-57)$$

当 $T > M_s$，$\sigma_s^{cr} + C_M(T-M_s) < \sigma < \sigma_f^{cr} + C_M(T-M_s)$ 时，有

$$\begin{cases} \xi_S = \dfrac{1-\xi_{S0}}{2}\cos\left\{\dfrac{\pi}{\sigma_s^{cr} - \sigma_f^{cr}}\left[\sigma - \sigma_f^{cr} - C_M(T-M_s)\right]\right\} + \dfrac{1+\xi_{S0}}{2} \\ \\ \xi_T = \xi_{T0} - \dfrac{\xi_{T0}}{1-\xi_{S0}}(\xi_S - \xi_{S0}) \end{cases} \qquad (6-58)$$

当 $T < M_s$，$\sigma_s^{cr} < \sigma < \sigma_f^{cr}$ 时，有

$$\begin{cases} \xi_S = \dfrac{1-\xi_{S0}}{2}\cos\left[\dfrac{\pi}{\sigma_s^{cr} - \sigma_f^{cr}}(\sigma - \sigma_f^{cr})\right] + \dfrac{1+\xi_{S0}}{2} \\ \\ \xi_T = \xi_{T0} - \dfrac{\xi_{T0}}{1-\xi_{S0}}(\xi_S - \xi_{S0}) + \Delta \end{cases} \qquad (6-59)$$

式中：下标 0 代表初始值；上标 cr 代表临界应力；当 $M_f < T < M_s$ 且 $T < T_0$ 时，

$\Delta = \dfrac{1-\xi_{T0}}{2}\{\cos[a_M(T-M_f)] + 1\}$，其他情况下，$\Delta = 0$。

由以上分析可知，SMA 物理本构模型，清晰地描述了以 SMA 马氏体含量作为输出，以温度作为输入的迟滞特性，并考虑了应力负载的影响。然而这些模型仅描述了 SMA 的大滞环特性，无法描述 SMA 在有限输入下的迟滞特性。此外，该模型过于复杂，具有过多的材料参数，马氏体含量也无法直接进行测量。因此，SMA 的物理迟滞模型不适合应用于实时反馈控制。

2. 唯象模型

唯象迟滞模型是从迟滞曲线的变化规律及表象特性出发,不考虑其实际的物理意义,而仅仅利用数学手段建立的能够表征迟滞曲线的数学模型。依据数学表示形式的差异,可分为微分迟滞模型和算子迟滞模型。

(1)微分迟滞模型

微分迟滞模型指通过构建微分方程来描述迟滞曲线输入、输出之间的关系。Duhem 模型[133]是微分迟滞模型中最具代表性的模型之一。依据 Duhem 模型,迟滞曲线的输入输出关系为:

$$\begin{cases} \dot{v} = g_+(u(t),v(t))\dot{u}_+(t) - g_-(u(t),v(t))\dot{u}_-(t) \\ v(0) = v_0 \end{cases} \tag{6-60}$$

式中:$u(t)$,$v(t)$ 分别为输入输出,$\dot{u}_+(t)$ 和 $\dot{u}(t)$ 为 $u(t)$ 和 $v(t)$ 在 $[0,T]$ 区间属于连续可微函数;$g_+,g_- \in C^0(R^2)$;从直观描述的角度,Duhem 模型遵循以下规律:当输入 $u(t)$ 是递增函数时,输出 $v(t)$ 会沿着一条路径增加,当输入 $u(t)$ 是递减函数时,输出 $v(t)$ 会沿着另一条路径减小。路径的斜率分别用函数 g_+ 和 g_- 来表示。

$$\dot{u}_+(t) = \frac{|\dot{u}(t)| + \dot{u}(t)}{2}$$

$$\dot{u}_-(t) = \frac{|\dot{u}(t)| - \dot{u}(t)}{2} \tag{6-61}$$

Dutta 等人[128]利用 Duhem 模型来描述 SMA 迟滞特性。SMA 迟滞曲线依据输入幅值的不同分为大滞环和小滞环。在描述 SMA 大滞环方面,他们利用高斯概率密度分布函数来构造路径的斜率函数:

$$g_{+/-}(u) = \frac{1}{\sigma_{+/-}\sqrt{2\pi}}e^{-\frac{(u-\mu_{+/-})^2}{2\sigma_{+/-}^2}} \tag{6-62}$$

式中:μ 为均值;σ^2 为方差;下标+和下标-分别为递增和递减曲线。

大滞环输出 v 描述为

$$v_{+/-}(u) = h_{+/-}(u) = \int_{-\infty}^{u} g_{+/-}(u')\,du' = \frac{1}{2}\left[1 + \mathrm{erf}\left(\frac{u-\mu_{+/-}}{\sigma_{+/-}\sqrt{2}}\right)\right] \tag{6-63}$$

因而 SMA 大滞环可描述为如下微分方程的形式:

$$\frac{dv}{du} = \begin{cases} \dfrac{1}{\sigma_+\sqrt{2\pi}}e^{-\frac{(u-\mu_+)^2}{2\sigma_+^2}}, & \dot{u} \geqslant 0 \\[4mm] \dfrac{1}{\sigma_-\sqrt{2\pi}}e^{-\frac{(u-\mu_-)^2}{2\sigma_-^2}}, & \dot{u} < 0 \end{cases} \tag{6-64}$$

SMA 小滞环曲线可以通过在斜率函数的基础上引入合适的度量函数来予以描述,

300

从而得到如下关系式：

$$g_{i+/-}(u) = \frac{n_{i+/-}}{\sigma_{+/-}\sqrt{2\pi}} e^{-\frac{(u-\mu_{+/-})^2}{2\sigma_{+/-}^2}} \qquad (6-65)$$

式中：$n_{i+/-} \in [0,1]$，$i = 1,\cdots,N$。

依据上述微分模型，可以得到典型的 SMA 迟滞曲线，如图 6-67 所示。需要注意的是，$n_{i+/-} = 1$ 代表 SMA 主迟滞曲线。

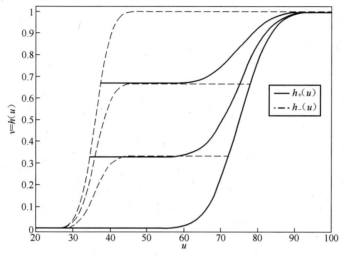

图 6-67　基于 Duhem 模型的 SMA 迟滞曲线

由以上分析可知，由于微分迟滞模型中含有输入信号的导数，因此其可以实现对迟滞现象率相关以及率无关特性的描述。然而由于此类模型一般很难求取逆微分模型，因此并不适合应用在基于逆迟滞模型补偿的控制中。

（2）算子迟滞模型

算子迟滞模型是指通过采用算子的加权叠加实现对迟滞曲线的定量描述。与微分模型相比，算子模型更能精确地描述主次滞环。Preisach 模型是现有算子迟滞模型最具代表性的模型。

Preisach 模型是由德国学者 F. Preisach 于 20 世纪 30 年代首次提出，是描述迟滞特性最为广泛的模型之一，是一种纯数学模型。Preisach 模型的核心是 Relay 算子，如图 6-68 所示。Relay 算子由一对切换阈值 (α,β) 所表征，其中 $\alpha > \beta$。$u(t)$ 是 Relay 算子的输入，$\hat{\gamma}_{\alpha\beta}[u(t)]$ 是输出。在 Relay 算子平面的纵轴上，输入是不可逆的，横轴上则是可逆的。依据 $u(t)$ 取值的不同，算子输出分别为 +1 或 -1。Preisach 模型的基本假设是，迟滞系统的输出是无数个并联 Relay 算子的加权叠加。Preisach 模型的示意图如 6-69 所示，其数学描述如下：

$$f(t) = P[u](t) = \iint_{\alpha \geqslant \beta} \mu(\alpha,\beta)\hat{\gamma}_{\alpha\beta}[u(t)]\mathrm{d}\alpha\mathrm{d}\beta \qquad (6-66)$$

式中：$\mu(\alpha,\beta)$ 为加权函数；$f(t)$ 为模型输出。

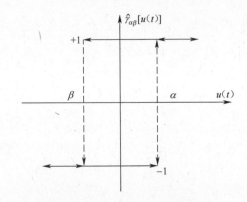

图 6-68 Relay 迟滞算子

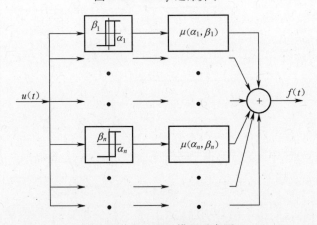

图 6-69 Preisach 模型示意图

依据式(6-66),Preisach 模型的输出可以由加权函数 $\mu(\alpha,\beta)$ 唯一确定。因此在利用 Preisach 模型描述 SMA 迟滞特性时,重点是求取加权函数。然而在实际应用中,Preisach 模型的双重积分使计算复杂化,此外也很难求得解析逆模型,限制了其应用。后来又出现了一系列算子迟滞模型,如 Prandtl-Ishlinskii 模型,Krasnosel'skii-Pokrovkiim 模型等。尽管模型方程相对简洁,然而这一系列模型很少应用于对 SMA 迟滞特性的描述。其根本原因是 SMA 表现出较 PZT 更复杂多变的迟滞特性,比如饱和非线性特性、应力相关及率相关特性等。

6.4.3 SMA 的 SBH 模型

1. SBH 模型的迟滞描述

从图 6-61~图 6-66 可以看出,SMA 迟滞曲线在不同的应力及驱动频率状态下都具有类 Sigmoid 特性。主要的不同点表现在迟滞宽度、曲线斜率以及最大位移量。此外,SMA 迟滞曲线由两条单值型曲线组成,分别是加热时的上支曲线和冷却时的下支曲线。两分支曲线都具有 Sigmoid 函数的曲线形式。因此,我们利用 Sigmoid 函数来构建 SMA 的迟滞模型,通过引入一些状态参数,提出了 SBH(Sigmoid-

Based Hysteresis)模型,来分别表述 SMA 迟滞的上下分支曲线,其表达式为

$$
\begin{cases}
y = \dfrac{k(\sigma, f)}{1 + e^{-a(\sigma, f)[u - r_+(\sigma, f)]}}, & \dot{u} \geqslant 0 \\[4mm]
y = \dfrac{k(\sigma, f)}{1 + e^{-a(\sigma, f)[u - r_-(\sigma, f)]}}, & \dot{u} < 0
\end{cases}
\tag{6-67}
$$

式中:u 为输入电压;y 为输出位移;k 为迟滞输出最大位移量;A 表示迟滞曲线斜率;$r_{+/-}$ 表示峰值相变时的电压值。k, a 以及 $r_{+/-}$ 为模型参数,其取值均与外部应力和驱动频率相关。

迟滞曲线的迟滞宽度为:

$$
\Delta r(\sigma, f) = r_+(\sigma, f) - r_-(\sigma, f)
\tag{6-68}
$$

方程(6-67)所示的迟滞模型描述了 SMA 的大滞环特性。SMA 的小滞环特性的描述可以通过引入两个度量常数 $\beta_{+/-}$ 来实现,其中 $\beta_{+/-} \in [0, 1]$。因此上述迟滞模型可以修为

$$
\begin{cases}
y = \beta_+ \dfrac{k(\sigma, f)}{1 + e^{-a(\sigma, f)[u - r_+(\sigma, f)]}}, & \dot{u} \geqslant 0 \\[4mm]
y = \beta_- \dfrac{k(\sigma, f)}{1 + e^{-a(\sigma, f)[u - r_-(\sigma, f)]}} + (1 - \beta_-) k(\sigma, f), & \dot{u} < 0
\end{cases}
\tag{6-69}
$$

本节所提出的 SBH 模型综合考虑了外加负载及驱动频率对 SMA 迟滞的双重影响。此外,由于 Sigmoid 函数结构简单以及具有完全可逆的解析解,因此该模型与其他迟滞模型相比更容易应用于实时控制系统。

2. SBH 模型的参数辨识、拟合与验证

为验证上述 SBH 模型的有效性,首要问题是对模型参数进行辨识。迟滞模型中涉及的参数均为应力和驱动频率的函数。基于前面的实验数据,利用线性回归方法来实现对模型参数的辨识。辨识算法通 Matlab 优化工具箱离线完成。图 6-70、图 6-71 和图 6-72 分别列出了模型参数 k、a 以及 r 与外部应力、驱动频率的曲线图。

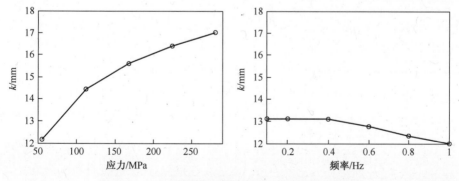

图 6-70　SMA 迟滞位移量与应力和频率的关系曲线

采用数据拟合技术,分别对迟滞模型参数进行拟合,建立参数最大位移量,曲线斜率以及迟滞宽度与应力以及频率的函数关系:

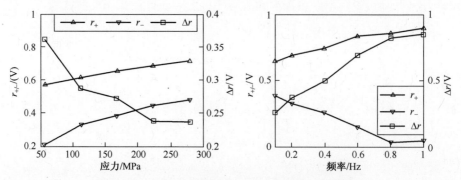

图 6-71　SMA 迟滞宽度与应力和频率的关系曲线

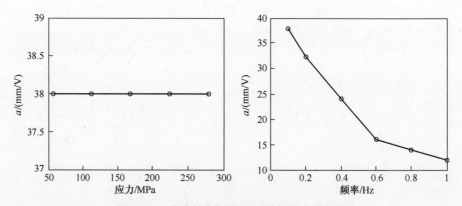

图 6-72　曲线斜率与应力和频率的关系曲线

$$k(\sigma, f) = (13.16 - 1.196f^{2.23})(28.62 - 39.4\sigma^{-0.22}) \quad (6-70)$$

$$\Delta r(\sigma, f) = (0.139 + 1.151f - 0.422f^2)(2.109\sigma^{-0.57} + 0.151) \quad (6-71)$$

$$a(\sigma, f) = 43.38e^{-1.453f} \quad (6-72)$$

为验证 SBH 模型的有效性和一般性,我们以迟滞试验数据为基础,进行不同应力及驱动频率下仿真结果与实验结果的对比分析。如图 6-73 所示,在较大的应力变化范围内(56~280MPa),仿真和实验结果很好地吻合,这说明 SBH 模型可以很好地描述 SMA 迟滞的应力相关特性。需要注意的是,在迟滞曲线的拐角点附近,仿真和实验结果具有一定的误差,且应力越大,误差越大。该误差可以通过反馈控制消除。

图 6-74 描述的是在驱动频率为 0.1~1Hz 的范围内的实验和仿真结果对比。由图可见,在频率小于 0.6Hz 时,SBH 模型可以很好地描述 SMA 迟滞的率相关特性。当频率大于 0.6Hz 时,由于相变的不完全,在迟滞曲线的分支末端,实验和仿真结果具有很大的误差。实际上,通过提高传热速度可以减小或者消除该误差。此外通过改变 SBH 模型中度量常数的取值,同样可以验证 SBH 在描述 SMA 小滞环曲线的有效性。其仿真与实验结果吻合很好,如图 6-65 所示。

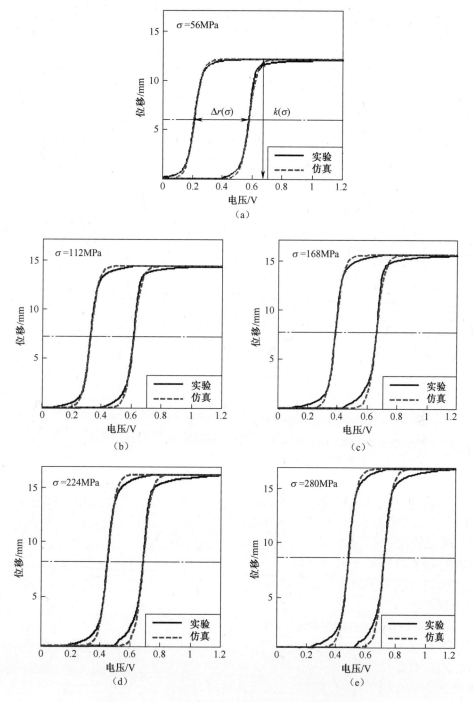

图 6-73　SMA 迟滞的应力相关仿真与实验结果对比

(a)$\sigma=56$MPa;(b)$\sigma=112$MPa;(c)$\sigma=168$MPa;(d)$\sigma=224$MPa;(e)$\sigma=280$MPa。

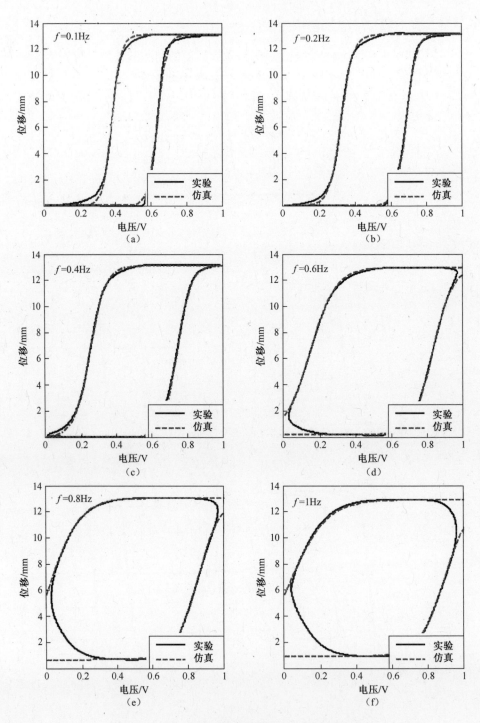

图 6-74　SMA 迟滞的频率相关仿真与实验结果对比

(a)$f=0.1$Hz；(b)$f=0.2$Hz；(c)$f=0.4$Hz；(d)$f=0.6$Hz；(e)$f=0.8$Hz；(f)$f=1$Hz。

6.4.4 逆 SBH 模型及前馈补偿

建立 SBH 模型的最终目的是实验对 SMA 迟滞的消除和补偿。为证明 SBH 模型迟滞补偿的有效性,我们设计了基于逆 SBH 模型的前馈控制器。控制框图如图 6-75 所示,y_d 为逆 SBH 模型的输入,是 SMA 丝的目标位移;y_a 为 SMA 丝的实际位移;u 为由逆模型得到的控制电压;I 为运放后的加热电流。

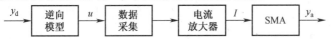

图 6-75 基于逆 SBH 模型的前馈控制器示意图

图 6-76 给出了 SMA 逆迟滞补偿控制原理图。迟滞模型 $H(\cdot)$ 以及逆迟滞模型 $H^{-1}(\cdot)$ 满足如下关系式:

$$\begin{cases} y_a = H(u) \\ u = H^{-1}(y_d) \end{cases} \Rightarrow y_a = y_d \tag{6-73}$$

理想状态下,SMA 实际位移 y_a 可以精确地跟踪目标位移 y_d,从而完全消除迟滞现象,如图 6-76 中(c)所示。

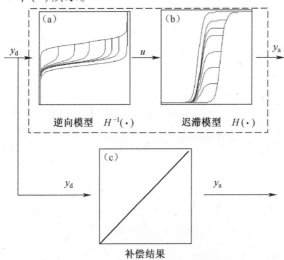

图 6-76 SMA 逆迟滞补偿控制框图

需要指出,迟滞的完全补偿以精确的逆迟滞模型为基础。由于 SBH 模型具有连续及单调特性,因此很容易推导出解析的逆 SBH 模型:

$$u = H^{-1}(y_d)$$

$$= \begin{cases} \dfrac{1}{a_+(\sigma,f)}[\ln y_d - \ln(\beta_+ k(\sigma,f) - y_d)] + r_+(\sigma,f), & \dot{y}_d \geqslant 0 \\ \dfrac{1}{a_-(\sigma,f)}[\ln(y_d - (1-\beta_-)k(\sigma,f)) - \ln(\beta_- k(\sigma,f) - y_d)] + r_-(\sigma,f), & \dot{y}_d < 0 \end{cases}$$

$$\tag{6-74}$$

为验证基于逆 SBH 模型的迟滞补偿控制方法的有效性,我们在图 6-58 所示的实验平台上进行不同应力及驱动频率条件下的轨迹跟踪实验。该实验的迟滞补偿控制算法在 LabView 环境下实现。实验以实现 10mm 峰值三角波轨迹跟踪为目标。SMA 丝在应力为 56MPa,驱动频率为 0.1Hz 条件下的跟踪实验结果如图 6-77 所示。

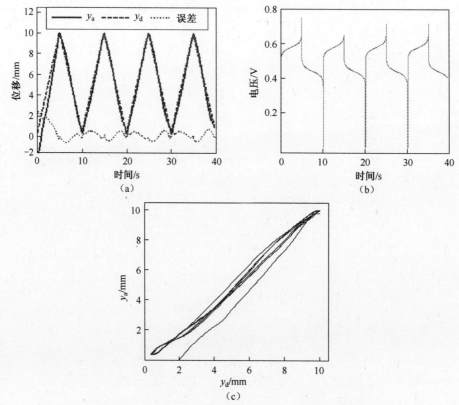

图 6-77　56MPa,0.1Hz 条件下 SMA 轨迹跟踪实验结果
(a)轨迹跟踪及误差;(b) 控制电压;(c)输入、输出关系图。

图 6-77(a)显示了目标轨迹 y_d 与实际轨迹 y_a 的对比,以及逆迟滞补偿后的跟踪误差。由图可以看出,基于逆 SBH 模型的前馈控制器极大降低了迟滞非线性误差。详细的最大跟踪误差(Maximum Tracking Error, MTE)及均方根(Root-Mean-Square,RMS)误差如表 6-9 所列。图 6-77 (b)显示了由于前馈控制器的作用,电压 u 呈现出逆 Sigmoid 函数的形式,而非三角波形式。为了更清楚的显示迟滞补偿效果,图 6-77(c)显示了前馈控制器输入、输出关系曲线。由图可见,由于基于逆 SBH 模型的前馈控制器的补偿作用,目标轨迹和实际轨迹呈现了近似的线性关系,从而证明了本章所提的 SBH 模型很好的消除了 SMA 迟滞非线性的影响。

改变外部应力及驱动频率,重复上述实验。实验以三种不同的外部条件(分别是 56MPa,0.1Hz; 112MPa,0.1Hz;84MPa,0.4Hz)为例 ,迟滞补偿前后的实验结果如图6-78(a)和6-78(b)所示。比较两图可得,SMA迟滞现象明显减少,且输入、输出之间呈现很好的线性关系。表6-9定量地描述了迟滞补偿下的前馈控制器补偿效果,从中可以看出,相比于补偿前最大14.2mm的滞后误差,补偿后滞后最大跟踪误差降低到0.68,误差减小了95%。这说明SBH模型可以很好地描述SMA应力相关及率相关迟滞特性,并能够实现SMA迟滞的有效补偿。

表6-9　不同外部条件下的跟踪误差

外部条件	最大跟踪误差/mm	均方根跟踪误差/mm
56MPa,0.1Hz	0.55	0.28
112MPa,0.1Hz	0.62	0.37
84MPa,0.4Hz	0.68	0.36

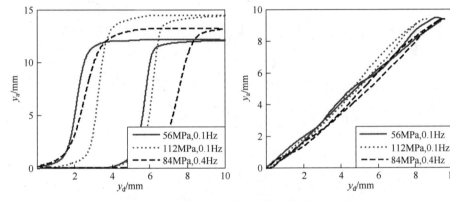

图6-78　不同条件下SMA迟滞补偿前后对比图

6.5　SMA人工骨骼肌在踝足康复系统中的应用

SMA人工骨骼肌(SMA-AM)不仅具有类似生物骨骼肌的集成驱动与自传感特性,还具有大输出力、大功率密度特性。为验证SMA-AM的上述特性并初步探索其临床应用功能,本节以SMA-AM为主要驱动元,设计了主动式踝足外骨骼康复系统,拟应用于足下垂患者的矫形康复治疗。足下垂是中风、脑瘫等患者的常见并发症。其典型的临床表现是在步态摆动相末期脚尖先着地,正常步态则是脚跟先着地。足下垂很容易造成步态不稳甚至跌倒。引起足下垂的主要原因是的胫骨前肌群失效,即在步态摆动相,胫骨前肌群无法实现正常收缩[133]。

目前治疗足下垂最直接有效的方法是穿戴踝足矫形装置(Ankle-Foot Orthosis,AFO)[139],临床应用中较为常见的主要是被动式AFO[135-137]。该类AFO具有价格低、轻便性等特点,主要由很轻便的皮革、树脂等材料制成,不包括任何的驱动控制元件,大多数被动式AFO通过绑定的方法限制踝足的转角范围,进而实现抑制足下垂。然而长时间使用这种被动AFO会使患者产生依赖性,此外,

309

踝足关节长时间不活动会加剧胫骨前肌群的萎缩,更不利于足下垂疾病的治愈。因此被动式 AFO 不能起到训练胫骨前肌群的作用。另一种是主动式 AFO,主动式 AFO 通过主动驱动的方式实现对踝关节趾屈-背屈运动的控制。现有已知的 AFO 驱动源以电机和气动肌肉为主。与被动式 AFO 相比,主动式 AFO 不仅可以为踝关节提供一定的助力,还能够实现对胫骨前肌群的训练,因此其可以很好地弥补被动 AFO 的不足。然而,由于驱动器自身应用条件的限制,主动式 AFO 呈现出复杂而又笨重的缺点,这会极大地加剧患者的不适感。因此主动式 AFO 仅处于实验研究阶段,距离实际应用还有一定的差距。

学者们一致认为,理想的 AFO 系统不仅具有主动式 AFO 的主动驱动助力功能,还具有被动式 AFO 的轻便、柔性、舒适的特性。本章所设计的 SMA-AM 驱动的 AFO(SMA-AFO)不仅可以替代胫骨前肌群实现踝关节的助力以及足下垂的抑制,还具有简单轻便、大功率密度、大输出力等特性,因此 SMA-AM 具有实现理想 AFO 系统的极大潜能。为深入分析 SMA-AFO 系统特性,本章从 SMA 热驱动特性入手,结合 SMA 电路特性、传热特性、迟滞特性、自传感特性以及机械振动特性,建立了完整反映 SMA-AM 驱动系统在多场耦合特性下的综合动力学模型,进一步基于上述综合建模设计了滑模控制器,并利用 Lyapunov 函数证明了 SMA 闭环控制系统的稳定性;最后通过实验证明了综合动力学模型的正确性以及所设计的控制器的有效性。实现了 SMA-AFO 在自传感及大输出力条件下角度的精确和快速跟踪,响应频率达到1Hz,实验结果表明该系统初步满足了踝足康复应用要求。

6.5.1 SMA-AM 踝足矫形装置(SMA-AFO)

SMA-AFO 主要由三部分组成,分别是驱动传感系统、踝足矫形系统以及控制系统,详细描述如下。

6.5.1.1 驱动传感系统

SMA-AM 具有集成驱动与自传感特性,SMA-AFO 的驱动器和传感器均由 SMA-AM 提供。SMA-AM 由 8 根直径为 0.25mm 的 SMA 丝作为驱动元。SMA-AM 的最大收缩力为 230N。我们采用双根并联 SMA-AM 作为驱动元,可以产生 460N 的最大收缩力。此外,SMA-AM 总长为 250mm,设计最大收缩量为 45mm。

由人体步态数据可知[140],在正常步态条件下人体踝关节趾屈背屈约在 $-15°\sim15°$ 之间,摆动相踝关节最大扭矩为 7.5N·m,主要由胫骨前肌、趾长伸肌和拇长伸肌三块前肌群提供。为满足上述参数要求,依据下式可以求得 SMA-AFO 的关节力臂:

$$\begin{cases} l - l_0 = a\sin(\theta - \theta_0) \\ T = Fa \end{cases} \tag{6-75}$$

式中:θ 为 SMA-AFO 的关节转角;T 为扭矩;l 为 SMA-AM 的长度;F 为双根 SMA-AM 收缩力;a 为关节力臂值;下标 0 表示初始值。这里我们取力臂值为 40mm,可以求得 SMA-AFO 的最大输出扭矩为 18.4N·m,完全满足了摆动相踝关节的扭矩要求。

需要说明的是,本章侧重点是验证 SMA-AM 的驱动应用特性并初步探索其临床应用功能。疾病状态下的踝关节扭矩大小各异,因此不同的患者所要求的 SMA-AFO 辅助扭矩各不相同,这里可以通过增减并联 SMA 丝的数目来初步实现。对此本书不做深入分析。

SMA-AM 特有的自传感功能可以实现 SMA-AFO 的集成驱动与传感,因此可以进一步简化 SMA-AFO 的机构设计。由 6.3 分析可知,SMA-AM 的收缩量可以通过如下自传感模型求得

$$
\begin{cases}
R_{\mathrm{h}} = \dfrac{1}{V}\left(\dfrac{K_{\mathrm{A}}}{l_0}l^3 + H_{\mathrm{A}}l^2\right), & \mathrm{M} \to \mathrm{A} \\[2mm]
R_{\mathrm{c}} = \dfrac{1}{V}\left(\dfrac{K_{\mathrm{M}}}{l_0}l^3 + H_{\mathrm{M}}l^2\right), & \mathrm{A} \to \mathrm{M}
\end{cases}
\tag{6-76}
$$

进一步结合方程(6-75),可以求得 SMA-AFO 实时的关节转角。

6.5.1.2 踝足矫形系统

为保证 SMA-AFO 整体的轻便、舒适特性,我们利用标准的聚丙烯材料实现对小腿及足部矫形支架的特定制作,保证穿戴的舒适性。两部分支架通过金属铰链关节连接在一起。该关节可以实现 AFO 在矢状面(趾屈背屈)的自由转动,同时限制了其在冠状面(内翻外翻)的转动。在 AFO 前部两侧,SMA-AM 一端分别与关节转角固定连接,并呈对称排布。另外一端通过冷却管与迷你风泵连接,实现对 SMA-AM 的实时强制风冷。在 AFO 背面固定一个偏置弹簧。该弹簧具有两个功能:①SMA-AM 提供足够的回复力;②模拟连续可变的外部负载情况。图 6-79 为 SMA-AM 主动式踝足矫形装置。

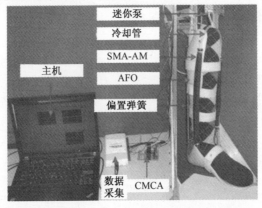

图 6-79　SMA-AM 主动式踝足矫形装置

6.5.1.3 控制系统

SMA-AFO 控制系统主要包括三部分:恒流源运放电路、数据采集卡和上位机。运放电路可以将采集卡信号实时放大并驱动 SMA-AM,如图 6-80 所示。采集卡为 NI-USB-6211,可以同时实现两路模拟量的输出以及八路差动模拟量的输入。

所有检测数据在经过数字滤波后存入到上位机进行实时处理。详细实物图如图5-5所示。

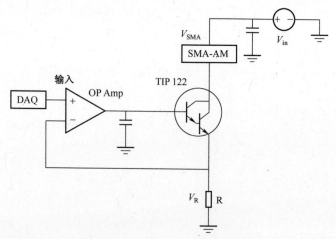

图 6-80   SMA-AFO 运放电路图

6.5.2   SMA-AFO 系统综合动力学建模

为深入分析 SMA-AFO 系统特性,我们从该系统的热-电特性、SMA 本构特性、迟滞特性以及机械振动等方面入手,建立完整描述 SMA-AFO 系统特性的综合热机电动力学模型,这同时为下一步基于模型的滑模控制器的设计奠定基础。SMA-AFO 模型框图如图6-81 所示。

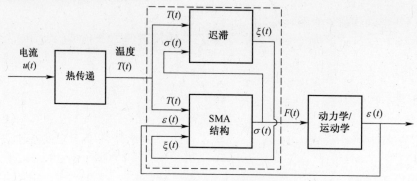

图 6-81   SMA-AFO 模型框图

6.5.2.1   热-电特性

SMA-AM 在电流加热以及管道强制风冷条件下满足如下传热模型:

$$\rho c \frac{n_s \pi d_0^2 l_0}{4} \frac{\mathrm{d}T}{\mathrm{d}t} = \frac{u^2}{R} - \pi d_0 l_0 h_c (T - T_{amb}) \tag{6-77}$$

式中:R 为单根 SMA 丝电阻;d_0、l_0 分别为 SMA 丝的初始直径和长度;T_{amb} 为环境温度;ρ 为 SMA 丝密度;n_s 为 SMA-AM 中并联 SMA 丝数目;c 为比热容;h_c 为对流

312

系数。

在式(6-77)中,c 和 h_c 满足如下关系式[141, 142]:

$$h_c = \begin{cases} a_1 - a_2 T, & \dot{T} \geq 0 \\ a_3 + a_4 \mathrm{erf}\left(\dfrac{T - m_1}{n_1}\right), & \dot{T} < 0 \end{cases} \tag{6-78}$$

$$c = b_1 + b_2 \mathrm{erf}\left(\frac{T - m_2}{n_2}\right) \tag{6-79}$$

式中:a_1、a_2、a_3、a_4、b_1、b_2、m_1、n_1、m_2 和 n_2 均为常数,其取值如表6-10所列。

表6-10 SMA-AM 参数取值

参数	参数值	参数	参数值	参数	参数值	参数	参数值
ρ	$6500\mathrm{kg/m^3}$	a_1	$165\mathrm{W/(m^2 \cdot \text{℃})}$	b_1	$1400\mathrm{J/(kg \cdot \text{℃})}$	n_1	10℃
l_0	$250\mathrm{mm}$	a_2	$0.5\mathrm{W/(m^2 \cdot \text{℃}^2)}$	b_2	$1000\mathrm{J/(kg \cdot \text{℃})}$	n_2	0.5℃
d_0	$0.25\mathrm{mm}$	a_3	$300\mathrm{W/(m^2 \cdot \text{℃})}$	m_1	62℃	n_s	16
T_{amb}	20℃	a_4	$150\mathrm{W/(m^2 \cdot \text{℃}^2)}$	m_2	88℃	R	$20\Omega/\mathrm{m}$
E	$51.5\mathrm{GPa}$	Ω	$-1.12\mathrm{GPa}$	Θ	$0.55\mathrm{MPa/\text{℃}}$	k	10

6.5.2.2 SMA 本构特性

SMA 本构特性是指 SMA 自身的材料特性,其本构模型详细描述了 SMA 马氏体含量、应变量与温度以及应力之间的关系[97, 98, 130],如下式所示:

$$\sigma - \sigma_0 = E(\varepsilon - \varepsilon_0) + \Theta(T - T_0) + \Omega(\xi - \xi_0) \tag{6-80}$$

式中:E 为杨氏模量;Θ 为热弹性张量;Ω 为 SMA 相变张量。

在去孪马氏体状态下,SMA 应变量 ε 与马氏体含量 ξ 一一对应,如下式所示:

$$\xi = k\varepsilon \tag{6-81}$$

式中:k 为常数。

于是本构模型式(6-80)可以简化如下:

$$\sigma = Q\varepsilon + \Theta T + f_0 \tag{6-82}$$

式中:$Q = E + k\Omega$;$f_0 = \sigma_0 + Q\varepsilon_0 + \Theta T_0$;下标 0 表示初始值。详细参数取值见表6-10。

6.5.2.3 迟滞特性

在输入信号作用下,SMA 输出量呈现出复杂的非线性饱和迟滞特性。6.4 节详细介绍了 SMA-AM 位移量 $x(t)$ 与输入电压 $u(t)$ 之间的迟滞关系,并推导建立了 SBH 模型,其一般表达式可描述如下:

$$x(t) = H[u(t)] \tag{6-83}$$

SMA 应变量 ε 与 SMA-AM 位移量 $x(t)$ 一一对应,并满足如下关系式:

$$\varepsilon = \frac{x_0 - x}{x_0} \tag{6-84}$$

式中: x_0 为 SMA-AM 初始位移量。因此 SMA 应变量与输入电压也满足如下迟滞关系:

$$\varepsilon(t) = H[u(t)] \tag{6-85}$$

6.5.2.4 机械特性

由 SMA-AFO 系统结构特性可知, SMA-AFO 系统可以描述成质量-弹簧-阻尼系统, 依据牛顿运动定律可以得到

$$J\ddot{\theta} + c_b\dot{\theta} + k_b\theta = F_A a \tag{6-86}$$

式中: F_A 为 SMA-AM 输出的作用力; J、c_b、k_b 分别为 SMA-AFO 系统的等效转动惯量、阻尼以及刚度。

需要指出, 在该系统中 SMA-AM 主动收缩力由并联 SMA 丝提供, 因此式(6-86)中 F_A 满足如下关系:

$$F_A = \frac{n_s \pi d_0^2}{4}\sigma \tag{6-87}$$

结合式(6-77), 式(6-82), 式(6-85), 式(6-87)可得:

$$\overline{J}\ddot{\theta} + \overline{c}_b\dot{\theta} + \overline{k}_b\theta = H[u(t)] + g[u(t)] \tag{6-88}$$

式中: $\overline{J} = \dfrac{4J}{Qn_s a\pi d_0^2}$; $\overline{c}_b = \dfrac{4c_b}{Qn_s a\pi d_0^2}$; $\overline{k}_b = \dfrac{4k_b}{Qn_s a\pi d_0^2}$; $g[u(t)] = \dfrac{\Theta f(u) + f_0}{Q}$, $f(u)$ 为由式(6-77)解得的关于电压 u 的表达式。由式(6-88)可以看出, SMA-AFO 系统的综合动力学模型可以描述为含有迟滞非线性因子的二阶线性动力学模型。

6.5.3 SMA-AFO 的滑模控制

精确而又快速的跟踪控制是 SMA-AFO 康复应用的前提。而 SMA-AM 固有的迟滞非线性效应以及参数不确定性是 SMA-AFO 控制的难点。依据上节综合动力学模型, 建立基于模型的滑模控制算法, 来实现 SMA-AFO 的角度跟踪控制。同时利用 SMA 的自传感模型实现 SMA-AFO 的集成驱动。并通过建立 Lyapunov 函数对 SMA-AFO 闭环控制系统的全局稳定性进行分析和证明。

6.5.3.1 滑模控制原理

对于一个非线性的或者含有未知不确定参数的系统, 控制一阶系统比控制 n 阶系统简单得多[143]。滑模控制的基本原理就是通过引入滑模面将 n 阶问题等效地转变成一阶问题。

考虑如下单输入动态系统

$$x^{(n)} = f(\boldsymbol{x}) + b(\boldsymbol{x})u \tag{6-89}$$

式中: 标量 x 为我们感兴趣的输出; u 为控制输入; $\boldsymbol{x} = [x, \dot{x}, \cdots, x^{(n-1)}]^T$ 为状态向量。此外, 函数 $f(\boldsymbol{x})$ 已知条件有限, 不精确, 但是其不精确性范围是已知的。同样, 控制增益 $b(\boldsymbol{x})$ 已知条件有限, 不精确, 但其符号已知且其范围受 x 的函数界定。滑模控制的目的就是让式(6-68)描述的动态系统在 $f(\boldsymbol{x})$ 和 $b(\boldsymbol{x})$ 不精确建

模情况下,使实际 x 跟踪理想状态 $x_d = [x_d, \dot{x}_d, \cdots, x_d^{(n-1)}]^T$。

定义如下滑模面:

$$s(t) = \left(\frac{d}{dt} + \lambda\right)^{n-1} \tilde{x} \tag{6-90}$$

式中: λ 为正常数; $\tilde{x} = x - x_d = [\tilde{x}, \dot{\tilde{x}}, \cdots, \tilde{x}^{(n-1)}]^T$ 为跟踪误差向量。

为描述方便,式(6-90)可简化为

$$s(t) = \Lambda^T \tilde{x} \tag{6-91}$$

式中: $\Lambda^T = [c_{n-1}\lambda^{n-1}, \cdots, c_1\lambda^1, c_0]$,满足:

$$c_i = \binom{n-1}{i} = \frac{(n-1)!}{(n-i-1)! \ i!}, \qquad i = 0, 1, \cdots, n-1 \tag{6-92}$$

因此,给定初始状态 $x_d(0) = x(0)$,跟踪 n 维向量 x_d 的问题可简化为使标量 s 恒为零的问题。事实上,由于表达式(6-89)含有 $\tilde{x}^{(n-1)}$,仅需对 s 微分一次就可以使控制量 u 出现。进一步地, s 的界可以直接转换成跟踪误差 $\tilde{x}$ 向量的界限,即标量 s 是跟踪性能的真实度量。因此,控制 n 阶系统6-89(即式(6-89)描述的动态系统)的问题有效地转化为控制一阶系统6-89了。特别地,当 $\tilde{x}(0) = 0$ 时,满足:

$$t \geqslant 0 \text{ 时}, |s(t)| \leqslant \Phi \Rightarrow \qquad t \geqslant 0 \text{ 时}, \qquad |\tilde{x}^{(i)}(t)| \leqslant (2\lambda)^i \zeta, \qquad i = 0, 1, \cdots, n-1 \tag{6-93}$$

式中: $\zeta = \Phi/\lambda^{n-1}$ 。当 $\tilde{x}(0) \neq 0$ 时,界(6-93)式在时间常数 $(n-1)/\lambda$ 内渐进地得到。

通过选择式(6-89)中的控制信号 u,保证在 $S(t)$ 曲面之外满足

$$\frac{1}{2} \frac{d}{dt} s^2 \leqslant -\eta |s| \tag{6-94}$$

以得到使 s 恒为零的简化的一阶问题,其中 $\eta > 0$ 。本质上,式(6-94)表达的是以 s^2 为度量到曲面的平方"距离"沿所有系统轨线减小[143],如图 6-82 所示。轨线一旦进入曲面,就会一直停留在曲面上,不在曲面上的轨线仍然能指向曲面运动,如图 6-82 上的箭头所示,这就是滑模控制的滑动条件。

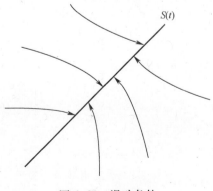

图6-82　滑动条件

6.5.3.2 控制器设计

对于 SMA-AFO 来说,滑模控制的难点在于 SMA 固有的迟滞非线性。基于滑模控制及自传感驱动的 SMA-AFO 控制框图如图 6-83 所示。

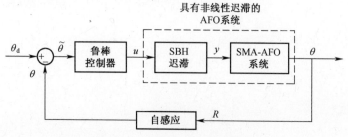

图 6-83 SMA-AFO 控制框图

定义 $\theta_1 = \theta, \theta_2 = \dot{\theta}$,SMA-AFO 系统的综合动力学模型可以描述为

$$\begin{cases} \theta_2 = \dot{\theta}_1 \\ \dot{\theta}_2 = -\dfrac{\overline{c}_b}{J}\theta_2 - \dfrac{\overline{k}_b}{J}\theta_1 + \dfrac{1}{J}H[u(t)] + \dfrac{1}{J}g[u(t)] \end{cases} \qquad (6\text{-}95)$$

其中为 $H[u(t)]$ 迟滞非线性项。需要指出,在不同负载干扰及驱动频率下,SMA 呈现出不同的迟滞变化曲线。为了设计具有良好鲁棒效应以及处理干扰、未建模动态能力的滑模控制器,我们依据文献[144-146],将 SMA 迟滞非线性项分解为线性项 q_1、迟滞项 q_2 和(应力、测量误差等)扰动项 $d(t)$ 三部分,如下式所示:

$$H[u(t)] = q_1u(t) + q_2[u(t)] + d(t) \qquad (6\text{-}96)$$

因此式(6-95)可以描述为

$$\begin{cases} \theta_2 = \dot{\theta}_1 \\ \dot{\theta}_2 = -\dfrac{\overline{c}_b}{J}\theta_2 - \dfrac{\overline{k}_b}{J}\theta_1 + \dfrac{1}{J}(q_1u(t) + q_2[u(t)]) + \psi(t) \end{cases} \qquad (6\text{-}97)$$

式中:$\psi(t) = \dfrac{1}{J}(d(t) + g[u(t)])$,依据前述分析可知 $\psi(t)$ 是有界的,设定其有界值为 Ψ。此外,为了推导后续滑模控制算法,我们作如下合理性假设:①期望轨迹向量 $\boldsymbol{\theta}_d = [\theta_d, \dot{\theta}_d]$ 是连续的;②SMA 迟滞项满足如下特性:

$$\zeta(u - u_0) \leqslant q_2[u(t)] \leqslant \zeta(u + u_0) \qquad (6\text{-}98)$$

式中:$\zeta > 0$;$u_0 > 0$。由 6.4 节分析可知,对于具有非线性饱和迟滞特性的 SMA 来说,很容易利用已知的线性函数来界定其非线性边界。③存在一个最小已知常数项 q_{min},满足 $q_1 \geqslant q_{min}$,该值可以通过实验数据辨识中获取。

在滑模控制器设计中,滑模面完全决定系统的动态性能。这里我们定义 SMA-AFO 的滑模面为

$$s(t) = \begin{bmatrix} \lambda & 1 \end{bmatrix} \begin{bmatrix} \tilde{\theta}_1 \\ \tilde{\theta}_2 \end{bmatrix}, \quad \lambda > 0 \qquad (6\text{-}99)$$

式中：$\tilde{\boldsymbol{\theta}} = \boldsymbol{\theta} - \boldsymbol{\theta}_d = [\tilde{\theta}_1, \tilde{\theta}_2]^T$ 为系统跟踪误差向量。

为消除由模型不准确和干扰引起的颤振，我们定义如下修正滑模面：

$$s_\tau = s - \tau \mathrm{sat}\left(\frac{s}{\tau}\right) \qquad (6\text{-}100)$$

式中：$\tau > 0$；$\mathrm{sat}(\frac{s}{\tau})$ 满足如下函数形式：

$$\mathrm{sat}(\cdot) = \begin{cases} 1, & \frac{s}{\tau} \geqslant 1 \\ \cdot, & -1 < \frac{s}{\tau} < 1 \\ -1, & \frac{s}{\tau} \leqslant -1 \end{cases} \qquad (6\text{-}101)$$

依据式(6-97)和式(6-99)，并令 $\dot{s}(t) = 0$ 得

$$\begin{aligned} \dot{s}(t) &= (\dot{\theta}_2 - \ddot{\theta}_d) + \lambda(\dot{\theta}_1 - \dot{\theta}_d) \\ &= \lambda(\dot{\theta}_1 - \dot{\theta}_d) - \frac{\overline{c}_b}{J}\theta_2 - \frac{\overline{k}_b}{J}\theta_1 + \frac{1}{J}(q_1 u(t) + q_2[u(t)]) + \psi(t) - \ddot{\theta}_d \end{aligned}$$
$$(6\text{-}102)$$

为推导出满足滑动条件的控制规律，我们首先定义 $\widetilde{\Psi} = \hat{\Psi} - \Psi$，其中 $\hat{\Psi}$ 是 Ψ 的估计。因而，控制规律如下所示：

$$u = (\varphi(\theta, t) - u_0)\mathrm{sgn}(s_\tau) \qquad (6\text{-}103)$$

其中，$\varphi(\theta, t)$ 满足：

$$\varphi(\theta, t) = -\frac{\beta \overline{J}}{\zeta + q_{\min}}\left(|\lambda(\dot{\theta}_1 - \dot{\theta}_d)| + \left|\frac{\overline{c}_b}{J}\theta_2 + \frac{\overline{k}_b}{J}\theta_1 + \ddot{\theta}_d\right| + \frac{1}{\beta}\hat{\Psi}\right)$$
$$(6\text{-}104)$$

Ψ 的估计值：

$$\dot{\hat{\Psi}} = \kappa|s_\tau| \qquad (6\text{-}105)$$

式中：β 和 κ 均为正常数。

6.5.3.3 稳定性分析

稳定性分析是系统控制器设计的重要组成部分，为证明上述闭环控制系统的全局稳定性，我们给出如下 Lyapunov 函数：

$$V(t) = \frac{1}{2}s_\tau^2 + \frac{1}{2\kappa}\widetilde{\Psi}^2 \qquad (6\text{-}106)$$

对式(6-106)两边求导得

$$\dot{V}(t) = s_\tau \dot{s}_\tau + \frac{1}{\kappa}\widetilde{\Psi}\dot{\hat{\Psi}} \qquad (6\text{-}107)$$

由 s_τ 的定义式(6-100)可知，当 $|s| \leqslant \tau$ 时，$s_\tau = 0$；当 $|s| > \tau$ 时，$s_\tau \dot{s}_\tau = s_\tau \dot{s}$。

317

因此可以得

$$s_\tau \dot{s} = s_\tau \left[\lambda(\dot{\theta}_1 - \dot{\theta}_d) - \frac{\overline{c}_b}{J}\theta_2 - \frac{\overline{k}_b}{J}\theta_1 + \frac{1}{J}(q_1 u(t) + q_2[u(t)]) + \psi(t) - \ddot{\theta}_d \right]$$

$$\leqslant |s_\tau| \mathrm{sgn}(s_\tau) \left\{ \frac{1}{j}q_1 u(t) + \frac{1}{J}q_2[u(t)] \right\} + |s_\tau| [\,|\lambda(\dot{\theta}_1 - \dot{\theta}_d)| +$$

$$\left| \frac{\overline{c}_b}{J}\theta_2 + \frac{\overline{k}_b}{J}\theta_1 + \ddot{\theta}_d \right| J + |s_\tau| \Psi \tag{6-108}$$

由式(6-103)可知,当 $s_\tau > 0$ 时,控制规律可以简化为 $u = \varphi(\theta,t) - u_0$,因此式(6-98)可以描述为:

$$\zeta(\varphi(\theta,t) - 2u_0) \leqslant q_2[u(t)] \leqslant \zeta\varphi(\theta,t) \tag{6-109}$$

当 $s_\tau < 0$ 时,控制规律可以简化为 $u = -\varphi(\theta,t) + u_0$,因此式(6-98)可以描述为

$$-\zeta\varphi(\theta,t) \leqslant q_2[u(t)] \leqslant \zeta(-\varphi(\theta,t) + 2u_0) \tag{6-110}$$

依据式(6-109)和式(6-110)可得

$$\zeta(\varphi(\theta,t) - 2u_0) \leqslant \mathrm{sgn}(s_\tau)q_2[u(t)] \leqslant \zeta\varphi(\theta,t) \tag{6-111}$$

因此不等式(6-108)可以转化为

$$s_\tau \dot{s} \leqslant \frac{1}{J}|s_\tau|(q_1 + \zeta)\varphi(\theta,t) - \frac{1}{J}|s_\tau|q_1 u_0 + |s_\tau| [\,|\lambda(\dot{\theta}_1 - \dot{\theta}_d)| +$$

$$\left| \frac{\overline{c}_b}{J}\theta_2 + \frac{\overline{k}_b}{J}\theta_1 + \ddot{\theta}_d \right|] + |s_\tau| \Psi \tag{6-112}$$

由定义式(6-104)和式(6-105)可知,如果 $\hat{\Psi}(0) \geqslant 0$,$\varphi(\theta,t)$ 则为负值。因此可得

$$|s_\tau|(q_1 + \zeta)\varphi(\theta,t) \leqslant |s_\tau|(q_{\min} + \zeta)\varphi(\theta,t) \tag{6-113}$$

进一步可得

$$s_\tau \dot{s} \leqslant \frac{1}{J}|s_\tau|(q_{\min} + \zeta)\varphi(\theta,t) - \frac{1}{J}|s_\tau|q_1 u_0 + |s_\tau| [\,|\lambda(\dot{\theta}_1 - \dot{\theta}_d)| +$$

$$\left| \frac{\overline{c}_b}{J}\theta_2 + \frac{\overline{k}_b}{J}\theta_1 + \ddot{\theta}_d \right|] + |s_\tau| \Psi \tag{6-114}$$

依据 $\varphi(\theta,t)$ 定义,式(6-114)可以转化为

$$s_\tau \dot{s} \leqslant -\beta|s_\tau| [\,|\lambda(\dot{\theta}_1 - \dot{\theta}_d)| + \left| \frac{\overline{c}_b}{J}\theta_2 + \frac{\overline{k}_b}{J}\theta_1 + \ddot{\theta}_d \right| + \frac{1}{\beta}\hat{\Psi}] -$$

$$\frac{1}{J}|s_\tau|q_1 u_0 + |s_\tau| [\,|\lambda(\dot{\theta}_1 - \dot{\theta}_d)| +$$

$$\left| \frac{\overline{c}_b}{J}\theta_2 + \frac{\overline{k}_b}{J}\theta_1 + \ddot{\theta}_d \right|] + |s_\tau| \Psi \tag{6-115}$$

$$\leqslant (1 - \beta)|s_\tau| [\,|\lambda(\dot{\theta}_1 - \dot{\theta}_d)| + \left| \frac{\overline{c}_b}{ }\theta_2 + \frac{\overline{k}_b}{ }\theta_1 + \theta_d \right|] -$$

$$\frac{1}{J}|s_\tau|q_1 u_0 - |s_\tau| \widetilde{\Psi}$$

318

结合式(6-105)、式(6-107)以及式(6-115)可得,Lyapunov 函数满足如下不等式:

$$\dot{V}(t) \leq (1 - \beta) |s_\tau| \left[|\lambda(\dot{\theta}_1 - \dot{\theta}_d)| + \left| \frac{\overline{c}_b}{J}\theta_2 + \frac{\dot{\overline{k}}_b}{J}\theta_1 + \ddot{\theta}_d \right| \right] - \frac{1}{J} |s_\tau| q_1 u_0$$

$$(6-116)$$

由式(6-116)可见,当 $\beta > 1$ 时,$\dot{V}(t) \leq -\frac{1}{J} |s_\tau| q_1 u_0 \leq 0$,因此 s_τ 是有界的,且对

所有 t,满足 $\dot{V}(t) \leq 0$。由 Barbalat's lemma[142]可得 $\dot{V}(t) \to 0$,因此,当 $t \to \infty$ 时,

$s_\tau \to 0$。

证毕。

6.5.4 实验研究

为验证前述综合动力学模型的正确性以及滑模控制器的有效性,我们以图6-79 所示的 SMA-AFO 系统为平台进行不同驱动频率下的角度跟踪控制实验。平台控制框图如图 6-81 所示。需要注意的是,偏执弹簧在为 SMA-AM 提供回复力的同时,也用来模拟外部可变负载的情况。此外,SMA 自传感功能被用来实现 SMA-AFO 系统闭环反馈。作为分析比较,我们分别利用滑模控制器和传统的 PID 控制进行相同的角度跟踪控制实验。

为定量分析所设计的滑模控制器的控制性能,我们定义下面两组跟踪误差指标:

(1) $e_{mte} = \dfrac{\max[|\theta(t) - \theta_d(t)|]}{\theta_d(t)}$:最大角度跟踪误差,描述控制器瞬态跟踪

性能,误差以百分比的形式呈现。

(2) $e_{rms} = \dfrac{\sqrt{(1/T) \int_0^T |\theta(t) - \theta_d(t)|^2 dt}}{\theta_d(t)}$:均方根角度跟踪误差,描述控制器

跟踪性能的平均效果。式中 T 为跟踪的总时间。

需要说明,实验期间 SMA-AFO 一直处于强制管道风冷条件下。首先进行的是在传统 PID 反馈控制下的正弦角度跟踪实验,驱动频率分别为 0.2Hz、0.5Hz 以及 1Hz。然后是滑模控制器下的跟踪实验。实验结果分别如图 6-84、图 6-85 和图 6-86 所示。由图可见,滑模控制(SBH)下的跟踪效果远好于传统 PID 控制下的跟踪效果,详细的最大角度跟踪误差 e_{mte} 及均方根角度跟踪误差 e_{rms} 如表 6-11 所列。一方面,与 PID 控制相比,SBH 控制分别将 e_{mte} 下降了 75%、77% 和 82%;另一方面,两种控制方式下的跟踪效果都随着频率的增加而降低。

当跟踪频率提高到 1Hz 时,1Hz 已经接近人体正常的步态频率[140]。在传统PID 控制下的跟踪角度误差达到了 5°。而 SHB 控制下的误差仅为 1°。需要注意的是,最大跟踪幅值从 0.2Hz 下的 30°降低到了 1Hz 下的 16°,这是由于驱动电源的功率不足造成的。我们重点是验证 SMA-AM 的驱动特性以及滑模控制器的有效

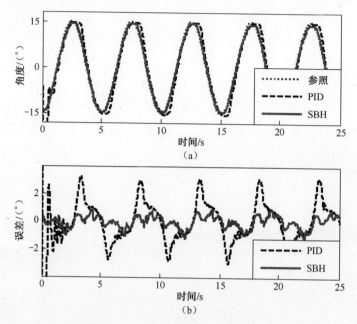

图 6-84　0.2Hz 正弦信号的跟踪响应

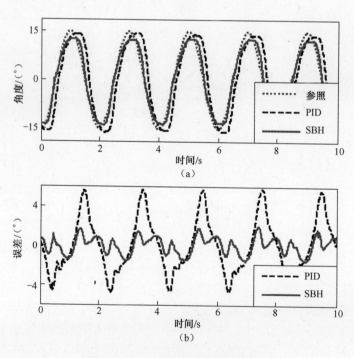

图 6-85　0.5Hz 正弦信号的跟踪响应

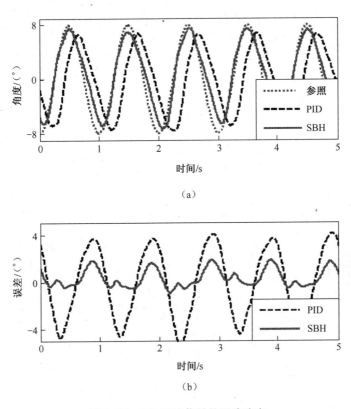

（a）

（b）

图 6-86　1Hz 正弦信号的跟踪响应

表 6-11　SMA-AM 参数取值

跟踪频率/Hz	控制方式	最大角度跟踪误差/%	均方根角度跟踪误差/%
0.2	PID	15.9	7.2
	SBH	4.0	1.6
0.5	PID	35.8	17.8
	SBH	8.3	4.2
1.0	PID	67.5	37.5
	SBH	12.1	6.8

性,总体而言,SMA-AFO 系统的角度跟踪误差下降了 82%,初步满足了踝足康复应用要求。为进一步证明 SMA-AFO 的实际跟踪特性,我们以人体正常的踝足步态曲线为跟踪目标,利用滑模控制器进行踝足跟踪实验,实验结果如图 6-87 所示。由图可见,SMA-AM 在变外负载条件下可以较好地跟踪复杂的踝足步态曲线,从而为下一步实现 SMA-AFO 的康复应用奠定了基础。

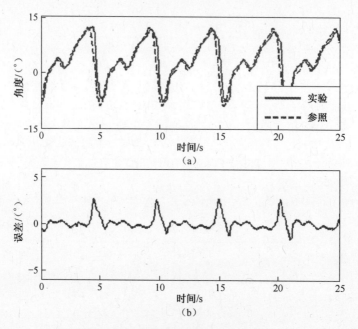

图 6-87 踝足步态的初步跟踪响应

参 考 文 献

[1] MacIntosh B R, Gardiner P F, MacComas A J.Skeletal muscle: form and function [M]. Nova Scotia: Human kinetics, 2006.

[2] Yoseph Bar-Cohen. Electroactive polymer (EAP) actuators as artificial muscles: reality, potential, and challenges[M]. Bellingham: SPIE Press, 2004.

[3] Klute G K, Czerniecki J M, Hannaford B. Artificial muscles: Actuators for biorobotic systems[J]. International Journal of Robotics Research, 2002,4(21):295-309.

[4] [美]冯元桢.生物力学:活组织的力学特性[M].戴克刚,译.长沙:湖南科学技术出版社,1986.

[5] NordinM, Frankel V H. Basic biomechanics of the musculoskeletal system[J]. Lea & Febiger, 2012, 80(10):705.

[6] Hill A. The heat of shortening and the dynamic constants of muscle.Proceedings of the Royal Society of London[J]. Series B, Biological Sciences, 1938,126:136-195.

[7] Huxley H, Hanson J. Changes in the cross-striations of muscle during contraction and stretch and their structural interpretation[J]. Nature, 954,173:973-976.

[8] Huxley A F. Muscle structure and theories of contraction[J]. Prog. Biophys. Biophys. Chem, 1957 ,7:255-318.

[9] Huxley H E. The mechanism of muscular contraction[J]. Clinical Orthopaedics & Related Re-

search, 2002(403 Suppl):S6–17.

[10] 殷跃红,郭朝.分子马达集体运行机制及肌小节动态力学模型[J].中国科学:技术科学, 2011(11):1533–1540.

[11] 郭朝,殷跃红.基于分子马达集体运行机制的骨骼肌收缩动态力学模型——基于分子马达运行机制的骨骼肌生物力学原理(Ⅰ)[J].中国科学:技术科学, 2012, 42(6):672–679.

[12] 殷跃红,陈幸.骨骼肌收缩的生物电化学变频调控原理——基于分子马达运行机制的骨骼肌生物力学原理(Ⅱ)[J].中国科学:技术科学, 2012, 42(8):901–910.

[13] 殷跃红,郭朝,陈幸,等.基于分子马达运行机制的骨骼肌生物力学原理研究进展[J].科学通报, 2012(30):2794–2805.

[14] 陈幸,殷跃红.肌梭传入神经主动突触后反应的动力系统-Markov模型[J].科学通报, 2013 (9):793–802.

[15] Herr H M, Kornbluh R D. New horizons for orthotic and prosthetic technology: artificial muscle for ambulation[J]. Proc Spie, 2004, 5385:1–9.

[16] Madden J D, Vandesteeg N A, Anquetil P A, et al. Artificial muscle technology: physical principles and naval prospects[J]. Oceanic Engineering, 2004,29:706–728.

[17] Yin Y H, Hu H, Xia Y C. Active tracking of unknown surface using force sensing and control technique for robot[J]. Sensors and Actuators a–Physical, 2004,112:313–319.

[18] Alfayad S, Ouezdou F B, Namoun F, et al. High performance integrated electro–hydraulic actuator for robotics–Part I: Principle, prototype design and first experiments[J]. Sensors and Actuators a–Physical, 2011,169:115–123.

[19] Alfayad S, Ouezdou F B, Namoun F, et al. High performance Integrated Electro–Hydraulic Actuator for robotics. Part II: Theoretical modelling, simulation, control & comparison with real measurements[J]. Sensors and Actuators a–Physical, 2011,169: 124–132.

[20] Fan Y, Guo Z, Yin Y. SEMG–based neuro–fuzzy controller for a parallel ankle exoskeleton with proprioception[J]. International Journal of Robotics and Automation, 2011,26: 450.

[21] Yin Y H, Fan Y J, Xu L D. EMG and EPP–Integrated Human–Machine Interface Between the Paralyzed and Rehabilitation Exoskeleton[J]. Ieee Transactions on Information Technology in Biomedicine, 2012,16:542–549.

[22] Brock D L. Review of artificial muscle based on contractile polymers[D]. Massachusetts: Massachusetts Institute of Technology,1991.

[23] Pelrine R, Kornbluh R D, Pei Q, et al. Dielectric elastomer artificial muscle actuators: toward biomimetic motion[C]// SPIE's 9th Annual International Symposium on Smart Structures and Materials, 2002, 4695(4695):126–137.

[24] Pei Q, Pelrine R, Rosenthal M A, et al. Recent progress on electroelastomer artificial muscles and their application for biomimetic robots[J]. Smart Structures and Materials, 2004:41–50.

[25] Foroughi J, SpinksG M, WallaceG G, et al. Torsional Carbon Nanotube Artificial Muscles[J]. Science, 2011,334:494–497.

[26] ZhangJ, Zhu J. 4M–Model based bionic design of artificial skeletal muscle actuated by SMA[J]. Intelligent Robotics and Applications, 2012, 7508:123–130.

[27] Zhang J J, Yin Y H.SMA–based bionic integration design of self–sensor – actuator–structure for

artificial skeletal muscle[J]. Sensors and Actuators A: Physical, 2012,181:94-102.

[28] Otsuka K, Wayman C M. Shape memory materials[M]. Cambridge : Cambridge University Press, 1999.

[29] 岑海堂,陈五一.仿生学概念及其演变[J]. 机械设计, 2007, 24(7):1-2.

[30] Robinson D W. Design and analysis of series elasticity in closed-loop actuator force control[J]. Massachusetts Institute of Technology, 2000: 119-123.

[31] Zeglin G J. Uniroo-a one legged dynamic hopping robot[D]. Massachusetts:Massachusetts Institute of Technology, 1991.

[32] Blaya J A, Herr H. Adaptive control of a variable-impedance ankle-foot orthosis to assist drop-foot gait[J]. IEEE Transactions on Neural Systems and Rehabilitation Engineering, 2004,12: 24-31.

[33] Au S K, Weber J, Herr H. Biomechanical design of a powered ankle-foot prosthesis[C]// 2007 IEEE 10th International Conference on Rehabilitation Robotics, 2007 (1):298-303,.

[34] Au S K, Herr H M. Powered ankle-foot prosthesis-The importance of series and parallel motor elasticity[J]. IEEE Robotics & Automation Magazine, 2008,15: 52-59.

[35] PaluskaD, Herr H. The effect of series elasticity on actuator power and work output: Implications for robotic and prosthetic joint design [J]. Robotics and Autonomous Systems, 2006, 54: 667-673.

[36] Hirai K, Hirose M, Haikawa Y,et al.The development of Honda humanoid robot[J]. IEEE International Conference on Robotics and Automation, 1998, 2:1321-1326.

[37] Nelson G, Blankespoor K, Raibert M. Walking BigDog: Insights and challenges from legged robotics[J]. Journal of biomechanics, 2006,39(6):S360.

[38] Chou C P, Hannaford B. Static and dynamic characteristics of McKibben pneumatic artificial muscles[J]. IEEE International Conference on,Robotics and Automation, 1994, 1:281-286.

[39] Chou C P, Hannaford B. Measurement and modeling of McKibben pneumatic artificial muscles [J]. IEEE Transactions on,Robotics and Automation, 1996,12:90-102.

[40] Klute G K, Hannaford B. Fatigue characteristics of McKibben artificial muscle actuators[J]. IEEE/RSJ International Conference on,Intelligent Robots and Systems, 1998, 3:1776-1781.

[41] Klute G K, Czerniecki J M, Hannaford B. McKibben artificial muscles: pneumatic actuators with biomechanical intelligence[J]. IEEE/ASME International Conference on, Advanced Intelligent Mechatronics, 1999, 1:221-226.

[42] Saga N, Nagase J, Saikawa T. Pneumatic artificial muscles based on biomechanical characteristics of human muscles[J]. Applied Bionics and Biomechanics, 2006,3:191-197.

[43] SagaN, Saikawa T. Development of a pneumatic artificial muscle based on biomechanical characteristics[J]. Advanced Robotics, 2008,22:761-770.

[44] Pack R T, Christopher Jr J L Kawamura K. A rubbertuator-based structure-climbing inspection robot[J]. Robotics and Automation, 1997 IEEE International Conference on, 1997, 3: 1869-1874.

[45] Berns K, Albiez J, Kepplin V, et al.Control of a six-legged robot using fluidic muscle[C]// International Conference on Advanced Robotics, Budapest, 2001.

[46] Kerscher T, Albiez J, Berns K. Joint control of the six-legged robot AirBug driven by fluidic muscles[J]. International Workshop on Robot Motion & Control, 2002:27-32.

[47] Park Y L, Chen B R, Young D, et al. Bio-inspired active soft orthotic device for ankle foot pathologies[J]. IEEE/RSJ International Conference on, Intelligent Robots and Systems (IROS), 2011,32(31):4488-4495.

[48] Ferris D P, Czerniecki J M, Hannaford B.An ankle-foot orthosis powered by artificial pneumatic muscles[J]. Journal of Applied Biomechanics, 2005,21:189-197.

[49] Ferris D P, Gordon K E, Sawicki G S, et al.An improved powered ankle-foot orthosis using proportional myoelectric control[J]. Gait & Posture, 2006,23:425-428.

[50] Shorter K A.The design and control of active ankle-foot orthoses[D]. Georgia :Georgia Institute of Technology, 2011.

[51] Shorter K A, Li Y, Morris E A, et al.Experimental evaluation of a portable powered ankle-foot orthosis[C]// Engineering in Medicine and Biology Society, EMBC, 2011 Annual International Conference of the IEEE, 2011:624-627.

[52] Ashley S.Artificial muscles[J]. Scientific American, 2003,289:52-59.

[53] Lagoudas D C.Shape memory alloys: modeling and engineering applications[M]. New York: Springer, 2008.

[54] Shaw J A.Material instabilities in a nickel-titanium shape-memory alloy[D]. Austin : The University of Texas at Austin ,1997.

[55] Pfeiffer C, DeLaurentis K, C Mavroidis.Shape memory alloy actuated robot prostheses: Initial experiments[C]// Icra '99: Ieee International Conference on Robotics and Automation, 1999,1-4: 2385-2391.

[56] Ebron V H, Yang Z W, Seyer D J, et al. Fuel-powered artificial muscles[J]. Science, 2006, 11:1580-1583.

[57] Price, Jnifene A, Naguib H E.Biologically inspired anthropomorphic arm and Dextrous robot hand actuated by smart material based artificial muscles-art. no. 61730X[C]// Smart Structures and Materials 2006: Smart Structures and Integrated Systems, 2006, 6173:X1730

[58] Cho K J, Rosmarin J, Asada H.SBC Hand: A Lightweight Robotic Hand with an SMA actuator Array implementing C-segmentation[J]. IEEE International Conference on Robotics and Automation, 2007:921-926.

[59] Teh Y H, Featherstone R.An architecture for fast and accurate control of shape memory alloy actuators[J]. International Journal of Robotics Research, 2008,27:595-611.

[60] Tong J, Moayad B Z, Ma Y H, et al.Effects of Biomimetic Surface Designs on Furrow Opener Performance[J]. Journal of Bionic Engineering, 2009,6:280-289.

[61] Oka K, Aoyagi S, Arai Y, et al. Hashiguchi, and H. Fujita.Fabrication of a micro needle for a trace blood test[J]. Sensors and Actuators a-Physical, 2002,97-8:478-485.

[62] Bobbert M F, van Ingen Schenau G J.Isokinetic plantar flexion: experimental results and model calculations[J]. Journal of Biomechanics, 1990,23:105-119.

[63] Bahler A S.Series elastic component of mammalian skeletal muscle[J]. American Journal of Physiology—Legacy Content, 1967,213:1560-1564.

[64] Guo Z, Yin Y. Coupling mechanism of multi-force interactions in the myosin molecular motor [J]. Chinese Science Bulletin, 2010,55:3538-3544.

[65] Yin Y, Guo Z. Collective mechanism of molecular motors and a dynamic mechanical model for sarcomere[J]. Science China Technological Sciences, 2011,54:2130-2137.

[66] Guo Z, Yin Y. A dynamic model of skeletal muscle based on collective behavior of myosin motors—Biomechanics of skeletal muscle based on working mechanism of myosin motors (I)[J]. Science China Technological Sciences,2012,55:1589-1595.

[67] Yin Y, Chen X. Bioelectrochemical control mechanism with variable-frequency regulation for skeletal muscle contraction—Biomechanics of skeletal muscle based on the working mechanism of myosin motors (II)[J]. Science China Technological Sciences, 2012,55:2115-2125.

[68] 郭朝.基于分子马达的骨骼肌生物力学原理及其在外骨骼机器人人机力交互中应用[M]. 上海:上海交通大学, 2012.

[69] 沈宏锐,靳陶然,李娜,等. 运动神经元病临床与骨骼肌病理112例诊断分析[J]. 脑与神经疾病杂志,2014(2):103-106.

[70] Linke W A, Ivemeyer M, Mundel P, et al. Nature of PEVK-titin elasticity in skeletal muscle [J]. Proceedings of the National Academy of Sciences of the United States of America,1998,95: 8052-8057.

[71] CookG, Stark L. The human eye-movement mechanism: experiments, modeling, and model testing[J]. Archives of ophthalmology, 1968,79:428.

[72] Bahler A S. Modeling of mammalian skeletal muscle[J]. Biomedical Engineering, IEEE Transactions on, 1968, BME-15(4):249-257.

[73] Wilkie D. The mechanical properties of muscle[J]. British medical bulletin, 1956, 19(5): 355-361.

[74] McCrorey H, Gale H, Alpert N. Mechanical properties of the cat tenuissimus muscle[J]. American Journal of Physiology, 1966 ,210:114-120.

[75] Ralston H, Polissar M, Inman V, et al. Dynamic features of human isolated voluntary muscle in isometric and free contractions[J]. Journal of Applied Physiology, 1949, 1:526-533.

[76] Winter D A. Biomechanics and motor control of human movement[J]. Biomechanics & Motor Control of Human Movement, 2009, 24(3):1-12.

[77] Abbott B, Wilkie D. The relation between velocity of shortening and the tension-length curve of skeletal muscle[J]. The Journal of physiology, 1953,120:214-223.

[78] Wells J. Comparison of mechanical properties between slow and fast mammalian muscles[J]. The Journal of physiology, 1965,178:252-269.

[79] LanC C, Fan C H. An accurate self-sensing method for the control of shape memory alloy actuated flexures[J]. Sensors and Actuators a-Physical, 2010,163:323-332.

[80] Lan C C, Fan C H. Investigation on Pretensioned Shape Memory Alloy Actuators for Force and Displacement Self-Sensing[J]. IEEE/RSJ 2010 International Conference on Intelligent Robots and Systems (Iros 2010) ,2010:3045-3048.

[81] Lan C C, Lin C M, Fan C H. A Self-Sensing Microgripper Module With Wide Handling Ranges [J]. IEEE-Asme Transactions on Mechatronics, 2011,16:141-150.

[82] Costanza G, Tata M E, Calisti C. Nitinol one-way shape memory springs: Thermomechanical characterization and actuator design[J]. Sensors and Actuators a-Physical, 2010,157:113-117.

[83] Grant D. Accurate and rapid control of shape memory alloy actuators [J]. The International Journal of Robotics Research ,2001,27(5):595-611.

[84] Pierce M D, Mascaro S A.A biologically inspired wet shape memory alloy actuated robotic pump [J]. IEEE/ASME Transactions onMechatronics , 2013, 18(2):536-546.

[85] Selden B, Cho K J, Asada H H.Segmented binary control of shape memory alloy actuator systems using the peltier effect[C]//. Robotics and Automation,ICRA'04. 2004 IEEE International Conference on, 2004, 5:4931-4936.

[86] Ikuta K, Tsukamoto M, Hirose S.Shape memory alloy servo actuator system with electric resistance feedback and application for active endoscope[J]. IEEE International Conference on Robotics and Automation, 1988, 1:427-430.

[87] Ikuta K.Micro/miniature shape memory alloy actuator[J]. IEEE International Conference on Robotics and Automation, 1990,3:2156-2161.

[88] Wang T M, Shi Z Y, Liu D, et al.An accurately controlled antagonistic shape memory alloy actuator with self-sensing[J]. Sensors, 2012,12:7682-7700.

[89] 殷跃红，张健军，朱剑英.主动式结石微抓取器:中国,CN102973306A [P]. 2013-03-20.

[90] Novak V, Sittner P, Dayananda G N, et al.Electric resistance variation of NiTi shape memory alloy wires in thermomechanical tests: Experiments and simulation[J]. Materials Science and Engineering a-Structural Materials Properties Microstructure and Processing, 2008,481:127-133.

[91] Sittner P, Novak V, Lukas P, et al.Stress-strain-temperature behavior due to B2-R-B19´ transformation in NiTi polycrystals[J]. Journal of Engineering Materials and Technology-Transactions of the Asme, 2006,128:268-278.

[92] Lan C C, Fan C H.An accurate self-sensing method for the control of shape memory alloy actuated flexures[J]. Sensors and Actuators a-Physical, 2010,163:323-332.

[93] Lan C C, Fan C H.Investigation on Pretensioned Shape Memory Alloy Actuators for Force and Displacement Self-Sensing[J]. IEEE/RSJ 2010 International Conference on Intelligent Robots and Systems (Iros 2010) ,2010:3043-3045.

[94] Lan C C, Lin C M, Fan C H.A Self-Sensing Microgripper Module With Wide Handling Ranges [J]. IEEE-Asme Transactions on Mechatronics, 2011,16:141-150.

[95] Cui D, Song G B, Li H N.Modeling of the electrical resistance of shape memory alloy wires[J]. Smart Materials & Structures, 2010, 19(5):241-247.

[96] Ma N, Song G B, Lee H J.Position control of shape memory alloy actuators with internal electrical resistance feedback using neural networks[J]. Smart Materials & Structures, 2004, 13: 777-783.

[97] Tanaka K.A thermomechanical sketch of shape memory effect: one-dimensional tensile behavior [J]. Res Mechanica, 1986,18:251-263.

[98] Brinson L.One-dimensional constitutive behavior of shape memory alloys: thermomechanical derivation with non-constant material functions and redefined martensite internal variable [J]. Journal of intelligent material systems and structures, 1993,4:229-242.

［99］ Mayergoyz I D. Mathematical models of hysteresis and their applications［M］. Pittsburgh：Academic Press，2003.

［100］ Leang K K，Ashley S，Tchoupo G.Iterative and Feedback Control for Hysteresis Compensation in SMA［J］. Journal of Dynamic Systems Measurement and Control-Transactions of the Asme，2009,131(1):101-116.

［101］ Hughes D，Wen J T.Preisach modeling of piezoceramic and shape memory alloy hysteresis［J］. Smart Materials & Structures，1997,6:287-300.

［102］ Gorbet R B，Wang D W L，Morris K A.Preisach model identification of a two-wire SMA actuator［J］. IEEE International Conference on Robotics and Automation，1998,1-4:2161-2167.

［103］ HasegawaT，Majima S.A control system to compensate the hysteresis by Preisach model on SMA actuator［J］. Mhs'98，Proceedings of the 1998 International Symposium on Micromechatronics and Human Science,1998:171-176.

［104］ Wang Y F，Su C Y，Hong H，et al.Modeling and compensation for hysteresis of shape memory alloy actuators with the Preisach representation［J］. IEEE International Conference on Control and Automation，2007,1-7:2731-2736.

［105］ 张雨烨，阎石，马宁，等.基于 Preisach 理论形状记忆合金电阻-应变滞回模型［C］. 第七届振动与冲击学术论文集，2008.

［106］ NguyenB K，Ahn K K.Feedforward Control of Shape Memory Alloy Actuators Using Fuzzy-Based Inverse Preisach Model［J］. IEEE Transactions on Control Systems Technology，2009，17:434-441.

［107］ 刘旺中，陈照波，侯守武，等.基于 Preisach 理论的形状记忆合金温度-位移迟滞仿真研究［J］. 振动与冲击，2012:83-87.

［108］ 刘旺中，陈照波，黄山云，等.形状记忆合金迟滞模型［J］. 吉林大学学报（工学版），2012,42(3):719-725.

［109］ 冯颖，胡跃明，苏春翌.基于 Prandtl-Ishlinskii 模型的一类回滞非线性系统自适应控制［J］. 自动化学报，2012,31(16):83-87.

［110］ Al Janaideh M，Rakheja S，Su C Y.A generalized Prandtl-Ishlinskii model for characterizing the hysteresis and saturation nonlinearities of smart actuators［J］. Smart Materials & Structures，2009,18(4):3149-3160.

［111］ Sayyaadi H，Zakerzadeh M R.Position control of shape memory alloy actuator based on the generalized Prandtl-Ishlinskii inverse model［J］. Mechatronics，2012,22:945-957.

［112］ Gu G Y，Zhu L M.High-speed tracking control of piezoelectric actuators using an ellipse-based hysteresis model［J］. Review of Scientific Instruments，2010,81(8):085104-085104-9.

［113］ Song G，Chaudhry V，Batur C.A neural network inverse model for a shape memory alloy wire actuator［J］. Journal of Intelligent Material Systems and Structures，2003,14:371-377.

［114］ Ahn K K，Kha N B.Modeling and control of shape memory alloy actuators using Preisach model，genetic algorithm and fuzzy logic［J］. Mechatronics，2008,18:141-152.

［115］ Elahinia M H.Nonlinear control of a shape memory alloy actuated manipulator［D］. Villanova：Villanova University，2001.

［116］ Song G，Chaudhry V，Batur C.Precision tracking control of shape memory alloy actuators using neural networks and a sliding-mode based robust controller[J]. Smart Materials & Structures, 2003,12:223-231.

[117] He Z, Gall K R, Brinson L C.Use of electrical resistance testing to redefine the transformation kinetics and phase diagram for shape-memory alloys[J]. Metallurgical and Materials Transactions a-Physical Metallurgy and Materials Science, 2006,37A:579-587.

[118] Wayman C, Cornelis I, Shimizu K.Transformation behavior and the shape memory in thermally cycled TiNi[J]. Scripta Metallurgica, 1972, 6:115-122.

[119] Wollants P, Roos J, Delaey L.Thermally-and stress-induced thermoelastic martensitic transformations in the reference frame of equilibrium thermodynamics [J]. Progress in Materials Science, 1993,37:227-288.

[120] 徐祖耀.马氏体相变与马氏体北京[M]. 北京：科学出版社，1999.

[121] Pozzi M, Airoldi G.The electrical transport properties of shape memory alloys[J]. Materials Science and Engineering a-Structural Materials Properties Microstructure and Processing, 1999, 273:300-304.

[122] Shahin A R, Meckl P H, Jones J D, et al. Enhanced cooling of shape memory alloy wires using semiconductor "heat pump" modules[J]. Journal of intelligent material systems and structures, 1994, 5:95-104.

[123] Bergman T L, Lavine A S, Incropera F P, et al. Dewitt, Introduction to heat transfer[M]. New Jersey: John Wiley & Sons, 2011.

[124] Bhattacharyya A, Sweeney L, Faulkner M.Experimental characterization of free convection during thermal phase transformations in shape memory alloy wires[J]. Smart materials and structures, 2002, 11: 411.

[125] Churchill C B, Shaw J A.Shakedown response of conditioned shape memory alloy wire[J]. The 15th International Symposium, 2008.

[126] Brailovski V, Trochu F, Daigneault G.Temporal characteristics of shape memory linear actuators and their application to circuit breakers[J]. Materials & Design, 1996, 17:151-158.

[127] Potapov P L, dA Silva E P.Time response of shape memory alloy actuators[J]. Journal of Intelligent Material Systems and Structures, 2000,11:125-134.

[128] DuttaS M , Ghorbel F H.Differential hysteresis modeling of a shape memory alloy wire actuator [J]. Ieee-Asme Transactions on Mechatronics, 2005,10:189-197.

[129] 谷国迎.压电陶瓷驱动微位移平台的磁滞补偿控制理论和方法研究[D]. 上海:上海交通大学，2012.

[130] Liang C, Rogers C.One-dimensional thermomechanical constitutive relations for shape memory materials[J]. Journal of intelligent material systems and structures, 1990,1:207-234.

[131] Elahinia M H, Ahmadian M.An enhanced SMA phenomenological model: I. The shortcomings of the existing models[J]. Smart materials and structures, 2005,14:1297.

[132] Elahinia M H, Ahmadian M.An enhanced SMA phenomenological model: II. The experimental study[J]. Smart materials and structures, 2005,14:1309.

[133] Perry J , Davids J R.Gait analysis: normal and pathological function[J]. Journal of Pediatric Orthopaedics, 1992,12:815.

[134] Shorter K A, Xia J C, Hsiao-Wecksler E T, et al. Technologies for Powered Ankle-Foot Orthotic Systems: Possibilities and Challenges[J]. IEEE-Asme Transactions on Mechatronics, 2013,18:337-347.

[135] Yamamoto S, Ebina M, Kubo S, et al. Development of an ankle-foot orthosis with dorsiflexion assist, part 2: Structure and evaluation[J]. JPO: Journal of Prosthetics and Orthotics, 1999, 11:24-28.

[136] Lefort G,Teyssedre H.Dynamic Orthesis: Eur,1382317[P]. 2005-02-09.

[137] Blaya J A,Newman D,Herr H.Active Ankle Foot Orthoses(AAFO)[J]. Artificial Intelligence Laboratory,2002:275-277.

[138] Boehler A W, Hollander K W, Sugar T G, et al. Design, implementation and test results of a robust control method for a powered ankle foot orthosis (AFO)[J]. IEEE International Conference on Robotics and Automation, 2008:2025-2030.

[139] Zhang J, Yin Y, Zhu J.Sigmoid-based hysteresis modeling and high-speed tracking control of SMA-artificial muscle[J]. Sensors and Actuators A Physical, 2013, 201(10):264-273.

[140] Whittle M W.Gait analysis: an introduction[J]. Physiotherapy, 2003, 77(11):786.

[141] McNicholsJ , Cory J.Thermodynamics of nitinol[J]. Journal of applied physics, 1987,61: 972-984.

[142] Lienhard J H.A heat transfer textbook [M]. Westford: Courier Dover Publications, 2011.

[143] SlotineJ J E , Li W.Applied nonlinear control [M]. Beijing :China Machine Press,2004.

[144] OhJ , Bernstein D S.Semilinear Duhem model for rate-independent and rate-dependent hysteresis[J]. IEEE Transactions on Automatic Control, 2005,50:631-645.

[145] Bashash S, Jalili N.Robust adaptive control of coupled parallel piezo-flexural nanopositioning stages[J]. IEEE/ASME Transactions on Mechatronics, 2009,14:11-20.

[146] Yi J, Chang S, Y Shen.Disturbance-observer-based hysteresis compensation for piezoelectric actuators[J]. IEEE/ASME Transactions on Mechatronics, 2009,14:456-464.

内 容 简 介

本书共分为 6 章。前两章首先深入介绍了骨骼肌收缩力产生机理与调控原理,总结了骨骼肌的生物力学模型研究,包括作者提出的基于分子马达集体运行机制的骨骼肌力学模型、骨骼肌收缩的生物电化学变频调控原理以及肌小节的半唯像模型等。之后的第 3 章到第 5 章,论述了外骨骼机器人下肢康复系统及其相关硬件设备;通过微分式 EMG 信号特征提取算法和基于人工模糊神经网络的多源信号运动意图识别算法,实现了人体运动意图的实时、准确识别及人体对外骨骼机器人的协调控制,并特别介绍了作者提出的 EMG 信号的振子模型与能量核特征提取方法;针对患者的不同需求提出了递进式复合康复策略以及基于物联网的智能康复系统,并介绍了初步临床试验情况。最后一章以形状记忆合金(SMA)为驱动元,在深入分析骨骼肌结构、功能及生物力学特性的基础上,建立了修正的 4M 骨骼肌生物力学模型以及骨骼肌仿生设计原则并指导 SMA 人工骨骼肌设计,

本书可作为高等学校控制科学与工程,生物医学工程,电气工程,电子工程等学科研究生在骨骼肌力产生机理、仿生及应用领域的教材,对于分子马达、生物力学、生物医学、机器人学以及仿生学等领域的工作人员与研究人员,也具有较大的参考价值。

The book is divided into six chapters. The generation and regulatory mechanism of muscle contraction force is first deeply discussed in the first two chapters. Biomechanical model is also summarized in multi-scales, including the force generation model based on collective operation mechanism of molecular motors, the bio-electrochemical variable -frequency control mechanism of muscular contraction, and the semi-phenomenological model of sarcomere. Exoskeleton robot for lower limb rehabilitation system and its related hardware devices are discussed in the following three chapters. The differential EMG feature extraction algorithm; and multi-source signal fusion algorithm based on artificial fuzzy-neural network are proposed to realize the real-time and accurate identification of human motor intent and the coordinated control of exoskeleton robot. The oscillator model of EMG and the energy kernel feature extraction method are also introduced. The progressive compound rehabilitation strategy and IoT-based smart rehabilitation system for different patients' requirements are established, and the preliminary experiment results are also discussed. At last, the sixth chapter introduces SMA as the bionic actuator of skeletal muscle. The modified 4M model of skeletal muscle and bionic design principles to guide SMA→AM design are developed after analyzing the structure, function and biomechanical properties of muscle.

The book offers a graduate-level exposition in the courses including control science and engineering, biomedical engineering, electrical engineering, electronic engineering, etc. of selected topics on force generation mechanism, bionics and applications of skeletal muscle. It will also provide valuable references to the researchers in the fields of molecular motor, biomechanics, biomedicine, robotics and bionics.